Dr. Zhi Gang Sha

Seele Geist Körper

Medizin

Dr. Zhi Gang Sha

Seele Geist Körper Medizin

Eine Anleitung zur Selbstheilung durch Seelenkraft

KOHA

Titel der amerikanischen Originalausgabe
»Soul Mind Body Medicine«
Published by: New World Library, Novato Kalifornien

Aus dem Englischen von Nayoma de Haën
Lektorat: Maryam Beck
Umschlag: HildenDesign
Umschlagfoto: © Getty Images / Simon Watson
Gesamtherstellung: Karin Schnellbach
Druck: Bercker, Kevelaer
ISBN 978-86728-010-5

WIDMUNG

Ich widme dieses Buch meinem geliebten und hochverehrten Meister Dr. Zhi Chen Guo, Mama Guo und ihren Töchtern. Ich fühle mich tief geehrt, Meister Guos weltweiter Repräsentant und Adoptivsohn sein zu dürfen. Ohne die Lehren von ihm und seiner Familie hätte ich dieses Buch nicht schreiben können. Ich kann ihnen gar nicht genug danken.

Ich widme dieses Buch auch meinen spirituellen Vätern in Jiu Tian (Neun Ebenen des Himmels) und in Tian Wai Tian (Himmel jenseits von Jiu Tian). Ohne ihre Fürsorge und ihren Segen wäre dieses Buch nie entstanden. Ich kann ihnen gar nicht genug danken.

Ich widme dieses Buch auch dem Göttlichen. Ich fühle mich sehr geehrt, ein universaler Heiler, Lehrer und Diener sein zu dürfen, der göttliche Lehren, Heilung und Segen verteilt. Ich kann das Göttliche gar nicht genug ehren.

Und schließlich widme ich dieses Buch all jenen, die nach der Weisheit, dem Wissen und der Praxis des energetischen und spirituellen Heilens suchen, auch den Millionen von Menschen, die unter chronischen Schmerzen und Problemen oder lebensbedrohlichen Krankheiten leiden. Ihr braucht alle mehr Hilfe. Dieses Buch ist ein praktisches Werkzeug, in dem die Hilfe enthalten ist, die ihr und eure Lieben braucht, denn es lehrt euch, wie ihr euch selbst und andere zu heilen vermögt.

Ich biete jedem auf Mutter Erde und jeder Seele im Universum meine Liebe an. Lasst mich euer bedingungsloser Diener sein. Ich wünsche mir, dass ihr viel Nutzen aus diesem Buch zieht. Ich fühle mich sehr geehrt, euch dienen zu dürfen.

Danke. Danke. Danke.

INHALT

Vorwort

Ich habe in diesem Leben drei Aufgaben. Meine erste Lebensaufgabe ist, das Heilen zu lehren, also den Menschen beizubringen, sich selbst und andere zu heilen. Meine Botschaft der Heilung lautet:

Ich habe die Kraft, mich selbst zu heilen.
Ihr habt die Kraft, euch selbst zu heilen.
Gemeinsam haben wir die Kraft, die Welt zu heilen.

Meine zweite Lebensaufgabe besteht darin, Seelenweisheit zu lehren, den Menschen zu zeigen, wie sie sich selbst erleuchten können. Ich lehre Seelenweisheit, um anderen zu helfen, ihre spirituelle Reise zu erfüllen, die darin besteht, Seelen-Erleuchtung zu finden und den eigenen Standpunkt in der Seelenwelt zu stärken. Meine Botschaft der Seelenreise lautet:

Ich habe die Kraft, mich selbst zu erleuchten.
Ihr habt die Kraft, euch selbst zu erleuchten.
Gemeinsam haben wir die Kraft, die Welt zu erleuchten.

Meine dritte Lebensaufgabe besteht darin, mich in den universalen Dienst zu stellen. Ich bin ein universaler Diener. Sie sind ein universaler Diener. Jeder und alles ist ein universaler Diener. Ein universaler Diener bietet universal seinen Dienst an, zu dem universale Liebe, universale Vergebung, universaler Frieden, universale Heilung, universaler Segen, universale Harmonie und universale Erleuchtung gehören. Meine Botschaft für den universalen Dienst lautet:

Ich biete bedingungslos universal meinen Dienst an.
Ihr bietet bedingungslos universal euren Dienst an.
Gemeinsam dienen wir bedingungslos dem Universum.

Mit der Seele-Geist-Körper-Medizin* habe ich ein effizientes Heilungssystem entwickelt, mit dem ich alle drei meiner Lebensaufgaben erfüllen kann. Dieses Buch wird Sie lehren, sich selbst und andere zu heilen. Ich werde Ihnen auch zeigen, wie Sie Gruppenheilungen und Fernheilungen durchführen können. Außerdem wird dieses Buch Ihnen helfen, Körper, Geist und Seele vollkommen zu transformieren. Es ist mir eine Ehre, der Welt die Seele-Geist-Körper-Medizin vorstellen zu dürfen.

Meine eigene Heilungsreise in Form von Studien, Selbstentwicklung, klinischer Praxis, Lehren und persönlicher Erfahrung dauert jetzt schon über vierzig Jahre an. Ich begann im Alter von sechs Jahren Tai Chi zu lernen. Mit zehn Jahren lernte ich Qi Gong und wandte mich dann bald der tiefen Weisheit des Kung Fu, I Ging und Feng Shui zu. Ich studierte westliche Medizin und wurde Arzt für Kräuterheilkunde und Akupunktur.

Von meinem hochverehrten Meister Dr. Zhi Chen Guo lernte ich die Zhi-Neng-Medizin (Zhi Neng bedeutet »Die Intelligenz und die Fähigkeiten von Geist und Seele«). Ein großer Teil der Weisheit der Seele-Geist-Körper-Medizin entstammt direkt den Lehren von Meister Guo. Ohne diese Lehren hätte ich dieses Buch nicht schreiben können.

Als Schulmediziner und Arzt der Traditionellen Chinesischen Medizin ehre ich die westliche Medizin, die Traditionelle Chinesische Medizin und alle anderen Heilweisen. Um die Seele-Geist-Körper-Medizin zu entwickeln, habe ich die heilende Weisheit und das Wissen der westlichen Medizin, der Traditionellen Chinesischen Medizin, der Zhi-Neng-Medizin und der Körper-Raum-Medizin, die ich ebenfalls von Meister Guo erlernte, mit dem spirituellen Heilwissen der alten Philosophien und Religionen verbunden. Dazu gehören der Buddhismus, der Taoismus, der Konfuzianismus und das Christentum. Ich habe auch viele andere alternative Heilmetho-

* Das Wort »Geist« steht im Zusammenhang dieses Buches für den mentalen und psychischen Aspekt des Geistigen, die Begriffe ›Seele‹ oder ›Spirit‹ dagegen weisen auf den spirituellen Aspekt hin. Der Begriff »Seele« ist darüber hinaus viel weiter gefasst als im alltäglichen Sprachgebrauch, so dass z.B. auch bei einzelnen Organen oder gar Zuständen über deren »Seele« gesprochen wird. Anm. d. Übers.

den mit einbezogen. Eine besondere Quelle der Weisheit und des Wissens sind mir meine offenen spirituellen Kanäle, zu denen auch meine medizinische Intuition gehört. Nach der lebenslangen Integration all dieser Wissensbereiche und unter der Führung von Meister Guo, meinen spirituellen Vätern im Himmel, meiner eigenen Seele und des Göttlichen (des Schöpfers, der Quelle oder des Universums), war ich schließlich in der Lage, die Seele-Geist-Körper-Medizin zu entwickeln.

Mein Hauptanliegen in diesem Buch besteht darin, einen Weg aufzuzeigen, der meiner Ansicht nach die Zukunft der Medizin bestimmen wird. Gleichzeitig möchte ich Ihnen praktische Methoden an die Hand geben, mit denen Sie sich selbst und andere schon jetzt heilen können. Um die Seele-Geist-Körper-Medizin zu erlernen, brauchen Sie keinerlei medizinisches Fachwissen.

Ich biete hiermit einen Weg der Heilung an, der mit der westlichen Medizin und anderen Heilweisen vereinbar ist. Dieser Weg hat keinerlei Nebenwirkungen. Er hilft Ihnen, bei Ihrer Heilung selber eine wesentliche Rolle zu spielen und Ihre Gesundheit so schnell wie möglich wiederherzustellen. Ich hoffe, dass die Seele-Geist-Körper-Medizin Ihr Verständnis von Medizin, Gesundheit, Heilung und Lebenstransformation von Grund auf verändert.

Auf den folgenden Seiten werden viele wirksame Heilweisen vorgestellt. Jede dieser wertvollen Weisheiten ist ein universales Hilfsmittel Ihrer Heilungsbedürfnisse. Verwenden Sie diese mit Liebe und Respekt, und sie werden Ihr Leben durch Heilung und andere Segnungen unermesslich bereichern.

Denken Sie daran, dass bedingungslose universale Hingabe bzw. bedingungsloser universaler Dienst, inklusive Liebe und Vergebung, der goldene Schlüssel zum Tor der Gesundheit ist – Ihrer eigenen Gesundheit, der Gesundheit Ihrer Lieben und der Gesundheit des gesamten Universums.

Möge die Seele-Geist-Körper-Medizin Ihnen selbst und anderen Menschen zum Wohl gereichen.

Danke. Danke. Danke.

Einführung

Im Laufe der letzten Jahrzehnte wurden verschiedene Formen der Körper-Geist-Medizin populär und fanden im Laufe der Zeit immer breitere Akzeptanz. Dabei handelt es sich um Heilweisen, bei denen die Verbindung zwischen Körper und Geist eine große Rolle spielt und die sowohl die Auswirkungen unserer psychischen und emotionalen Zustände auf unser körperliches Wohlbefinden als auch die Macht der bewussten Absicht, der Entspannung, der Meditation, der Überzeugung, der Erwartung und die Macht des Geistes über die Materie, also über unsere körperliche Gesundheit, mit einbeziehen. Die Forschungsarbeiten über die Körper-Geist-Medizin vermehren sich explosionsartig. Ärzte und Krankenhäuser unterstützen und praktizieren vielfach sogar diese Ansätze, und die Krankenkassen übernehmen zunehmend die Kosten.

Als in westlicher wie auch in östlicher Medizin ausgebildeter Arzt halte ich die Körper-Geist-Medizin für einen Fortschritt, aber für ungenügend. Sie vernachlässigt den wichtigsten Faktor, die Seele. Die Seele verfügt über Bewusstsein, Intelligenz und Kreativität. Sie hat auch die Macht, zu heilen und wohltuend zu wirken. Und nicht nur Ihre eigene Seele (die Seele Ihres Körpers) hat diese Macht, sondern auch das Beseelte, das Ihren Systemen und Organen, bis hin zum Beseelten, das jeder einzelnen Zelle innewohnt – dies alles verfügt über die Macht, sich selbst zu heilen und Sie zu heilen. Wir können tatsächlich mit diesen »Seelen« unseres Körpers, unserer Systeme, Organe und Zellen kommunizieren und sie auffordern, sich selbst zu heilen.

Da die Seele-Geist-Körper-Medizin auf einem Verständnis der Kraft der Seele beruht, wird sie der Medizin des 21. Jahrhunderts ganz neue Möglichkeiten eröffnen. Sie betont die Überlegenheit der Seele über die Materie, in Ergänzung zur Überlegenheit des Geistes über die Materie. Seelenheilung ist der Schlüssel zur Seele-Geist-Körper-Medizin und ihres grundlegenden Prinzips: *Heile zuerst die Seele, dann wird die Heilung des Geistes und des Körpers folgen.*

Wenn wir lernen, uns durch die Kraft der Seele zu heilen, indem wir mit den Seelen unseres Körpers, unserer Systeme, Organe und Zellen kommunizieren und sie auffordern, sich zu heilen, können wir alle Buddhas, Heiligen, Heilungsengel, Aufgestiegenen Meister und das Göttliche, in welcher Form auch immer, direkt um Heilung und Segen bitten. Viele Menschen wissen, wie sie die spirituelle Welt im Gebet um Heilung bitten können, aber ihre Ergebnisse dabei sind sehr unterschiedlich. Das liegt daran, dass bestimmte spirituelle Prinzipien und Gesetze berücksichtigt werden müssen, um aus der spirituellen Welt die größtmögliche Heilung zu erfahren. In diesem Buch lehre ich das grundlegende Wissen darüber und zeige Ihnen, wie Sie es praktisch anwenden können.

Diese praxisbezogenen wertvollen Techniken sind die Essenz der Seele-Geist-Körper-Medizin. Viele davon wurden seit der Zeit des Gelben Kaisers vor fünftausend Jahren sorgfältig bewahrt und überliefert. Ihre Wirksamkeit wurde an Millionen von Chinesen bewiesen. In diesem Buch finden Sie Heilungs- und Vorbeugungsprogramme, um Ihre Gesundheit zu verbessern, Ihre Lebensqualität zu steigern und Ihre Lebenserwartung zu erhöhen.

Die Techniken der Seele-Geist-Körper-Medizin arbeiten an der Seele und an dem Bewusstsein der Körpersysteme, der Organe und Zellen. Diese Techniken beeinflussen direkt und unmittelbar die Materie in den Zellen und die Energie außerhalb der Zellen. Sie wirken auch auf den Emotionalkörper, um Ungleichgewichte wie Depressionen, Ängste, Ärger und Kummer zu heilen. Sie arbeiten ebenfalls am Mentalkörper und gleichen seine Ungleichgewichte, zum Beispiel Illusionen oder Verwirrung aus. Schließlich wirken sie auf den spirituellen Körper und zeigen Ihnen, wie Sie schlechtes Karma auflösen können.

Was die Ursachen von Krankheit betrifft, folgt dieses Buch einer einzigartigen Theorie, der Materie-Energie-Botschaften-Theorie. Dieser Theorie zufolge gibt es drei wesentliche Ursachen von Krankheit: Materielle Blockaden, Energie-Blockaden sowie spirituelle oder Botschaften-Blockaden. Materielle Blockaden finden innerhalb der Zelle statt, Energie-Blockaden zwischen den Zellen und spirituelle Blockaden im ›Botschaften-Zentrum‹ oder Herzchakra. Sie beruhen auf schlechtem Karma, der Gesamtsumme aller Fehler, die wir in diesem und in vergangenen Leben gemacht haben.

Die Heilweisen der Seele-Geist-Körper-Medizin sind wirksam, weil sie die Folgen spiritueller Blockaden oder Botschaften-Blockaden mit berücksichtigen. Materie und Energie sind Träger einer Botschaft. Die Botschaft ist Seele oder Spirit* und wirkt auf die Materie und Energie. Durch Heilungen der Seele-Geist-Körper-Medizin gleicht sich das Zusammenspiel der Materie innerhalb der Zellen und der Energie außerhalb der Zellen aus. So bietet die Seele oder die Botschaft Heilung an. Deswegen funktionieren Gebete als Heilmittel und deswegen ist die Überlegenheit der Seele über die Materie das Herzstück der Seele-Geist-Körper-Medizin.

Die wahre Macht hinter der Überlegenheit der Seele über die Materie sind bedingungslose Liebe, Vergebung und Hingabe. Das sind die goldenen Schlüssel der Heilung. *Liebe lässt alle Blockaden schmelzen. Vergebung schenkt Frieden. Jeder und alles ist ein universaler Diener.* Um Blockaden aufzulösen und Heilung zu erzeugen, wenden wir bedingungslose Liebe und Vergebung an, zusammen mit den Vier Kraft-Techniken (Körperkraft, Seelenkraft, Klangkraft und Geisteskraft). Diese Techniken sind nicht nur einfach, praktikabel, machtvoll und effektiv, sie sind auch leicht zu erlernen.

Ich möchte Ihnen in diesem Buch im Wesentlichen sieben Methoden zur Heilung vorstellen, die Sie bei sich selbst und anderen anwenden können:

1. *Die »Sag Hallo«-Heilung.* In dieser Technik setzen Sie die Kraft der Seele für die Heilung ein. Sie ist der Schlüssel zur Seele-Geist-Körper-Medizin und eine der einfachsten und nachhaltigsten Heilungstechniken, die Sie je lernen werden. Sie können diese Technik sowohl anwenden, um die inneren Seelen Ihres Körpers, Ihrer Organe und Zellen zur Heilung aufzufordern als auch, um äußere Seelen von heiligen Wesen oder Seelen aus der Natur um Hilfe zu bitten.

* Da der deutsche Begriff Geist sowohl die mentale als auch die spirituelle Ebene bezeichnen kann, verwenden wir hier um der Klarheit willen den englischen Begriff »Spirit« für den spirituellen Aspekt des Geistigen. Anm.d.Übers.

2. *Universale Meditation.* Die Universale Meditation ruft in allem die Heilkraft der Seele und des Geistes hervor, von den Strängen Ihrer DNS bis hin zu den Bahnen der Galaxien. Mit Hilfe der Universalen Meditation können Sie sich Bilder in Ihrem Bauch vorstellen, die Ihr Leben heilen, segnen und transformieren.
3. *Die goldenen Schlüssel der Heilung.* Liebe lässt alle Blockaden schmelzen. Vergebung schenkt Frieden. Dienende Hingabe ist der Sinn des Lebens. Nutzen Sie diese goldenen Schlüssel, um sich das Tor zu Gesundheit und Leben zu öffnen.
4. *Heilung-in-einer-Minute.* Die Heilung-in-einer-Minute ist eine schnelle und praktische Technik, um materielle, energetische und spirituelle Blockaden zu entfernen. Sie lässt sich überall und jederzeit anwenden, um sich Ihre Gesundheit zu erhalten.
5. *Die Vier Kraft-Techniken gegen verbreitete Leiden.* Die Vier Kraft-Techniken sind Körperkraft, Seelenkraft, Klangkraft und Geisteskraft. In diesem Buch werden Sie lernen, wie Sie diese Kräfte anwenden können, um damit über hundert verbreitete Beschwerden und Leiden zu heilen.
6. *Heilungs-Programme.* In diesem Buch finden Sie schrittweise dargelegte Anleitungen, um Ihre Gesundheit zu verbessern, falls Sie Ihre Energie ankurbeln, Gewicht abnehmen, Stress reduzieren, emotional ausgeglichener werden möchten oder sich von einer Krebserkrankung erholen wollen.
7. *Vorbeugungsprogramm.* Heilen ist wichtig, aber Vorbeugen ist noch wichtiger. Wie schon der Gelbe Kaiser vor über fünftausend Jahren sagte: Der beste Arzt ist nicht etwa einer, der Krankheiten heilt, sondern einer, der den Menschen zeigt, wie sie Krankheiten vermeiden können.

Dieses Buch vermittelt bewährte Praktiken, deren Anwendung weniger als eine halbe Stunde pro Tag beansprucht. Damit können Sie Ihre Gesundheit verbessern, Ihre Lebensqualität steigern und Ihre Lebenserwartung verlängern. Die Techniken sind einfach und leicht anwendbar. Sie können Sie schnell erlernen und sofort anwenden. Vielleicht spüren Sie schon nach einigen Anwendungen ein deutliches Ergebnis, vielleicht nach einigen Tagen oder nach einigen

Wochen. Ernsthafte, chronische oder lebensbedrohliche Erkrankungen können mehrere Wochen und Monate des Praktizierens erforderlich machen, bis Ihre Gesundheit wieder ganz hergestellt ist. Die Seele-Geist-Körper-Medizin hat schon das Leben vieler Menschen verändert. Sie ist wirksam.

Die Seele-Geist-Körper-Medizin ist ein bedingungsloser, universaler Diener. Sie ist ganz der Heilung gewidmet, Ihrer Heilung, der Heilung Ihrer Lieben und Ihrer Freunde, der Heilung der ganzen Menschheit. Sie ist dem Dienst an jeder Seele des Universums gewidmet. Sie enthält tiefgreifende Heiltechniken. Sie betont die bedingungslose Liebe und Vergebung, die goldenen Schlüssel der Heilung. Sie führt Sie dahin, zu erkennen, dass der Sinn des Lebens im Dienen liegt. Sie führt jede Seele zur Vollendung ihrer Bestimmung, zur Stärkung ihres spirituellen Standpunktes. Das letztendliche Ziel jeder Seele auf Mutter Erde und im ganzen Universum, besteht darin, sich zu vereinen und eine Harmonie zwischen dem Himmel, der Erde und den Menschen herzustellen.

Eine Heilung durch die Seele-Geist-Körper-Medizin beschränkt sich nicht nur auf die Menschen. Sie können diese Heilweisen genauso gut auf Ihre Haustiere und Pflanzen, auf Organisationen, Gesellschaften, Städte, Länder, auf Mutter Erde und andere Planeten, auf Galaxien und das ganze Universum anwenden. Die alten Philosophen sagten: »Der Mensch ist ein kleines Universum. Die ganze Natur ist ein großes Universum. Was in dem kleinen Universum geschieht, wird auch in dem großen Universum geschehen. Was in dem großen Universum geschieht, wird auch in dem kleinen Universum geschehen.« Die Seele-Geist-Körper-Medizin zeigt Ihnen, wie Sie sowohl das kleine Universum eines Menschen als auch das große Universum der gesamten Natur heilen können.

Ich bin bereit, jedem menschlichen Wesen auf Mutter Erde und jeder Seele im Universum bedingungslos zu dienen. Öffnen Sie Ihr Herz und Ihre Seele, dann können Sie meine Liebe und meinen Dienst empfangen. Es ist mir eine Ehre und eine Verpflichtung, Ihnen zu dienen.

Ich liebe mein Herz und meine Seele.
Ich liebe die ganze Menschheit.
Lasst die Herzen und Seelen sich vereinen.
Liebe, Frieden und Harmonie.
Liebe Frieden und Harmonie.

1

Konzepte der Seele-Geist-Körper-Medizin

In diesem Kapitel erkläre ich die Grundlagen der Seele-Geist-Körper-Medizin, ihre zentralen Theorien, ihren diagnostischen Ansatz und die Grundlagen der Heilung. Wenn Sie dieses Kapitel gelesen haben, werden Sie die zentralen Ursachen von Krankheiten und ihrer Heilung verstanden haben. In dem übrigen Buch finden Sie eine Menge Heiltechniken der Seele-Geist-Körper-Medizin, dazu konkrete Anweisungen bei bestimmten Krankheiten und Richtlinien für vorbeugende Maßnahmen.

Doch bevor wir uns den grundlegenden Theorien der Seele-Geist-Körper-Medizin zuwenden, wollen wir einen Blick auf die Konzepte werfen, auf denen die Theorien beruhen. Wir beginnen mit der Heilkraft der Seele und fahren dann mit der Beziehung zwischen dem physischen Leben und dem spirituellen Leben fort.

SEELENKRAFT

Der Körper und sein Immunsystem besitzen ein großes Heilungspotenzial. Wenn Sie sich in den Finger schneiden, heilt der Finger von selbst. Wenn Sie sich erkälten, erholen Sie sich in der Regel innerhalb von ein paar Tagen, mit oder ohne Behandlung. Selbst wenn Sie sich einen Knochen brechen, heilt der Bruch von selbst. Die Seele-Geist-Körper-Medizin nutzt die dem Körper innewohnende Heilkraft und erweitert dabei noch das Potenzial Ihres Körpers, indem sie sich ganz auf die Seele als die Meisterin des Heilens ausrichtet.

Die Seele verfügt über eine unglaubliche Heilkraft. Doch die

Seele Ihres Körpers ist nicht die einzige Seele, deren Kraft Sie nutzen können. Jedes Körpersystem hat eine Seele, ebenso wie jedes Organ, jede Zelle und jeder DNS-Strang.

Die wichtigste Behandlungsmethode der westlichen Medizin ist die Beeinflussung von Funktionen der Systeme, Organe und Zellen durch Medikamente. Die Traditionelle Chinesische Medizin verwendet vorwiegend Kräuter, Akupunktur und *Tui Na* (Chinesische Massage). Dem fügt die Seele-Geist-Körper-Medizin die Kraft der Seele hinzu. Um die Körpersysteme, Organe und Zellen durch die Kraft der Seele zu heilen, müssen Sie nur wissen, wie Sie zu Ihren vielen inneren Seelen Zugang finden können.

Neben den inneren Seelen Ihres Körpers gibt es noch unzählige »äußere« Seelen: Tiere, Meere, Berge, Bäume, Blumen, Gebäude, Mutter Erde, andere Planeten, die Sonne, der Mond, die Sterne, andere Galaxien – sie alle haben eine Seele. Alles hat eine Seele und alle diese äußeren Seelen verfügen ebenfalls über enorme Heilkräfte. Sie werden lernen, auch diese Kräfte zur Heilung Ihrer Seele, Ihres Geistes und Ihres Körpers einzusetzen.

Milliarden Menschen glauben an die spirituelle Welt. Dieser Glaube kann durch eine Religion oder ein anderes System von Überzeugungen zum Ausdruck kommen. Ich glaube an das Göttliche (den Schöpfer oder die Quelle) und dass das Göttliche als Schöpfer des Universums alle Religionen und Glaubenssysteme umfasst. All die Buddhas, Heiligen, Heilungsengel und erleuchteten Meister sind Teil des Göttlichen. Sie verfügen über unglaubliche Seelenheilungskräfte und bilden eine weitere unerschöpfliche Heilungsquelle des Universums. Wir können diese »äußeren« Seelen bitten, unsere Seelen, unseren Geist und unseren Körper zu heilen. Eine Form der Anwendung von Seelenkraft und Seelenheilung ist das Gebet, ob mit religiösem Kontext oder ohne. In diesem Buch erfahren Sie etwas über das Wesen des Gebets und warum es hilfreich ist. Sie erhalten auch praktische Anleitungen zum möglichst effektiven Beten. Durch das entsprechende Wissen und die entsprechende Weisheit können Sie lernen, die Kraft des Gebets zu verstärken und Heilungswunder des Göttlichen zu empfangen.

PHYSISCHES LEBEN UND SPIRITUELLES LEBEN

Das Universum lässt sich in Yin und Yang aufteilen. Das Yang-Universum ist die physische Welt, in der wir leben. Das Yin-Universum ist die spirituelle Welt, die aus all den Seelen im Universum besteht. Yin und Yang sind getrennt und doch verbunden.

Als menschliche Wesen leben wir in der physischen Welt. Wir führen unser Leben nach den Gesetzen dieser physischen Welt. Doch ob wir uns dessen bewusst sind oder nicht, unsere Seelen folgen den Gesetzen der spirituellen Welt. Unser physisches Leben ist also unzertrennlich mit unserem spirituellen Leben verbunden und umgekehrt. Dies wird immer deutlicher, wenn immer mehr Menschen bewusst oder unbewusst nach Seelenweisheit suchen, um zu erwachen und ihre spirituelle Reise zu erfüllen.

Alle Menschen und alle Dinge haben ein physisches Leben und ein spirituelles Leben. Eine Seele oder ein Geistwesen des Universums hat eine spirituelle Existenz, ein spirituelles Leben. Wenn eine Seele als menschliches Wesen wiederkehrt, hat sie ein physisches Leben. Genauso hat auch die Sonne ein physisches Leben und ein spirituelles Leben. Auch der Mond, die Planeten und die Sterne haben ihre eigenen physischen Leben und spirituellen Leben. Physische Leben und spirituelle Leben sind unterschiedlich und doch vereint. Sie dienen einander. Die meisten Menschen sind damit beschäftigt, zuerst ihr physisches Leben zu erfüllen. Im Gegensatz dazu lehrt die Seele-Geist-Körper-Medizin, zunächst Ihre spirituelle Lebensreise zu erfüllen, denn das wird der Erfüllung Ihrer physischen Lebensreise sehr zugute kommen.

Heile zuerst die Seele;
dann wird die Heilung des Geistes und des Körpers folgen.
Erfülle zuerst die Seele;
dann wird die Erfüllung des Geistes und des Körpers folgen.

ZENTRALE THEORIEN

Die zentralen Theorien der Seele-Geist-Körper-Medizin sind schlicht und elegant sowie leicht zu verstehen. Ihre Weisheit und ihre Anwendung haben jedoch große Tiefe.

In dem vorliegenden Buch erhalten Sie eine klare Vorstellung davon, warum Menschen krank werden und wie sie heil und gesund werden können. Diese Theorien bilden die Grundlage für die Methoden der Seele-Geist-Körper-Medizin zur Selbstheilung, zur Heilung anderer, zur Gruppenheilung und zur Fernheilung. Sobald Sie diese Methoden erlernt haben, werden Sie folgende Botschaft der Seele-Geist-Körper-Medizin wahrhaft verstehen:

Ich habe die Kraft, mich selbst zu heilen.
Ihr habt die Kraft, euch selbst zu heilen.
Gemeinsam haben wir die Kraft, die Welt zu heilen.

Sobald Sie die Methoden der Seele-Geist-Körper-Medizin anwenden, werden Sie diese Botschaft leben. Lassen Sie uns nun die zugrunde liegenden Theorien erkunden.

Zell-Theorie

Ein Körper besteht aus vielen Systemen wie dem Nervensystem, dem Kreislauf, dem Verdauungssystem und dem Immunsystem. Jedes dieser Systeme besteht aus mehreren Organen. Das Verdauungssystem besteht zum Beispiel aus Mund, Speiseröhre, Magen, Dünndarm, Dickdarm, Leber und Bauchspeicheldrüse. Jedes Organ wiederum besteht aus vielen Zellen. Die Wissenschaftler schätzen, dass ein Gehirn aus ungefähr 15 Milliarden Zellen besteht. Jede Zelle besteht ihrerseits aus verschiedenen Einheiten wie Zellkern, Mitochondrien, Golgi-Apparat und anderen Organellen. Der Zellkern enthält die DNS und die RNS. Jede Zelleinheit erfüllt bestimmte Funktionen und Aufgaben. Die Kernpunkte der Zelltheorie sind:

- Eine Zelle ist die kleinste Funktionseinheit des Körpers.
- Zellen sind ständig in Schwingung; sie dehnen sich aus und ziehen sich zusammen.
- Diese Schwingung erzeugt ein Energiefeld um jede Zelle.
- Die westliche Medizin beschreibt vielfältige Ursachen von Krankheiten, darunter Bakterien, Viren, Traumata, Erbanlagen, Umweltvergiftung und Stress. Alle diese Faktoren beeinflussen die Zellschwingung.

- Auch die Traditionelle Chinesische Medizin beschreibt vielfältige Ursachen von Krankheiten, darunter Wind, Kälte, Sommer, Hitze, Feuchtigkeit, Trockenheit und Feuer sowie emotionale Faktoren wie Ärger, Übererregung, Sorgen, Traurigkeit und Angst und natürlich Unfälle. Auch diese Faktoren wirken sich alle auf die Zellschwingung aus.
- Jede Ursache von Krankheit wirkt sich auf die Zellschwingung aus. Dabei können zwei Dinge geschehen: 1) Die Zellen werden überaktiv, strahlen viel Energie ab und erhöhen damit die energetische Dichte um die Zellen. Diese Energie kann dann nicht schnell genug durch die Meridiane (die Energiebahnen aus traditioneller chinesischer Sicht) in andere Körperbereiche abfließen und es entsteht eine Energie-Blockade. 2) Die Zellen werden unteraktiv und strahlen zu wenig Energie ab. Dadurch entsteht ein energetischer Mangel um die Zelle herum.
- Ungefähr 85 bis 90 Prozent aller Krankheiten entstehen aus einem Zuviel an Energie. Dazu gehören Schmerzen, Entzündungen, Zysten, Tumore, Krebs, AIDS sowie emotionale Ungleichgewichte wie Ärger, Depression, Angst, Sorgen und Kummer.
- Zu wenig Energie ist die Ursache für ungefähr 10 bis 15 Prozent aller Krankheiten, darunter chronische Erschöpfung und degenerative Krankheiten wie Osteoporose, Alzheimer und Parkinson.
- Bei Krankheiten durch zu viel Energie liegt die heilende Lösung darin, die energetische Dichte um die Zellen herum zu reduzieren. In der Seele-Geist-Körper-Medizin finden Sie Techniken, um überschüssige Energie um die Zellen herum aufzulösen.
- Bei Krankheiten durch zu wenig Energie liegt die heilende Lösung darin, die Energie um die Zellen herum zu stärken. Die Seele-Geist-Körper-Medizin hält auch Techniken bereit, um zu niedrige Energie im Umfeld der Zellen zu erhöhen.

So liefert die Zelltheorie der Seele-Geist-Körper-Medizin auf nur einer Buchseite die Erklärung für die Ursachen von Krankheit und erläutert die Art und Weise der Heilung. Der Rest des Buches zeigt Ihnen gezielte Techniken auf, mit denen Sie sich selbst und andere heilen können. Darüber hinaus werde ich Sie noch tiefer in die spirituellen Aspekte von Krankheit und Heilung einführen, sozusagen in die *Seele* der Seele-Geist-Körper-Medizin.

Feld-Theorie

Wie bereits dargestellt, befindet sich eine Zelle ständig in Schwingung. Die von der Schwingung der Zelle ausstrahlende Energie bildet um die Zelle herum ein Feld. Jede Zelle und auch jedes Organ hat ein eigenes Energiefeld. Desgleichen ist der Körper als Ganzes von einem Energiefeld umgeben, das manchmal auch als Aura bezeichnet wird.

Der Seele-Geist-Körper-Medizin zufolge beeinflussen sich die Energiefelder der Organe im Körper gegenseitig. Krankheit kann also auch aus einem Ungleichgewicht zwischen den Energiefeldern der Organe entstehen, und ebenso wie Zellen über- oder unteraktiv sein können, gilt das auch für Organe. Die ultimative Heilung für alle Krankheiten besteht darin, die Energiefelder um jedes Organ und jede Zelle herum auszugleichen und alle Felder miteinander ins Gleichgewicht zu bringen.

Zusammenfassend lässt sich sagen:

Krankheiten auf Grund von zu viel Energie lassen sich durch die Auflösung der energetischen Dichte der Felder und das Senken des Drucks auf die Organe und Zellen heilen.

Krankheiten aufgrund von zu wenig Energie lassen sich durch eine Verstärkung der Energie und durch eine Erhöhung des Drucks der Energiefelder auf die Organe und Zellen heilen.

Raum-Theorie

Es gibt im menschlichen Körper zwei Arten von Raum. Die kleineren Räume sind diejenigen zwischen den Zellen und die größeren diejenigen zwischen den Organen. 85 bis 90 Prozent aller Krankheiten entstehen durch zu viel Energie in diesen Zwischenräumen. 10 bis 15 Prozent aller Krankheiten entstehen durch zu wenig Energie in diesen Zwischenräumen.

Durch die Zellschwingung wird Energie freigesetzt, und in den Zwischenräumen, sowohl in den kleineren als auch in den größeren, erfolgt eine Kollision dieser Energien. Manche Energien verbinden sich und verstärken die ursprüngliche Energie. In den kleineren und größeren Räumen müssen alle diese Energien fließen. Das ist sehr wichtig. Für eine Heilung ist es also von größter Bedeutung, die Energie in den Zwischenräumen zu klären und den Energiefluss dort sicherzustellen. Dieses Buch vermittelt Ihnen Praktiken, mit denen Sie die energetische Dichte in den Zwischenräumen ausgleichen und heilen können.

Die Materie-Energie-Botschaften-Theorie

Eine Zelle besteht aus einer Membran, aus Zytoplasma und einem Zellkern. Sie enthält Flüssigkeit, Proteine, Organellen, DNS und RNS. Alles in der Zelle ist Materie.

Wenn sich eine ständig in Schwingung befindliche Zelle zusammenzieht, wird Materie aus dem Inneren der Zelle zu Energie außerhalb der Zelle. Wenn sich eine Zelle ausdehnt, wird Energie von außerhalb der Zelle zu Materie innerhalb der Zelle. Unter normalen Bedingungen befindet sich diese Transformation zwischen Materie in der Zelle und Energie außerhalb der Zelle in einem relativen Gleichgewicht. Wenn dieses Gleichgewicht gestört ist, kann Krankheit entstehen. Tatsächlich kann jede Krankheit als ein Ungleichgewicht in der Transformation zwischen der Materie in der Zelle und der Energie außerhalb der Zelle betrachtet werden. Die heilende Lösung liegt dann im Ausgleichen dieser Transformation. Die Seele-Geist-Körper-Medizin zeigt Ihnen praktische Techniken dazu auf. Viele davon beruhen auf der Materie-Energie-Botschaften-Theorie, die besagt:

> *Botschaften sind Seele oder Spirit.*
> *Materie und Energie sind Träger der Botschaft.*
> *Botschaften können die Transformation zwischen der Materie in den Zellen und der Energie außerhalb der Zellen direkt beeinflussen.*

Botschaften können die Transformation zwischen Materie und Energie beeinflussen, weil sie sich sowohl mit Materie als auch mit Energie verbinden und die beiden in die richtige Balance zueinander bringen können. Ein Gebet ist eine Botschaft. Daher kann ein Gebet die Transformation zwischen Materie und Energie beeinflussen, das bedeutet: Ein Gebet kann heilen.

Das erklärt, wie und warum Gebete wirksam sind. Es ist wirklich so einfach. Zahlreiche wissenschaftliche Forschungen haben gezeigt, dass Beten wirksam ist, aber die Wissenschaftler können nicht erklären, warum. Die Materie-Energie-Botschaften-Theorie erklärt, wie Gebete wirken, denn sie verdeutlicht, dass Botschaften auf der zellulären Ebene und auf der Ebene der DNS und RNS wirksam werden. Sie wirken sowohl auf die Materie in den Zellen als auch auf die Energie außerhalb der Zellen. Botschaften können die Transformation zwischen der Materie innerhalb der Zellen und der Energie außerhalb der Zellen ins Gleichgewicht bringen.

Diese Weisheit bringt auf den Punkt, wie spirituelle Heilung auf den physischen Körper, den Emotional-Körper und den Mental-Körper wirkt. Die Materie-Energie-Botschaften-Theorie kann jede Ursache von Krankheit aus der Sicht jeder Art von Medizin erklären. Sie entspricht einem universalen Gesetz, das sich in der Seelenheilung zeigt, und auch die wirksamsten Methoden der Seele-Geist-Körper-Medizin basieren auf dieser Theorie.

Die meisten anderen Heilweisen konzentrieren sich auf die Materie, wie die westliche Medizin, oder auf die Energie. Viele Heilweisen gehen einen Schritt weiter und verbinden Geist und Körper. Selbst die westliche Medizin erkennt und untersucht jetzt den wichtigen Zusammenhang von Körper und Geist bei der Heilung. Doch nur sehr wenige Heilweisen schenken der Seele ausreichend Beachtung.

Die Seele hat große Macht, doch nur wenige Heilweisen erklären und nutzen die Verbindung zwischen Seele, Energie und Materie, die gleichbedeutend ist mit der Materie-Energie-Botschaften-Theorie. Seelenthemen haben in dieser modernen Welt mit ihrer gestressten, materialistischen Kultur erst seit kurzem Aufmerksamkeit erlangt. Doch vielen Menschen mangelt es an Seelenweisheit, trotz ihres wachsenden Verlangens danach. In diesem Buch stelle ich ein paar sehr einfache, aber tiefgreifende Praktiken zur Stärkung der Seelenkraft vor, nicht nur für Heilungen, sondern für jeden Aspekt Ihres Lebens. Die einfachsten Geheimnisse sind die besten Geheimnisse. Behalten Sie diese Weisheit im Sinn, wenn ich im Laufe dieses Buches meine Geheimnisse mit Ihnen teile.

Hinweise für den Leser

Bevor wir mit den anderen zentralen Theorien der Seele-Geist-Körper-Medizin fortfahren, möchte ich Ihnen ein paar Geheimnisse mitteilen, die Sie beim Lesen dieses Buches anwenden können. Es sind einfach Tipps, die sich beim Lesen jedes Buches anwenden lassen. Setzen Sie sich beim Lesen aufrecht hin. Legen Sie Ihre Zungenspitze fast an den Gaumen, aber nicht ganz. Ziehen Sie Ihren Anus ein wenig zusammen und Ihren Bauch ein wenig ein. Behalten Sie diese Haltung während des Lesens bei. Warum? Dies ist die großartigste Meditation zur Stärkung der Energie, zur Heilung und zur Erholung.

Jede Perle der Weisheit und des Wissens, jede Übung, jeder Satz dieses Buches ist eine Botschaft. Diese Botschaften bergen enorme Heilwirkung und Segen in sich. Sie können ein Gleichgewicht herstellen zwischen der Materie in den Zellen und der Energie außerhalb der Zellen. Wenn Sie diese Haltung beim Lesen beibehalten, befinden sich Ihre Zellen in einem Zustand des inneren Friedens, der Bewusstheit und der Entspannung. Welchen Teil dieses Buches Sie auch lesen, Ihre Zellen werden empfänglich sein für Heilung und Segen. Lesen Sie langsam. Bemühen Sie sich um Verstehen, Verdauen und Aufnehmen. Verwenden Sie von nun an diese Lesetechnik. Jedes Wort hat eine Seele. Jeder Satz hat eine Seele. Eine Seele trägt Liebe, Licht, Heilung, Segen und Dienst in sich. Dieses Lese-Geheimnis kann jeden Aspekt Ihres Lebens von Grund auf verändern.

Energie-Erhaltung

Eine weitere zentrale Theorie der Seele-Geist-Körper-Medizin ist das Gesetz der Energie-Erhaltung. Dieses physikalische Gesetz besagt, dass keine Energie verloren geht – sie verwandelt sich nur von einem Zustand in einen anderen. Energie kann zu Materie werden und Materie zu Energie, aber die Energie verschwindet nicht.

Denken Sie nur an die Wolken am Himmel. Das Wasser des Meeres (*Di Chi* oder Erdenergie) verwandelt sich in Wasserdampf, der eine Art von Energie ist. Wenn der Wasserdampf aufsteigt, wird er zu Wolken (*Tian Chi* oder Himmelsenergie). Vom Himmel sinkt dann die Energie als Regen, einer anderen Form von Energie, wieder hinab. All das sind unterschiedliche Formen von Energie, die Energie an sich bleibt jedoch stets erhalten.

Ein Stein erodiert durch Wind und Regen. Der Stein wird kleiner und kleiner. Wenn ein Stein über Jahrhunderte hinweg an der gleichen Stelle von tropfendem Wasser getroffen wird, bildet sich ein Loch im Stein und höhlt ihn schließlich aus. Jener Teil des Steins, der wegerodiert ist, hat sich in eine andere Energieform verwandelt. Genauso wird die Energie eines Menschen, der verstorben ist und begraben wird, von Mutter Erde aufgenommen und in andere Energieformen umgewandelt. Die Seele-Geist-Körper-Medizin bietet Praktiken, mit denen Sie Energie in Heilungsenergie umwandeln können.

DIE URSACHEN VON KRANKHEIT

Jetzt wollen wir uns mit den zentralen Theorien der Seele-Geist-Körper-Medizin über Krankheiten beschäftigen. Die westliche Medizin nennt als Krankheitsursachen Bakterien, Viren, Parasiten, Stress, Traumata, physische Defekte an Organen, biochemische Ungleichgewichte im Gehirn, Umweltfaktoren und genetische Faktoren. Es gibt noch viele weitere. Nach der Traditionellen Chinesischen Medizin werden Krankheiten durch ein Ungleichgewicht zwischen Yin und Yang oder zwischen den Fünf Elementen verursacht. Die Fünf Elemente sind Holz, Feuer, Erde, Metall und Wasser. Man kann die Systeme, Organe und Gewebe des menschlichen Körpers nach diesen Elementen einteilen. Sie beeinflussen sich gegenseitig und sind voneinander abhängig. Sind sie im Gleichgewicht, ist der Mensch gesund. Ist das Gleichgewicht jedoch gestört, ist der Mensch krank. Wie bereits gesagt, ordnet die Seele-Geist-Körper-Medizin die Ursachen von Krankheit in drei Gruppen:

- Energieblockaden
- Materielle Blockaden
- Spirituelle Blockaden

Alle Krankheiten, seien sie physischer, emotionaler, mentaler oder spiritueller Natur werden durch eine oder mehrere dieser Blockaden hervorgerufen. Diese sehr einfache Einteilung der Ursachen von Krankheit ist der Hauptgrund, weshalb die Seele-Geist-Körper-Medizin für jede Krankheit eine Heiltechnik anbieten kann. Wir wollen uns diese Blockaden im Einzelnen ansehen.

Energieblockaden

Warum werden Menschen krank? Vor fünftausend Jahren hieß es im *Kanon des Gelben Kaisers*, dem wichtigsten Text der Traditionellen Chinesischen Medizin: »Wenn Chi fließt, ist man gesund. Wenn Chi blockiert ist, ist man krank.«

Was ist Chi? Das Wort Chi bedeutet »Lebensenergie« oder »Lebenskraft«, wie zum Beispiel in Tai Chi oder Qi Gong. In der Traditionellen Chinesischen Medizin gibt es mindestens fünfzig verschiedene Chis, zum Beispiel Herz-Chi, Leber-Chi, Nieren-Chi, Ying-Chi und Wei-Chi. Die meisten Menschen können sich unter all diesen Arten von Chi nichts vorstellen. Man braucht fünf Jahre intensives Studium, um die Traditionelle Chinesische Medizin zu erlernen. Allein schon all die verschiedenen Arten von Chi zu lernen, würde viel Zeit erfordern. Ich ehre dieses Wissen, doch für das Anliegen dieses Buches halte ich mich an die Lehre: *Es gibt nur ein Chi im Universum.*

Die aus dem Herzen ausstrahlende Energie nennt man Herz-Chi. Die aus dem Immunsystem ausstrahlende Energie nennt man das Chi des Immunsystems. Die Energie, die von den Zellen abstrahlt, nennt man Zell-Chi. Die aus dem Körper und aus den Blutgefäßen strahlende Energie nennt man Wei-Chi. Die Energie, die von einem Baum ausstrahlt, nennt man Baum-Chi. Die Energie, die vom Meer ausgeht, nennt man Meer-Chi. Die Energie, die von den Sternen ausstrahlt, nennt man Sternen-Chi. Man kann also sagen: Die Art der Energie, die von etwas ausstrahlt, wird nach ihrer Quelle benannt.

Doch alles ist im Universum. Alles strahlt die Energie des Universums aus. Deswegen ist jede Art von Chi universales Chi. Wir können diesen Gedanken noch weiter spinnen. Es gibt zahllose Universen. Es gibt zahllose Chis von zahllosen Universen. Die Universen lassen sich in Yang-Universen, also die physischen Welten, und Yin-Universen, also die spirituellen Welten, aufteilen. Yang- und Yin-

Universen strahlen göttliches Chi aus. Das Göttliche ist *eins*. Alle Universen sind *eins*. Deswegen sage ich, es gibt nur *ein* Chi.

Wir wollen zu unserer Frage zurückkehren: Warum werden Menschen krank? Nach der Seele-Geist-Körper-Medizin wurzeln die meisten Krankheiten in energetischen Blockaden. Dieses Konzept fasst verschiedene Ideen der westlichen Medizin und der Traditionellen Chinesischen Medizin zusammen. Die westliche Medizin spricht von den Zellen, während die chinesische Medizin von Chi spricht. Die Seele-Geist-Körper-Medizin verbindet beides, indem sie sagt: *Krankheiten entstehen durch Chi-Blockaden auf der zellulären Ebene.*

Wie wird das Chi blockiert? Zellen bestehen, wie bereits erklärt, aus Materie. Wenn sich Zellen zusammenziehen, wird die Materie in der Zelle zu Energie außerhalb der Zelle. Wenn sich Zellen ausdehnen, verwandelt sich die Energie außerhalb der Zelle in Materie innerhalb der Zelle. Die Gesundheit hängt davon ab, ob sich diese Transformation zwischen Materie und Energie auf der zellulären Ebene im Gleichgewicht befindet. Es spielt dabei keine Rolle, was die westliche Medizin oder die Traditionelle Chinesische Medizin – oder irgendeine andere Medizin – als Ursache der Krankheit diagnostiziert. Am Ende äußert sich die Wirkung immer als Ungleichgewicht auf der zellulären Ebene. Befindet sich diese zelluläre Umwandlung von Materie in Energie und umgekehrt im Ungleichgewicht, so entsteht Krankheit, unabhängig davon, was das Ungleichgewicht ausgelöst haben könnte. Solange diese zelluläre Umwandlung relativ im Gleichgewicht bleibt, wird keine Krankheit entstehen, ganz gleich, welche Umstände herrschen mögen. Dieses Gleichgewicht wird Krankheiten auf natürliche Weise verhindern und die optimale Gesundheit erhalten.

Die Materie-Energie-Umwandlung

Diesen Umwandlungsprozess möchte ich gern noch genauer erklären:

Wie bereits erwähnt, sind Zellen ständig in Bewegung – unablässig ziehen sie sich zusammen und dehnen sich aus. Es gibt viele solcher Prozesse in Ihrem Körper. Denken Sie nur an Ihre Lungen. Das Ein- und Ausatmen ist ein Wechsel von Ausweiten und Zusammenziehen. Denken Sie an die Verdauung. Wenn Sie gegessen haben, ziehen sich Ihre Magenzellen ständig zusammen und erweitern sich wieder. Dann kommt die Nahrung in den Dünndarm, dessen Zellen sich ebenfalls erweitern und zusammenziehen. In diesem Augenblick lesen Sie dieses Buch und Ihre Gehirnzellen dehnen sich dabei aus und ziehen sich wieder zusammen. Der ständige Wechsel von Zusammenziehen und Ausdehnen bedingt das Gesetz der Schwingung der Zellen.

Wie ist es zu verstehen, dass es nur *ein* Chi gibt? Weil Chi einfach die Energie ist, die aus der Schwingung der Materie entsteht. Wenn Zellen schwingen, also sich zusammenziehen und ausdehnen, dann strahlen sie Chi aus. Wenn sie sich zusammenziehen, wird die Materie in der Zelle zu Energie, die in den Raum um die Zellen herum ausstrahlt. Nach jeder Kontraktion erweitern sich die Zellen wieder, und wenn sich die Zellen erweitern, verwandelt sich die Energie zwischen den Zellen in Materie im Inneren der Zelle. Wenn Sie gesund sind, befindet sich die Umwandlung von Materie und Energie auf der zellulären Ebene in einem relativen Gleichgewicht.

Aus der Perspektive der westlichen Medizin bekommen Sie die Grippe, weil Sie sich ein Virus eingefangen haben. Das Virus ist in Ihre Lungen gelangt, deswegen haben Sie Husten, Kopfschmerzen, Muskelschmerzen und Fieber entwickelt und brauchen wahrscheinlich ein bis zwei Wochen, um sich wieder zu erholen. Manche Menschen entwickeln dann vielleicht noch eine Bronchitis oder Lungenentzündung. Bei anderen führt die Grippe vielleicht sogar zu einer Nierenbeckenentzündung. Aus der Sicht der Traditionellen Chinesischen Medizin hingegen steht eine Krankheit stets in Zusammenhang mit Energie. Und was geschieht aus der Sicht der Seele-Geist-Körper-Medizin? Zunächst beeinflusst das Virus die Schwingung der Zellen in den Bronchien und in der Lunge. Das Virus stimuliert diese Zellen, und sie werden überaktiv. Sie ziehen sich zu stark zusammen und strahlen dadurch sehr viel Energie aus. Diese sammelt sich dann zwischen den Zellen an, weil sie nicht schnell genug in andere Teile des Körpers abfließen oder sich wieder in Materie verwandeln kann. Die Energie steckt also fest, sie ist zwischen den Zellen blockiert. Das führt dann zu Husten, Entzündungen, Schmerzen und anderen Problemen.

Manche Menschen leiden unter chronischen Entzündungen aufgrund von Ärger und anderen emotionalen Ungleichgewichten. Manche Menschen fühlen sich chronisch unwohl oder erschöpft und ausgebrannt. Später entsteht dann ein Schmerz in ihrem Magen. Sie gehen zum Arzt, der untersucht sie und findet nichts. Ein halbes Jahr später fühlen sie sich immer noch unwohl, aber der Arzt findet immer noch nichts. Ein Jahr später findet der Arzt bei einer erneuten Untersuchung vielleicht eine Wucherung im Magen. Dies ist ein Beispiel dafür, wie sich Krebs oder Tumore über eine gewisse Zeit hinweg entwickeln. Ärger, Stress und viele andere Emotionen und Probleme können zu einer Überaktivität der Zellen führen. Die Materie aus dem Inneren der Zellen verwandelt sich in zu viel Energie um die Zellen herum. Diese überschüssige Energie kann nicht schnell genug in andere Körperregionen abfließen und sich auch nicht vollständig wieder in Materie umwandeln. Dann entsteht ein Ungleichgewicht bei der Transformation von Energie in Materie.

Materielle Blockaden

Viele Krankheiten lassen sich auch als Produkt materieller Blockaden beschreiben. Natürlich stehen materielle und energetische Blockaden wegen der Materie-Energie-Transformation auf der zellulären Ebene in enger Beziehung zueinander.

Wenn durch irgendeinen Faktor irgendwo im Körper die zelluläre Schwingung überaktiv wird, staut sich die Energie, die von diesen Zellen abstrahlt, weil sie nicht schnell genug in andere Körperbereiche fließen kann. Währenddessen erhalten die Zellen durch das Kapillarsystem ständig neue Nährstoffe, also Materie. Diese Materie kann nicht in Energie umgesetzt werden, weil ohnehin schon ein hoher Energiedruck um die Zellen herum besteht. Dadurch sammelt sich zu viel Materie in den Zellen an.

Das Gegenteil tritt ein, wenn sich in den Zellen nicht genug Materie befindet. Manche Menschen haben einen schwachen Appetit oder Verdauungsprobleme und können daher Nährstoffe nicht gut aufnehmen. Dieser Mangel an Materie und Nährstoffen führt zu biochemischen Veränderungen, die alle Körpersysteme beeinträchtigen. Zum Beispiel ist Anämie ein Mangel an roten Blutzellen. Menschen, die sehr schwach sind, zum Beispiel weil sie während einer Operation viel Blut verloren haben oder weil sie unter einer chronisch schlechten Verdauung leiden, haben nicht genug Materie in den Zellen.

Spirituelle Blockaden

Spirituelle Blockaden entstehen durch Fehler, die Sie in diesem oder in vergangenen Leben gemacht haben. In der spirituellen Welt werden diese Fehler als schlechtes Karma oder schlechtes *Te* (ausgesprochen »De« mit lautlosem e) bezeichnet, was schlechte Tugenden oder schlechte Taten bedeutet. Alle schädlichen Handlungen, Verhaltensweisen und sogar Gedanken tragen zu schlechtem Karma bei, darunter natürlich auch Morden, Schädigen, Stehlen und Betrügen. Alle Aktivitäten und Gedanken eines Lebens werden in der Akasha-Chronik verzeichnet, dem Buch des Lebens, das die Geschichte jeder Seele im Universum seit Anbeginn der Schöpfung enthält.

Das Karma, die »Chronik der Dienste«, kann in Gut und Schlecht aufgeteilt werden. Dienste zum Wohle der Menschheit und des Universums gelten als gutes Karma. Dienste, die der Menschheit und dem Universum schaden, gelten als schlechtes Karma. Das spirituelle Gesetz lautet: Ein Mensch mit gutem Karma erhält den Segen der spirituellen Welt, darunter gute Gesundheit, gute Beziehungen, gute Finanzen, gute Familienverhältnisse und alle anderen guten Aspekte des Lebens. Ein Mensch mit schlechtem Karma wird einen Preis bezahlen und Lektionen lernen müssen. In jedem Aspekt des Lebens ist schlechtes Karma die Wurzel von Blockaden und Schicksalsschlägen.

Vielleicht glauben Sie an Karma, vielleicht auch nicht. Ich achte, was auch immer Sie glauben. Ich habe nicht die Absicht, Sie zu einem Gläubigen zu machen. Ich teile hier nur mein persönliches Wissen und meine spirituelle Weisheit mit. Als menschliche Wesen in der physischen Welt unterliegen wir den Gesetzen unseres Landes. Wenn wir diese Gesetze brechen, bekommen wir es mit Anwälten und Richtern zu tun. Ihnen ist vielleicht nicht klar, dass Ihre Seele, meine Seele, jede Seele in gleicher Weise den spirituellen Gesetzen des Universums unterliegt. Und so, wie es in der physischen Welt Anwälte und Richter gibt, gibt es auch in der spirituellen Welt Anwälte und Richter.

Wann beeinflusst Karma das Leben? Die Wirkung von Karma kann unmittelbar einsetzen oder Jahre und Lebenszeiten später. Wenn Sie sehr diszipliniert und dem Dienst an der Menschheit verpflichtet sind, wird Ihr schlechtes Karma aufgelöst. Seine Wirkung wird abgeschwächt und aufgeschoben. Potenzielle Lebenskrisen oder Schicksalsschläge können so abgewendet werden. Die spirituelle Welt wird Ihnen dann mehr Zeit geben, Ihr Karma aufzulösen. Je mehr Sie dienen, desto mehr Segnungen werden Sie empfangen. Wenn Sie sich gut in den Dienst stellen, wird jeder Aspekt Ihres Lebens sehr gesegnet sein.

Wenn Sie andererseits nicht erkennen, dass Sie schlechtes Karma auflösen müssen und weiter unangemessene Dinge tun, werden in allen Aspekten Ihres Lebens Blockaden auftauchen, sei es im Bereich der Gesundheit, der Beziehungen, der Finanzen oder der Familie. Überdenken Sie jeden Bereich Ihres Lebens. Manche Bereiche sind offensichtlich gesegnet, andere vielleicht nicht. Korrigieren Sie Ihre Fehler. Bieten Sie uneingeschränkten Dienst an, um Ihr Leben zu transformieren. (Wenn Sie sich Ihr Leben genau ansehen, können Sie daraus schließen, wie viel guten Dienst Sie in vergangenen Leben geleistet haben. In gleicher Weise wird der gute Dienst, den Sie in diesem Leben leisten, eine direkte Wirkung auf Ihre zukünftigen Leben haben.)

Es sollte inzwischen klar sein, dass ich zutiefst an Reinkarnation glaube, aufgrund persönlicher Erfahrung und durch meine offenen spirituellen Kanäle. Sie mögen nicht daran glauben, und das ist völlig in Ordnung. Ich bin nicht hier, um irgendjemandem meine Überzeugungen aufzudrängen. Ich ehre jedermanns Überzeugung. Aber ich bin mir ganz sicher, dass unsere Seele bei unserem Tod in das Universum eingeht und später zurückkehrt. Auf und ab, auf und ab – jede Seele steigt auf und kommt herab, um das nächste Leben zu beginnen.

Das Gesetz des Karma wird durch eine alte spirituelle Lehre aus China untermauert: *Der Himmel ist höchst gerecht.* Zum Beispiel werden Eltern, die ihre eigenen Eltern lieben und achten, zumeist Kinder haben, die sie ebenfalls lieben und achten. Menschen dagegen, die ihre eigenen Eltern lieblos und nicht angemessen behandeln, werden von ihren Kindern wahrscheinlich genauso behandelt werden. Karma ist der Grund, weshalb die folgende Goldene Regel in vielen Kulturen und spirituellen Traditionen in aller Welt bekannt ist: *Behandle andere so, wie du selbst behandelt werden möchtest.* Wenn wir andere lieben, werden wir geliebt werden. Wenn wir mit anderen streiten, sie missachten oder hassen, werden wir selbst in Konflikte geraten und schlecht behandelt werden.

Spirituelle Blockaden oder schlechtes Karma sind die Wurzelblockaden im Leben. Chronische und lebensbedrohliche Krankheiten sind meistens karmabezogen. Die Unfähigkeit zu einer Paarbeziehung, Autounfälle und wiederholte geschäftliche Fehlschläge können karmabezogen sein. Denken Sie an Ihr eigenes Leben und das Leben Ihrer Freunde. Machen manche immer wieder die gleichen Fehler oder begegnen immer wieder den gleichen Problemen? Warum hat jemand immer wieder die gleiche Krankheit? Warum hat jemand jahrelang chronische Gesundheitsprobleme? Warum sitzt jemand in einem Muster fest? Warum haben manche Menschen so viel »Pech«? Die Antwort lautet: Karma. Jeder Mensch muss diese Lektion lernen.

Wenn Sie auf einer spirituellen Reise sind, suchen Sie nach tiefer Seelenweisheit. Diese Weisheit über das Karma ist bei jeder spirituellen Reise ein zentraler Punkt. Wenn Sie lernen, schlechtes Karma aufzulösen und durch die Seele-Geist-Körper-Medizin spirituelle Blockaden zu beseitigen, wird sich Ihr Leben von Grund auf verändern.

KRANKHEITSDIAGNOSE

Die westliche Medizin bedient sich vieler diagnostischer Ansätze, unter anderem körperlicher Untersuchungen, Blut- und Urintests, Röntgenaufnahmen und MRTs. Die Traditionelle Chinesische Medizin hat ihre eigenen Diagnoseverfahren, unter anderem die Zungendiagnose, die Stuhldiagnose, den Geruch des Patienten und die Pulsdiagnose. Ich achte diese Herangehensweisen und die Heilmethoden aller medizinischer Richtungen und Heilweisen. Die Seele-Geist-Körper-Medizin hat ihren eigenen diagnostischen Ansatz, den wir im Folgenden erkunden wollen.

Die Diagnose von energetischen Ungleichgewichten

Wie bereits erklärt, gibt es nur zwei Arten von energetischen Ungleichgewichten, die zu Krankheiten führen können: *zu viel Energie* in dem Raum zwischen den Zellen und *zu wenig Energie* in dem Raum zwischen den Zellen. Die Diagnose ist einfach: Alle Arten von Schmerzen, Entzündungen, alle Zysten und Tumore, Krebs, AIDS und die meisten emotionalen Ungleichgewichte wie Ärger, Depression, Kummer, Angst und Sorgen entstehen aus zu viel Energie um die Zellen oder um die Organe.

Wie viele Arten von Schmerzen gibt es? Wie viele Arten von Entzündungen? Wie viele Arten von Tumoren und von Krebs? Aus der Sicht der Seele-Geist-Körper-Medizin spielt es bei all diesen Beschwerden keine Rolle, wo die Schmerzen sitzen oder welcher Art sie sind. Es ist gleichgültig, welche Art von Krebs Sie haben und in welchem Stadium er sich befindet, denn all diese Zustände beruhen auf einem Überschuss an Energie in den Zell-Zwischenräumen. Ungefähr 85 bis 90 Prozent aller Krankheiten, seien sie nun physischer, emotionaler, mentaler oder spiritueller Natur, fallen unter diese Kategorie.

Jede Art von degenerativer Erkrankung und chronischer Erschöpfung beruht auf zu wenig Energie in der Umgebung der Zellen und Organe. Solche degenerativen Krankheiten wie Muskelschwund, Osteoporose, Alzheimer, Parkinson, Multiple Sklerose, chronische Erschöpfung und Fibromyalgie werden durch Energiedefizite in den Zell-Zwischenräumen hervorgerufen. Ungefähr 10 bis 15 Prozent der physischen, emotionalen, mentalen und spirituellen Krankheiten fallen in diese Kategorie.

Die große Einfachheit der Diagnose bei der Seele-Geist-Körper-Medizin führt zu einer ebenso großen Einfachheit bei der Heilung. Die heilende Lösung für Krankheiten durch zu viel Energie ist die Ableitung der überschüssigen Energie. Die heilende Lösung für Krankheiten durch zu wenig Energie ist die Stärkung oder der Aufbau der Energie. Die Seele-Geist-Körper-Medizin bietet Ihnen für beide Ansätze Techniken an.

Die Diagnose von materiellen Ungleichgewichten

Wie bereits erwähnt, stehen die materiellen Ungleichgewichte in engem Zusammenhang mit den energetischen Ungleichgewichten, da beides mit der Materie-Energie-Transformation auf der zellulären Ebene verknüpft ist. Wegen dieser engen Beziehung brauchen Sie in der Seele-Geist-Körper-Medizin nicht das materielle Ungleichgewicht zu diagnostizieren, wenn sie das energetische Ungleichgewicht erkennen können. Doch wie bei fast allen Dingen in der Seele-Geist-Körper-Medizin ist es auch überhaupt nicht schwierig, zu erkennen, ob ein Mensch unter *zu viel Materie* oder unter *zu wenig Materie* leidet. Betrachten Sie einfach die Zunge. Das Erscheinungsbild der Zunge sagt etwas über den materiellen Zustand des Körpers aus. Wer eine dicke, große Zunge hat, der hat *zu viel Materie* im Körper. Ist dagegen die Zunge dünn, klein oder blass, so gibt es *zu wenig Energie* im Körper.

Die Diagnose spiritueller Blockaden

Im Allgemeinen befassen sich westliche Ärzte nicht mit spirituellen Blockaden, geschweige denn, dass sie sie diagnostizieren. Um sie zu erkennen, müssen Heiler oder Heilerinnen Xiu Lian praktizieren, um ihre spirituellen Kanäle zu öffnen. Wenn die spirituellen Kanäle offen sind, kann man die spirituellen Blockaden einer Person erkennen.

Xiu Lian (ausgesprochen »schu-lian«) ist ein alter Begriff für die spirituelle Reise, für die Läuterung der Seele, des Geistes und des Körpers durch Meditation, Gesänge und andere Praktiken. Xiu Lian umfasst auch ein Training des Körpers (für den inneren Energie- und Blutfluss und für äußere Beweglichkeit), ein Training des Bewusstseins (um die Gedanken zu reinigen und Geisteskraft zu gewinnen), ein Training des Herzens (um es ganz der Liebe, dem Mitgefühl, der Güte und dem reinen Dienst an der Menschheit zu öffnen) und ein Training der Seele (um die Seele zu läutern, die Intelligenz der Seele zu entwickeln und das spirituelle Verständnis zu vertiefen). Die Weisheit, das Wissen und die Übungen von Xiu Lian sind umfassend, und auch die Heilungsmeditationen im 5. Kapitel und alle Heilungsübungen in diesem Buch gehören dazu.

Xiu Lian wird Ihre spirituellen Kanäle entwickeln und Sie in die

Lage versetzen, spirituelle Blockaden zu erkennen. Wenn Sie dazu im Moment noch nicht in der Lage sind, ist das vollkommen in Ordnung. Sie können auch ohne diese Fähigkeit großen Gewinn aus der Seele-Geist-Körper-Medizin ziehen.

JEDER IST EIN HEILER

Die Seele-Geist-Körper-Medizin befähigt Sie, sich selbst und andere zu heilen. Die Grundlage dafür ist nicht kompliziert. Jeder ist ein natürlicher Heiler. Wenn Sie sich schneiden, heilt die Wunde von selbst. Wenn Sie sich erkälten, erholen Sie sich in ein paar Tagen. Alle Systeme des Körpers – das Immunsystem, das Herz-Kreislauf-System, das Nervensystem und so weiter – verfügen über Selbstheilungs- und Regenerationskräfte. Alle Organe und Zellen haben die gleichen Fähigkeiten dazu. Wenn Sie diese Fähigkeiten gut koordinieren, können Sie damit Ihre physischen, emotionalen, mentalen und spirituellen Probleme heilen.

Um zu heilen, muss man entspannen. Das ist die wichtigste Voraussetzung für Heilung. Wenn Sie angespannt sind, sind auch Ihre Zellen angespannt. Dann ist die Zellschwingung unnormal, was sich auf die Funktionen und die Koordination der Organe und Systeme auswirkt. Dieses Ungleichgewicht fördert Krankheit und verhindert Heilung. Ich kann gar nicht genug betonen: Entspannung ist die wichtigste Voraussetzung für Heilung. Sobald Sie entspannt sind, können Ihre Zellen aktiv und ausgeglichen schwingen. Dadurch wird die Heilung unterstützt.

Zweitens ist jeder ein Heiler, weil wir alle unseren Geist einsetzen, um uns zu heilen. Positives Denken, kreative Visualisierungen, Meditation, Konzentration, feste Vorsätze und positive Vorhersagen – alle diese Fähigkeiten des Geistes gehören zur Geisteskraft. Im 3. Kapitel zeige ich Ihnen ein paar wirkungsvolle Ansätze, wie Sie Ihre Geisteskraft zur Heilung einsetzen können.

Drittens ist die wichtigste und kraftvollste aller Heilungstechniken, die jedem zur Verfügung steht, der Einsatz der Seele. Die Seele verfügt über enorme Heilkräfte, doch wie viele Menschen wissen, wie sie Seelenkraft einsetzen und entwickeln können? Im 2. Kapitel werden Sie einen der einfachsten und kraftvollsten Ansätze der Seelenheilung kennen lernen: die »Sag Hallo«-Heilung. Die Macht der Seele zur Heilung einzusetzen, bildet das Herzstück der Seele-Geist-Körper-Medizin.

Jeder ist ein Heiler. Doch sobald Sie gelernt haben, wie Sie dazu Ihre Geistes- und Seelenkraft zusammen mit den vielen spezifischen Heilungstechniken, die ich in diesem Buch vorstellen werde, einsetzen können, wird sich Ihre Heilungsfähigkeit dramatisch erhöhen.

Heilkraft

Die Seele-Geist-Körper-Medizin ist ein Weg des energetischen und spirituellen Heilens – der Seelenheilung. Dazu brauchen Sie nicht Unmengen an Informationen zu erlernen oder Jahre mit Ausbildungen zu verbringen.

Ihre natürliche Heilkraft ist Ihre Seelenheilkraft. Und was bestimmt Ihre Seelenkraft? Sie ist abhängig von Ihrem spirituellen Standpunkt. Nach meinem Verständnis gibt es neun Ebenen des Himmels, den ich *Jiu Tian* nenne (übersetzt: die Neun Himmel). Ihre Seele steht, so wie die Seele jedes Menschen, auf einer dieser neun Ebenen. Je höher der Standpunkt Ihrer Seele, desto größer ist Ihre Heilkraft. Warum ist das so? Wenn Sie jemandem Heilung anbieten, dann erhalten Sie umso mehr Hilfe aus der spirituellen Welt, je höher Ihr spiritueller Standpunkt ist. Je höher Ihr spiritueller Standpunkt, desto höher und kraftvoller sind die Heiligen, Engel, Buddhas und Aufgestiegenen Meister, die Sie bei der Heilung unterstützen.

Wie können wir unseren spirituellen Standpunkt erhöhen? Durch Läuterung. Läutern Sie Ihre Seele, Ihren Geist und Ihren Körper. Dienende Hingabe spielt dabei eine große Rolle. Dienen Sie der Menschheit bedingungslos. Wenn Sie der Menschheit, Mutter Erde oder dem Universum dienen, wird Ihr Dienst in der Akasha-Chronik als Tugend oder gutes Karma verzeichnet. Wenn Sie genügend gutes Karma angesammelt haben, wird Ihr spiritueller Standpunkt erhöht, und Ihre Heilkraft wird stärker.

Heilkraft kann Ihnen durch einen verkörperten erleuchteten Meister oder durch spirituelle Heilige, Buddhas, Heilungsengel und andere hohe Wesen der Seelenwelt verliehen werden. Anders gesagt:

Heilkraft kann Ihnen durch einen göttlichen Kanal oder direkt vom Göttlichen geschenkt werden.

Ob in physischer oder in spiritueller Form, ein erleuchteter Meister kann seinen Schülern Heilkraft übertragen, wenn sie bereit dazu sind und sich ganz dem Dienst an der Menschheit verpflichtet haben. Im Allgemeinen wird ein solcher Meister seine Schüler durch verschiedene schwere Prüfungen führen. Dabei kann es sich um Herausforderungen in allen Bereichen des Lebens handeln, unter anderem im Bereich der Gesundheit, der Beziehungen, des Berufs oder der Gefühle. Wenn der Meister bestätigt, dass der Schüler die Prüfung bestanden hat, wird er ihm Heilkraft übertragen. Wahre Heilkraft entspringt der Seelenkraft.

Jetzt sind wir dazu bereit, die Seelenkraft näher zu betrachten.

2

Die Überlegenheit der Seele über die Materie

Dieses Kapitel enthält die Essenz der Seele-Geist-Körper-Medizin. Ich werde darin einige der tiefsten Weisheiten der Seele enthüllen. Sie werden lernen, was die Seele ist und welche Eigenschaften sie hat. Sie werden verstehen, in welcher Beziehung die Seele, der Geist und der Körper zueinander stehen. Und Sie werden das Wesen der Seelenheilung begreifen: Wie Seelenkraft Ihren Körper, Ihren Geist und Ihre Seele heilen kann und wie auch die Seele der Natur Sie heilen kann. Sie werden das Gesetz der universalen dienenden Hingabe bzw. des universalen Dienstes kennen lernen, den goldenen Schlüssel zur Heilung. Anschließend an diese Grundlagen besteht der Rest des Buches aus praktischen Hinweisen zu den Techniken der Seele-Geist-Körper-Medizin, mit denen Sie diese tiefen Weisheiten anwenden können, um sich selbst und andere, ja das ganze Universum zu heilen.

GRUNDLEGENDES WISSEN ÜBER DIE SEELE

Wir wissen um die Weisheit des Geistes, um sein Potenzial, unser Leben zu transformieren. Jetzt verstehen wir, wie der Geist zur Heilung und zum Segnen eingesetzt werden kann: durch geführte Imagination, kreative Visualisierung, Meditation, positives Denken, Selbstvertrauen, Kreativität und Flexibilität. Die wissenschaftliche Forschung hat immer mehr Beweise dafür gefunden, wie der Geist bei der Gesundheit Wunder bewirken kann. Im Laufe weniger Jahrzehnte hat sich die Vorstellung einer Verbindung von Körper und Geist vom Mystizismus zum Allgemeinwissen entwickelt. Die Überlegenheit des Geistes über die Materie ist zur feststehenden Redensart geworden.

In diesen Tagen hören wir immer wieder von Körper, Geist und Seele. Mit der Seele-Geist-Körper-Medizin erläutere ich Ihnen die Kraft der Seele und die Überlegenheit der Seele über die Materie. Ja, der Geist ist mächtig, aber die Seele ist noch viel mächtiger. Die Seele kann Wunder wirken, die der Geist kaum zu begreifen vermag.

Was ist die Seele?

Ich sah einmal eine Schlagzeile in einer Zeitung, die lautete: »Hat ein Betrieb eine Seele?« Ich konnte nur schmunzeln. Natürlich hat ein Betrieb eine Seele! *Alles* hat eine Seele. Ein Mensch hat eine Seele. Ein Tier hat eine Seele. Eine Blume oder ein Baum hat eine Seele. Lebendige Dinge haben eine Seele, unbelebte Dinge haben eine Seele. Ein Stein hat eine Seele. Alles im Universum hat eine Seele.

Seele bedeutet das Gleiche wie Spirit. In China und Indien reden die Menschen viel über die Seele. In der westlichen Welt reden die Menschen mehr über den Spirit (= den Geist im spirituellen Sinne). Die westliche Wissenschaft untersucht die Botschaften der Zellen und die Kommunikation zwischen Zellen und Organen. Tatsächlich sind Seele, Spirit oder Botschaften nur verschiedene Begriffe für die gleiche Sache. Die Seele ist die Essenz des Lebens. Alles, was es im Universum gibt, hat seine Essenz in seiner Seele.

Wo verbirgt sich die Seele? Beim Menschen sitzt sie im Unterleib. Wenn Sie Ihre spirituellen Kanäle geöffnet haben, vor allem Ihr Drittes Auge, dann werden Sie Ihre Seele im Unterleib sehen und bestätigen können, dass da in Ihrem Körper wirklich etwas ist. (Das Dritte Auge, eines der wichtigen spirituellen Zentren im Körper, ist ein etwa kirschgroßes Energiezentrum, das sich in der Mitte des Kopfes befindet. Wenn Sie das Dritte Auge entwickeln und öffnen, werden Sie Bilder der spirituellen Welt sehen. Im 8. Kapitel zeige ich Ihnen eine Übung zur Entwicklung und Öffnung des Dritten Auges.)

Ihre Seele kann in Ihrem Körper umherwandern. Mit etwas Übung kann sich Ihre Seele sogar aus dem Körper entfernen und im Universum umherreisen. In gleicher Weise verbergen sich die Seelen von unbelebten Dingen in diesen Dingen. Die Seele eines Menschen ähnelt dem Menschen. Die Seele eines Tieres ähnelt dem Tier. Die Seele eines unbelebten Gegenstands sieht aus wie dieser Gegenstand. Für Menschen, die ihre spirituellen Fähigkeiten entwickelt haben, sind alle Seelen sichtbar, für die meisten Menschen bleiben die Seelen hingegen unsichtbar.

Dieses Wissen ist nichts Neues. Bereits vor Tausenden von Jahren behaupteten chinesische spirituelle Lehren, dass alles, auch unbelebte Gegenstände, eine Seele haben. Doch die Seele-Geist-Körper-Medizin nutzt die Kraft all dieser Seelen zur Heilung. Sobald Sie die Techniken der Seelenheilung beherrschen, werden Sie diese leicht und effektiv anwenden können.

Seelenkonzepte

Ich will hier nicht zu tief ins Detail gehen, doch ich möchte Ihnen ein paar Eigenschaften der Seele vorstellen, um Ihnen eine Ahnung von ihrer unendlichen Weisheit zu vermitteln. In meinem nächsten Buch *Seelenweisheit* werde ich tiefer auf dieses Thema eingehen. Später in diesem Buch werde ich Ihnen einige der größten Seelengeheimnisse bezüglich der Heilung vorstellen, die den Kern der Seele-Geist-Körper-Medizin bilden.

- *Die Seele ist ein eigenständiges Wesen in Ihrem Körper.* Bei den meisten Menschen sitzt die Seele im Unteren Dan Tien, einem faustgroßen Energiezentrum im Unterleib. Wenn Sie Ihr Drittes Auge geöffnet haben, können Sie Ihre eigene Seele sehen, die ein wenig so aussieht wie ein kleiner Mensch, der da in Ihrem Bauch sitzt.
- *Die Seele hat ihren eigenen Willen, ihre eigenen Gedanken und ihre eigenen Vorlieben.* Ihre Seele kann den starken Wunsch haben, dass Sie bestimmte Dinge tun sollen. Sie kann deutliche Vorlieben und Abneigungen hegen.
- *Die Seele hat Emotionen und Gefühle.* Ihre Seele kann glücklich, niedergeschlagen, aufgeregt, ruhig oder gereizt sein. Sie hat Erinnerungen, genau wie Ihr Gehirn. Ihre Seele kann sich an viele Dinge aus vergangenen Leben erinnern.
- *Die Seele ist kreativ.* Ihr Geist kann kreativ sein, aber das gilt noch viel stärker für Ihre Seele.

- *Die Seele ist flexibel.* Ihre Seele kann Ihnen helfen, viele Schwierigkeiten zu überwinden. Lieben Sie Ihre Seele. Bitten Sie Ihre Seele, Ihr Leben zu segnen. Dies ist ein Beispiel für die Überlegenheit der Seele über die Materie.
- *Die Seele kann kommunizieren.* Ihre Seele kommuniziert eigenständig mit anderen Seelen. Sie können mit Ihrer Seele kommunizieren. Tatsächlich befinden Sie sich in ständiger Kommunikation mit Ihrer Seele, auch wenn Ihnen das nicht bewusst wird. Ihr Verstand sagt vielleicht: »Meine liebe Seele, ich möchte etwas tun. Möchtest du das auch?«, und Ihre Seele könnte antworten: »Ja, das gefällt mir.«
- *Die Seele verfügt über enorme Weisheit.* Die Weisheit Ihrer Seele stammt aus Erfahrungen und Erinnerungen von Hunderten, wenn nicht gar Tausenden von Leben. Genauso wie Ihr Geist ständig weiter lernt, lernt auch Ihre Seele. Ihre Seele liebt es, zu lernen, und sucht ständig nach neuem Wissen. Ihre Seele kann reisen, während Sie schlafen, und sie kann dabei von spirituellen Begleitern und Lehrern lernen. Der Schlüssel zu dieser großen Quelle der Weisheit liegt darin, zu lernen, *bewusst* mit Ihrer Seele zu kommunizieren. Wenn Ihre spirituellen Kanäle offen sind, können Sie sich mit Ihrer Seele unterhalten. Sie werden staunen, wie viel Ihre Seele weiß. Sie verfügt über große Weisheit und könnte zu Ihrem besten Ratgeber werden.
- *Die Seele kann heilen.* Ihre Seele kann Ihren Geist und Ihren Körper heilen. Sie kann Krankheiten vorbeugen und Ihr Leben schützen. Wie können wir die Seelenkraft zur Heilung nutzen? Ganz einfach: Sagen Sie Hallo zu Ihrer Seele. Begrüßen Sie Ihre Seele. Ehren Sie Ihre Seele. Zeigen Sie Ihrer Seele Ihre Wertschätzung. Bitten Sie Ihre Seele, Ihre Heilung zu segnen. In diesem Buch erfahren Sie, wie Sie genau das tun können.

DIE BEZIEHUNG ZWISCHEN KÖRPER, GEIST UND SEELE

Ein Mensch besteht also aus Seele, Geist und Körper. Die Seele ist der Spirit oder die Botschaft, die Essenz des Lebens. Der Geist lässt sich in den unterbewussten oder tiefen Geist und den bewussten oder oberflächlichen Geist einteilen. Der Körper besteht aus all seinen Funktionssystemen, Organen und Zellen.

Seele, Geist und Körper stehen in ständigem Austausch miteinander. Ihre Seele gibt dem unterbewussten Geist Anweisungen. Das Unterbewusstsein gibt diese Anweisung an das alltägliche Bewusstsein weiter, das auch letztendlich die Entscheidung fällt. Der Impuls dazu kommt jedoch von der Seele.

Ihr Unterbewusstsein mag manchmal anderer Meinung sein als Ihre Seele. Dann sagt das Unterbewusstsein »Nein, das will ich nicht tun« und sendet diese Botschaft an das Bewusstsein. Wenn das Bewusstsein dann sagt »Ganz meine Meinung, ich will das auch nicht tun«, dann befinden sich Geist und Seele nicht in Harmonie und der Geist folgt nicht den Anweisungen der Seele.

Sie meinen vielleicht, die Freiheit zu haben, zu tun und zu lassen, was Sie wollen. Ich bin damit einverstanden. Sie haben einen freien Willen. Aber ich will Ihnen eine tiefe spirituelle Wahrheit mitteilen: Wenn Sie sich entscheiden, etwas zu tun, verbindet sich Ihr Bewusstsein mit Ihrem Unterbewusstsein und Ihrer Seele. Ihr Geist will vielleicht etwas tun, aber das bedeutet nicht, dass Ihre Seele das auch will. Wenn Sie etwas vorhaben, mit dem Ihre Seele einverstanden ist, werden sich die Dinge viel leichter entfalten, als wenn Ihre Seele nicht einverstanden wäre. Wenn Alltagsbewusstsein, Unterbewusstsein und Seele in Harmonie miteinander sind, dann werden Ihre Entscheidungen gesegnet sein, und die Dinge werden sich leicht, friedvoll und erfolgreich entwickeln, ob es sich dabei um eine geschäftliche Entscheidung, eine Beziehung oder eine Heilung handelt. Wenn Sie eine Entscheidung treffen, mit der Ihre Seele nicht einverstanden ist, werden viele Probleme auftauchen. Ich nenne sie Blockaden. Die Dinge werden schwierig und wenig erfolgreich ablaufen. Die Seele erzeugt diese Probleme, wenn sie nicht glücklich ist. *Die Seele ist der Boss!*

NAHRUNG FÜR DIE SEELE

Menschen brauchen Nahrung, um zu überleben. Seelen auch. Was ist Nahrung für die Seele? Die Antwort lautet: Tugend. In der taoistischen Praxis heißt Tugend *Te.* Der Buddhismus hat dafür den

Begriff Karma geprägt. In den westlichen Religionen spricht man von guten Taten. Karma, *Te*, gute Taten und Tugenden sind unterschiedliche Namen für die gleiche Sache. Sie sind eine Chronik der dienenden Hingabe, ein Verzeichnis der Dienste. Das Gute und das Schlechte, alles wird verzeichnet. Gute Taten sind Nahrung für die Seele. Schlechtes Karma schadet der Seele und behindert die Lebensreise.

Gutes Karma entsteht aus Liebe, Mitgefühl, Fürsorge, Aufrichtigkeit, Ehrlichkeit, Integrität, Großzügigkeit, Reinheit, Barmherzigkeit, ehrenamtlicher Arbeit, Gebet, Heilung und bedingungslosem Dienst. Schlechtes Karma entsteht aus Mord, Betrug, Lügen, Eifersucht, Gier und Egozentrik. Gutes wie schlechtes Karma entsteht sowohl aus dem Verhalten als auch aus Gedanken oder Worten.

Warum braucht man gute Nahrung für die Seele? Gutes Karma ist ein Segen für Ihr Leben. Es kann Sie glücklich und gesund machen und Ihrem Leben Frieden und Harmonie bringen. Es kann Ihr Leben transformieren und Ihrer Seele zur Erleuchtung verhelfen. Schlechtes Karma kann Leiden, Unglück und Blockaden in vielen Lebensbereichen hervorrufen, unter anderem in der Familie, in Freundschaften, im Beruf und in der Umgebung. Es kann sich auf Ihr Geschäft, auf Ihre Gesundheit und selbst auf Ihre Lebenserwartung auswirken.

Wenn die Seele gute Taten als Nahrung erhält, wird sie reiner, liebevoller, freundlicher, sanfter, friedvoller und glücklicher. Denken Sie nur an Menschen aus Ihrem Bekanntenkreis, die rein, liebevoll, sanft und freundlich sind. Vielleicht kennen Sie auch Menschen, die grob, unangenehm, unehrlich und intolerant sind. Diese Menschen nähren ihre Seelen mit schlechten Taten. Es gibt diese zwei Arten von Menschen, weil sie ihren Seelen unterschiedliche Nahrung zuführen.

Wenn Sie Ihr Drittes Auge öffnen, werden Sie durch einen Blick auf die Seele einer Person wissen, ob jemand gutes oder schlechtes Karma hat. Wenn die Seele dick, schön, entspannt und glücklich ist, hat dieser Mensch ein gutes Karma. Ist die Seele jedoch dünn und unglücklich und sieht traurig oder ärgerlich aus, so mangelt es dem Menschen an Tugend. Dieser Mensch hat viel schlechtes Karma erzeugt, und seine Seele ist daher schlecht genährt.

DIE »SAG HALLO«-HEILUNG

Jetzt ist der Zeitpunkt gekommen, an dem ich eine der einfachsten und doch heiligsten und machtvollsten Techniken der Seele-Geist-Körper-Medizin enthüllen möchte. Diese Technik kann zur Selbstheilung, zur Heilung anderer, zur Gruppenheilung und zur Fernheilung verwendet werden. Sie ist die Essenz der Seelenheilung. Ich nenne sie die »Sag Hallo«-Heilung.

Wenn Sie morgens aus dem Haus gehen, um zur Arbeit oder vielleicht auf einen kleinen Spaziergang zu gehen, wünschen Sie Ihren Nachbarn einen Guten Morgen. Im Bus oder Zug sagen Sie »Hallo« zu Ihren Mitreisenden. Wenn Sie von der Arbeit nach Hause gehen, wünschen Sie Ihren Kollegen einen Schönen Abend. Wenn Sie auf dem Heimweg vielleicht noch etwas im Laden um die Ecke einkaufen, fragen Sie den Ihnen gut bekannten Verkäufer, wie es ihm geht. Bevor Sie einschlafen, wünschen Sie Ihrer Familie eine Gute Nacht. Im täglichen Leben können Sie gut »Hallo« sagen. In der Seele-Geist-Körper-Medizin ist das Hallo-Sagen genauso leicht. Sie brauchen Ihre Seele nur zu bitten, Ihre Seele, Ihren Geist und Ihren Körper zu heilen.

Den inneren Seelen Hallo sagen

Wie im letzten Kapitel bereits ausgeführt, gibt es zwei Arten von Seelen, die Sie um Heilung bitten können – die »inneren« und die »äußeren« Seelen. Die inneren Seelen sind die Seelen der Systeme, Organe und Zellen Ihres Körpers, bis hin zur DNS und RNS. Ihre eigene Seele und die Seelen Ihrer Systeme, Organe und Zellen haben die Kraft und die Weisheit, sich selbst zu heilen und Sie zu heilen.

Die »Sag Hallo«-Heilung ist einfach und direkt. Sagen Sie einfach Hallo, bringen Sie Ihre Liebe und Wertschätzung zum Ausdruck, und äußern Sie Ihre Bitte. Wenn Sie beispielsweise Rückenschmerzen haben, sagen Sie einfach: *Liebe Seele meines Rückens, ich liebe dich. Könntest du meinem Rücken bitte Heilung geben? Du hast die Macht, dich selbst zu heilen. Mach deine Sache gut. Danke.* Dann entspannen Sie Ihren Körper vollständig. Bleiben Sie drei Minuten lang entspannt. Beobachten Sie, was passiert. Vielleicht erleben Sie eine Wunderheilung. Vielleicht fühlen Sie sich viel besser, vielleicht auch nur ein wenig. Vielleicht merken Sie gar nichts. Wenn Sie nichts spüren und sich nichts bessert, bedeutet das nicht, dass die »Sag Hallo«-Heilung nicht funktioniert. Schließlich haben Sie nur ein paar Minuten damit verbracht, einen Schmerz aufzulösen, der Sie vielleicht schon seit Stunden oder Tagen quält. Diese Technik ist vielleicht zu einfach, als dass Sie an ihre Wirkung glauben könnten. Ich bitte Sie einfach, offen zu bleiben und es noch ein paar Mal zu probieren, vielleicht ein paar Tage lang.

Ich habe diese Technik weltweit vielen Menschen beigebracht, und die große Mehrheit von ihnen hat berichtet, dass sie ihnen geholfen hat. Ich habe die Ergebnisse auch am eigenen Leib gespürt. Ich glaube, dass jetzt der richtige Zeitpunkt gekommen ist, um diese Techniken der ganzen Menschheit und dem ganzen Universum zukommen zu lassen. Probieren Sie die »Sag Hallo«-Heilung aus. Vielleicht funktioniert sie nicht beim ersten Mal, aber das bedeutet nicht, dass sie nie funktionieren wird. Vielleicht sind Sie bereits seit Monaten oder Jahren krank, vielleicht haben Sie eine chronische oder lebensbedrohliche Krankheit. Seien Sie geduldig. Die Blockaden, welche die Krankheit hervorrufen, sind über einen langen Zeitraum entstanden. Bleiben Sie vertrauensvoll und beharrlich. Öffnen Sie Ihr Herz, Ihren Geist und Ihre Seele, um Heilung aus dem Universum zu empfangen.

Heilungsformel für die Seelenkraft

Sie können eine einfache Formel anwenden, um Ihren inneren Seelen Hallo zu sagen, ähnlich wie in dem Beispiel mit den Rückenschmerzen. Trotz ihrer Schlichtheit enthält diese Formel unglaublich viel heilende Weisheit und tiefe, spirituelle Geheimnisse. Sie besteht aus fünf Sätzen:

> Sagen Sie »Hallo«: *Liebe Seele, lieber Geist und lieber Körper meines ——— ,*
> Schenken Sie Liebe: *Ich liebe euch.*
> Bestätigen Sie sie: *Ihr habt die Macht, euch selbst zu heilen.*
> Geben Sie eine Anweisung: *Macht eure Sache gut!*
> Danken Sie: *Danke.*

Denken Sie in jeder Heilungssituation an diese fünf Sätze. Im weiteren Verlauf des Buches werden wir diese Formel beibehalten.

Wenn Sie im ersten Satz »Hallo« sagen, halten Sie sich bitte an die richtige Reihenfolge, in der Sie die Seele, den Geist und den Körper ansprechen. Das ist sehr wichtig. Wenn Sie zum Beispiel eine Heilung des Herzens brauchen, sagen Sie »Liebe Seele, lieber Geist und lieber Körper meines Herzens« und nicht »Lieber Körper, lieber Geist und liebe Seele meines Herzens«. Die Seele kommt zuerst, weil sie die Essenz des Lebens ist. Sie ist der Boss. Verstehen und sprechen Sie mit Ihrer Seele. Bitten Sie Ihre Seele um Heilung und Segen. Und genießen Sie dann das Ergebnis.

Sagen Sie »Hallo« zu den äußeren Seelen

Die zweite Gruppe von Seelen, die Sie um Heilung bitten können, sind die »äußeren« Seelen, die Seelen der Natur, der Engel, der Buddhas, der Heiligen, Ihrer Ahnen oder sonstiger von Ihnen geliebter Wesen, wer auch immer zu Ihrem Glauben passen mag. Sie können zu allem, was es im Universum gibt, »Hallo« sagen und es um Heilung bitten. *Jede* Seele hat die Macht, Sie zu heilen. Und so können Sie darum bitten:

> *Liebe Seele der Sonne, ich liebe dich. Bitte heile meine schmerzende Schulter. Danke.*
>
> *Liebe Seele von Mutter Erde, ich liebe dich. Kannst du bitte meine Füße heilen? Danke.*
>
> *Liebe Seelen der Sterne, ich liebe euch. Bitte stärkt meine Nieren. Danke.*
>
> *Liebe Seelen der Heilungsengel, ich liebe euch. Könnt ihr mich bitte segnen, um mein Immunsystem zu stärken? Danke.*

Als menschliche Wesen haben wir eine physische Form. Viele erleuchtete Wesen dienen uns, und sie existieren in Form von Seelen. Viele von ihnen kennen Sie vermutlich, zum Beispiel Jesus, Maria, Kuan

Yin (die Göttin des Mitgefühls), Lao Tse und andere. Es gibt noch viele, viele weitere Heilige, Buddhas und Aufgestiegene Meister, die Sie nicht kennen. Wenn Sie Ihr Drittes Auge geöffnet haben, werden Sie alle sehen können. Sie werden sehen, dass sie Kleider tragen und lächeln, genau wie wir. Auch wenn sie nicht in physischer Form existieren, dienen uns diese erleuchteten Lehrer. Sie befinden sich seit Jahrtausenden in der spirituellen Welt. Wenn Sie irgendeine dieser äußeren Seelen rufen, wird sie Ihnen dienen und Sie segnen. Wenn Sie die äußeren Seelen brauchen, beten Sie zu ihnen, und sie werden für Sie da sein.

Die »Sag Hallo«-Heilung beruht auf der Tatsache, dass jederzeit unbegrenzte Heilkräfte und Heilfähigkeiten zur Verfügung stehen, vierundzwanzig Stunden am Tag, sieben Tage die Woche. Sie brauchen sie nur zu begrüßen. Seien Sie sich dessen bewusst, dass Sie geehrt sind, und bleiben Sie ruhig. Um den Segen zu empfangen, müssen Sie ganz entspannt sein. Wenn Sie sensibel sind, spüren Sie vielleicht das heilende Licht, die Liebe und die Energie als ein Kribbeln oder als warme oder kühle Schauer. Manche Menschen mit offenen spirituellen Kanälen werden spirituelles Heilungslicht oder Seelenlicht sehen, manchmal auch die Heiligen und Buddhas. Ganz gleich, was Sie sehen oder spüren, Sie werden darüber staunen, dass Heilung so einfach sein kann.

Dankbarkeit ist der Schlüssel

Die »Sag Hallo«-Heilung ist die einfachste und wirksamste Heilungspraxis, die ich in diesem Buch weitergebe. Ich erwarte nicht, dass ich damit jeden überzeugen kann. Aber weil Sie, lieber Leser und liebe Leserin, mir so weit gefolgt sind, hoffe ich, Sie sind offen genug, diese Praxis zu probieren. Wenn sie funktioniert, sind Sie gesegnet. Danken Sie den Seelen, die Ihrer Bitte entsprochen haben. Wenn es nicht gleich funktioniert, seien Sie bitte geduldig und probieren Sie es vertrauensvoll weiter. Geben Sie nicht auf! Versuchen Sie, dankbar zu sein, wie auch immer das Ergebnis ausfällt. Doch wenn die »Sag Hallo«-Heilung bei Ihnen einfach keine Wirkung zeigt, so vergessen Sie bitte diese Praxis.

Denken Sie daran, nach dem »Hallo« sagen und der Heilungsbitte drei bis fünf Minuten ganz ruhig zu bleiben, um den Heilungssegen von der Seele, die Sie angesprochen haben, zu empfangen. Wenn Sie etwas länger üben wollen, wunderbar. Je länger, desto besser. Wenn Sie ganz entspannt sind, können sich Ihre Zellen, Organe und Systeme besser für den Heilungssegen öffnen. Die Transformation zwischen der Materie in den Zellen und der Energie um die Zellen herum wird im Gleichgewicht sein, und die Energie- oder Materieblockaden, die Ihr Unwohlsein verursachen, werden sich auflösen. So werden Sie wieder gesund.

Wenn Sie den Heilungssegen empfangen haben, denken Sie daran, dreimal Danke zu sagen. Der erste Dank gilt dem Göttlichen, der zweite den Seelen, die Sie um Hilfe gebeten haben, und der dritte Dank gilt Ihrer eigenen Seele. Danken Sie dem Göttlichen, weil alles vom Göttlichen herkommt. Alles ist Teil des Göttlichen. Danken Sie den Seelen, die Ihrer Bitte um Hilfe entsprochen haben, denn Sie gaben Ihnen Liebe, Licht und Heilungssegen. Danken Sie Ihren inneren Seelen, weil sie offen dafür waren, den Segen zu empfangen, um den Sie gebeten haben. (Wenn Sie nicht wirklich offen dafür sind, die Heilung zu empfangen, werden Sie einen geringeren Segen erhalten.) Dankbarkeit ist entscheidend im spirituellen Umgang, ebenso wichtig wie Dankbarkeit und Höflichkeit im alltäglichen Miteinander. Sie wird von der Seelenwelt genauso geschätzt wie von Ihren Mitmenschen.

Indem ich Ihnen diese heilende Weisheit mitteile, schenke ich Ihnen meine Liebe, mein Herz und meinen Dienst. Ich hoffe, Sie werden die »Sag Hallo«-Heilung jeden Tag praktizieren. Sie können sie immer und überall und ohne zeitliche Beschränkung anwenden. Das Universum wird Sie segnen, wann immer Sie den Segen brauchen und darum bitten. Ich bitte das Göttliche, das Universum und alles, was es gibt: Bitte segnet diese besondere Praxis dienender Hingabe, die »Sag Hallo«-Heilung. Danke. Danke. Danke.

UNIVERSALER DIENST

Wie können Sie die »Sag Hallo«-Heilung – und jede Art der Heilung – kraftvoller und effektiver gestalten? Die tiefste Weisheit des Heilens und des Segnens besteht darin, sich bedingungslos in den Dienst zu stellen. Alles und jedes – Hund, Katze, Baum, Meer, Berg, Haus, Sonne, Mond – dient dem Universum auf seine Weise und schenkt ihm universale Liebe, Vergebung, Frieden, Heilung, Segen, Harmonie und Erleuchtung.

Nutzen Sie jede Gelegenheit, sich in den bedingungslosen Dienst zum Wohle anderer, der Tiere, der Natur, der Gesellschaft und des Universums zu stellen. Tun Sie Ihr Bestes, um Ihre dienende Hingabe zu stärken. Je mehr Sie dem Universum dienen, desto mehr Segen werden Sie empfangen. Vielleicht wird es kein materieller Lohn sein, aber Sie werden viel gutes Karma empfangen. Dieses gute Karma wird für Ihr spirituelles Leben und Ihre Heilungsreise ein Segen sein.

Wenn Sie als Diener des Universums wirken, denken Sie daran, dass die Schlüssel zur Heilung in Liebe und Vergebung liegen. Liebe lässt alle Blockaden schmelzen. Vergebung schenkt Frieden und innere Freude. Diesen Schlüsseln wollen wir uns jetzt widmen.

LIEBE LÄSST ALLE BLOCKADEN SCHMELZEN

Jede Religion, jeder spirituelle Lehrer lehrt Liebe. Liebe ist der Kern aller spirituellen Wege. Sie ist der Schlüssel zum Leben, zum Universum.

Ein Beispiel für bedingungslose Liebe, das jeder nachvollziehen kann, ist die Liebe einer Mutter zu ihren Kindern. Doch was ist mit bedingungsloser Liebe in religiösen Lehren? Nach der buddhistischen Lehre gibt es viele Buddhas. Sie alle sind Diener des Universums. Viele Menschen kennen und verehren Kuan Shi Yin Buddha (Kuan Yin), die Göttin des Mitgefühls. Kuan heißt »beobachten«. Shi heißt »Welt« und Yin bedeutet »Tatkraft und Stimme«. Kuan Shi Yin bedeutet also: »Beobachte, was in der Welt geschieht und höre ihre Stimme.«

Kuan Yin schenkt der Welt bedingungslose Liebe und wird von vielen Millionen Gläubigen verehrt. Unzählige Menschen haben sich in ihrer Not an sie gewandt und ihren Segen empfangen. Kuan Yin gehört zwar zum Buddhismus, aber Sie müssen kein Buddhist sein, um sie um Hilfe bitten zu können. Sie verschenkt ihre mütterliche Liebe, ihre Fürsorge und ihre Hilfe bedingungslos.

Jede Religion, jedes Glaubenssystem hat seinen eigenen Gott oder seine eigenen Götter, doch tatsächlich gibt es nur einen Gott, einen Schöpfer des Universums. Das Verbindungsglied zwischen allen Religionen und allen spirituellen Lehren ist die bedingungslose Liebe. Wenn Sie bedingungslose Liebe anbieten, werden Ihnen alle helfen – die Buddhas, Jesus und Maria, die Engel, die taoistischen Heiligen und die jüdischen Propheten. Unzählige spirituelle Wesen sind bereit, Ihnen zu Hilfe zu eilen.

Millionen von Menschen lieben Jesus. Er sagte: »Deine Sünden sind dir vergeben. Du bist geheilt.« Und Wunder geschahen. Welcher Heiltechnik hat sich Jesus bedient? Er zeigte einfach bedingungslose Liebe und Vergebung. Er zeigte die Macht des Göttlichen und schuf damit ein Wunder nach dem anderen.

Kuan Yin, Jesus – diese Beispiele zeigen die Kraft, die aus der Liebe erwachsen kann, vor allem aus bedingungsloser Liebe. Sie schenken uns damit die tiefsten Einsichten in Heilung und Segen, in physisches und spirituelles Leben: Schenke stets bedingungslose Liebe.

Sag mit Liebe »Hallo«

Beklagen Sie sich bei Ihren Organen, wenn Sie krank sind? *Oh, mein Magen tut so weh. Dieser blöde Magen geht mir langsam auf die Nerven. Ich bin so müde, ich habe so viel gearbeitet und jetzt tut mir auch noch der Rücken weh. Ich hasse meinen Rücken.* Hören Sie auf, sich zu beklagen! Davon geht es Ihnen nicht besser. Das hilft Ihrer Heilung nicht weiter. Verwandeln Sie Ihre Klagen in Liebe und Vergebung. Warum endet der erste Satz der »Sag Hallo«-Heilung mit *Ich liebe dich*?

Wenn Sie Rückenschmerzen haben, begrüßen Sie die Schmerzen mit bedingungsloser Liebe: *Liebe Seele, lieber Geist und lieber Körper meines Rückens, ich liebe euch wirklich. Ihr leidet gerade. Ihr habt die Macht, euch selbst zu heilen. Bitte macht eure Sache gut. Irgendetwas löst diesen Schmerz aus, aber es ist gleich, was es ist. Ich liebe euch wirklich bedingungslos.* Und dann schicken Sie wirklich Ihrem Rücken Liebe, so wie Sie Ihre Mutter oder Ihren Liebsten, Ihren spirituellen Vater oder das Göttliche lieben.

Was bedeutet »bedingungslose Liebe«? Es bedeutet, andere zu lieben, ohne Bedingungen daran zu knüpfen. Sie erwarten für Ihre Liebe keine Gegengabe. Entspannen Sie sich vollkommen. Senden Sie einfach den Gedanken, das Gefühl und die Botschaft »Liebe« an Ihren Rücken. *Ich liebe meinen Rücken. Ich liebe meinen Rücken bedingungslos. Liebe. Liebe. Liebe. Ich habe die Macht, meinen Rücken zu heilen. Ich habe die Kraft, meinen Rücken zu heilen. Ich habe die Macht, meinen Rücken zu heilen. Ich habe die Kraft, meinen Rücken zu heilen. Liebe. Liebe. Liebe. Liebe.*

Schließen Sie dabei die Augen. Gehen Sie in das Gefühl der Liebe. Die Liebe hat eine unglaubliche Kraft. Wenn Sie Ihren Rücken von ganzem Herzen, mit ganzer Seele, mit ganzem Geist und Körper lieben, dann wird das Universum helfen. Die Heilungsengel, die Heiligen und Buddhas werden sehen, dass Sie bedingungslose Liebe anbieten, um Ihren Rücken zu heilen, und sie werden darauf reagieren. »Oh, wie schön zu sehen, dass diese Person sich um der Heilung willen in Liebe übt. Lasst uns ihr helfen.« Sie werden Ihrem Rücken Licht schicken und Ihnen Segen zuteil werden lassen.

Bedingungslose Liebe ist der goldene Schlüssel zum Universum. Bedingungslose Liebe hilft Ihnen dabei, sich selbst und andere und das ganze Universum zu heilen. Liebe ist nicht nur ein Konzept. Sie ist eine Methode und ein praktisches Werkzeug zur Heilung. Sie wird Ihnen sehr zum Wohl gereichen. Seien Sie nur geduldig und vertrauensvoll.

VERGEBUNG SCHENKT FRIEDEN

Nach der Liebe ist der nächste wesentliche Schlüssel zur Heilung die Vergebung. Sie bewirkt eine spirituelle Heilung aller Blockaden – physischer, emotionaler, mentaler und spiritueller Art. Vergeben Sie jedem, der Sie ärgert, Ihnen schadet oder im Konflikt mit Ihnen ist. Wenn Sie jenen, von denen Sie verletzt wurden, bedingungslose Vergebung anbieten können, werden Sie unglaubliche Heilungsgeschenke empfangen.

Warum das so ist? Menschen, die Sie verletzt haben, hinterlassen in Ihrer Seele einen Eindruck dieser Verletzung, und das nicht nur in Ihrer Seele, sondern auch in Ihrem Unterbewusstsein sowie in der Seele, im Geist und im Körper Ihrer Organe und Zellen. Dieser Eindruck beeinträchtigt die Zellschwingung und verursacht ein Ungleichgewicht bei der Transformation von Materie innerhalb der Zellen in Energie um die Zellen herum und umgekehrt. Dieses Ungleichgewicht führt zu Krankheiten. Wenn Sie jenen, von denen Sie verletzt wurden, den Segen vollkommener, bedingungsloser Vergebung anbieten können, wird göttliches Licht und Liebe den Eindruck der erlittenen Verletzung aufheben. Daher kann Vergebung vorhandene Krankheiten heilen und verhindern, dass Krankheiten überhaupt erst entstehen.

Es ist auch von höchster Wichtigkeit, jene um Vergebung zu bitten, die Sie verletzt haben. Bedingungslose Vergebung ist leicht gesagt, aber schwer getan. Im 5. Kapitel werde ich Ihnen Übungen zeigen, wie Sie mit Hilfe der Universalen Meditation Ihr Karma reinigen können. Je mehr wahrhaft bedingungslose Vergebung Sie anbieten, desto mehr unmittelbare Heilung werden Sie erfahren. Der potenzielle Heilungssegen ist grenzenlos.

Sie brauchen mir das nicht zu glauben. Die physischen und emotionalen Vorzüge der Vergebung sind wissenschaftlich bestätigt. Die Forschung hat gezeigt, dass Vergebung Stress reduziert, der aus Emotionen wie Verbitterung, Ärger oder Angst herrührt. Ein alter chinesischer Weiser sagte einmal: »Wer sein Leben der Rache widmet, kann gleich zwei Gräber graben.«

Im Jahre 2003 empfing ich vom Göttlichen eine Erleuchtung über das universale Gesetz des universalen Dienstes. Es lautet:

> *Ein universaler Diener bietet seinen universalen Dienst an. Universaler Dienst umfasst universale Liebe, Vergebung, Frieden, Heilung, Segen, Harmonie und Erleuchtung. Wer nur wenig Dienst anbietet, der wird auch nur wenig göttlichen Segen empfangen. Wer mehr Dienst anbietet, der wird mehr Segen empfangen. Wer bedingungslosen Dienst anbietet, wird grenzenlosen Segen empfangen. Wer schlechten Dienst anbietet, zum Beispiel tötet, anderen schadet, andere übervorteilt oder jammert, wird*

Lektionen lernen. Wer wenig schlechte Dienste anbietet, wird leichtere Lektionen lernen. Wer mehr schlechte Dienste anbietet, wird ernstere Lektionen lernen. Wer sehr schlechte Dienste anbietet, wird eine Riesenlektion lernen.

Dieses universale Gesetz ist der goldene Schlüssel zur Heilung, Lebenstransformation und Seelenerleuchtung. Es gilt für jede Seele im Universum. Ihr Geist mag sich dessen nicht bewusst sein, aber Ihre Seele folgt diesem spirituellen Gesetz. Es unterstreicht das Prinzip, dem Universum so viele gute Dienste wie möglich zu erweisen, inklusive Liebe, Vergebung, Frieden, Heilung, Segen, Harmonie und Erleuchtung. Liebe lässt alle Blockaden schmelzen. Vergebung schenkt Frieden. Heilung kommt schneller zu jenen, die friedvoll sind. Wer Heilung empfangen hat, dem wird noch mehr Segen zuteil.

Bei allen Situationen, mit denen Sie konfrontiert werden, sollten Sie sich fragen: »Entscheide ich mich dafür, dieser Situation mit dienender Hingabe zu begegnen? Biete ich Liebe und Vergebung an? Heilung und Frieden? Dient meine Entscheidung anderen?« Wenn Sie mit Nein antworten, folgen Sie nicht dem universalen Gesetz. Halten Sie inne und überlegen Sie. Nutzen Sie Ihre Weisheit. Wenn Sie etwas vorhaben, was nicht dem universalen Gesetz dient, lassen Sie es sein. Halten Sie sich zurück und sagen Sie sich: »Okay, ich werde vorsichtig sein. Ich werde nicht in diese Richtung gehen.« Wenn Sie das denken können, wenn Sie dieses Gesetz des universalen Dienstes in Ihrem Herzen befolgen, dann kommt Ihr Leben sehr viel schneller ins Gleichgewicht und Sie werden Heilung erfahren.

Ihr Leben wird immer mehr an Glanz gewinnen. Universaler Frieden, Harmonie und Erleuchtung werden sich schneller einstellen. Segnen Sie die physische und spirituelle Reise Ihrer Mitmenschen. Segnen Sie die Reise zur universalen Erleuchtung. Danke. Danke. Danke.

3

Die Überlegenheit des Geistes über die Materie

Im Laufe der letzten Jahrzehnte rückte die Kraft des Geistes wieder stärker in den Fokus der Aufmerksamkeit, und ihre Phänomene wurden vielfach wissenschaftlich untersucht. Die Forschung widmete sich der Beziehung zwischen Geist und Körper und den Auswirkungen, die unsere Gefühle, Haltungen, Überzeugungen und Erwartungen auf unseren Körper haben. Die daraus gewonnenen Erkenntnisse fördern seitdem die Akzeptanz und Verbreitung alternativer Heilweisen.

Die Seele-Geist-Körper-Medizin ergänzt alle anderen Heilweisen, weil sie mit keiner anderen Heilmethode in Konflikt gerät. Der revolutionäre Beitrag der Seele-Geist-Körper-Medizin liegt in ihrer Betonung der Seelenkraft und der Auffassung von der Überlegenheit der Seele über die Materie. Dies stellt eine wesentliche Ergänzung zu der Erkenntnis von der Überlegenheit des Geistes über die Materie dar, auf der die Körper-Geist-Medizin basiert. Die geistigen Techniken, die wir in diesem Buch aufzeigen, sind deshalb so einzigartig und kraftvoll, weil sie die Seelenkraft mit einbeziehen. Diese Techniken werden Ihnen helfen, die potenzielle Kraft sowohl Ihrer linken als auch Ihrer rechten Gehirnhälfte anzuregen.

Wenn man davon ausgeht, dass selbst Albert Einstein vermutlich nur 20 bis 25 Prozent seiner Gehirnzellen nutzte, erkennt man die schier unbegrenzten Möglichkeiten des Gehirns. Erfahren Sie viele wissenswerte Tatsachen und üben Sie die in diesem Kapitel vorgestellten Techniken. Nutzen Sie die große Kraft Ihres Geistes und die Überlegenheit des Geistes über die Materie, um Ihr Leben zu transformieren.

GEISTESKRAFT

Geisteskraft bedeutet das Gleiche wie Überlegenheit des Geistes über die Materie: die Fähigkeit, mit Hilfe der Macht des Gehirns und des Bewusstseins Dinge geschehen zu lassen. Ihr Geist kann heilen. Ihr Geist kann Sie segnen. Er verfügt über ein unglaublich großes Potenzial, jeden Aspekt Ihres Lebens zu bereichern. Geisteskraft umfasst viele Facetten, darunter vorausplanendes Denken, Konzentration, Vorstellungskraft, Flexibilität, Kreativität, Inspiration und Voraussicht.

Um die Kraft des Geistes besser zu verstehen, unterscheiden wir zwischen der Kraft der linken und der Kraft der rechten Gehirnhälfte. Die Funktionen der linken Gehirnhälfte beinhalten die Logik und die Analyse, Ableitungen und Herleitungen, Auswendiglernen, Rechnen, Planen und Organisieren, Sprechen und Sprache. Die linke Gehirnhälfte unterstützt Ihr tägliches physisches Leben. Sie ist logisch, geordnet, vernünftig, analytisch, objektiv, verbal und detailorientiert. Die rechte Gehirnhälfte ist für den Sinn für Ästhetik, für Kreativität, Inspiration und andere Formen des »außerordentlichen« Denkens und Handelns verantwortlich. Sie orientiert sich an Gefühlen, Symbolen und Zufällen, ist intuitiv, fantasievoll, ganzheitlich, räumlich, subjektiv und nonverbal. In der rechten Gehirnhälfte sitzt das Unterbewusstsein, das die Kraft der Seele zum Ausdruck bringt und die Botschaften von Ihrer Seele empfängt. Um die Kraft des Geistes zu entwickeln, müssen Sie das Potenzial Ihrer linken und rechten Gehirnhälfte aktivieren, also beide Seiten ausgleichen, koordinieren und harmonisieren.

Wissenschaftler schätzen, dass das menschliche Gehirn etwa 15 Milliarden Zellen enthält und wir im Laufe unseres Lebens ungefähr 10 bis 15 Prozent davon nutzen. Die übrigen 85 bis 90 Prozent ruhen also. Das gibt Ihnen vielleicht eine Ahnung von dem Potenzial, das in uns liegt. Das Erwecken und Entwickeln dieser ungenutzten Gehirnzellen ist die wichtigste Aufgabe für die Hirnforscher des 21. Jahrhunderts. Die Übungen, die ich Ihnen in diesem Kapitel vorstellen will, sind ein guter Anfang dazu.

Der Geist, also das Bewusstsein des Gehirns, lässt sich in das Alltagsbewusstsein und in das Unterbewusstsein aufteilen. Das Unterbewusstsein steuert das Alltagsbewusstsein. Ihr Alltagsbewusstsein trifft die Entscheidungen, aber es hört dabei auf Ihr Unterbewusstsein. Um die Geisteskraft zu stärken, gilt es, sowohl das Alltagsbewusstsein als auch das Unterbewusstsein zu entwickeln. Das Alltagsbewusstsein gehorcht dem Unterbewusstsein und das Unterbewusstsein gehorcht in der Regel der Seele. Wenn alle drei in Harmonie sind, geht es Ihnen gut – Sie sind gesund, ausgeglichen und glücklich. Wenn Geist und Seele nicht harmonieren, sind Sie krank oder anderweitig beeinträchtigt.

Die potenzielle Kraft des Gehirns können Sie nicht durch Körperübungen entwickeln. Sie müssen dazu spezielle Methoden von Energietraining und spirituellem Training anwenden. Zusammen mit Meditation (Geisteskraft) und Gesang bzw. Chanting (Klangkraft) ist Seelenkraft der Schlüssel zur Entwicklung der potenziellen Kraft des Gehirns, des Alltagsbewusstseins und des Unterbewusstseins.

In diesem Kapitel finden Sie praktische Tipps zur Entwicklung der potenziellen Fähigkeiten des Gehirns und zur Heilung durch Geisteskraft. Diese Übungen helfen Ihnen, sich zu heilen, Ihre Lebensqualität zu verbessern und Ihre Lebenserwartung zu erhöhen.

DIE KONZENTRATION DER GEISTESKRAFT

Der Geist besitzt eine erstaunliche Fähigkeit, seine Kraft zu konzentrieren und zu fokussieren. Manche Meister können damit Metall verbiegen, zum Beispiel einen Löffel oder eine Gabel. Natürlich haben sich diese Meister einem ernsthaften Training unterzogen, und leider tummeln sich auf diesem Gebiet auch ein paar Betrüger. Doch die Fähigkeiten der wahren Meister demonstrieren die Kraft, die durch richtiges Training freigesetzt werden kann.

Jedermanns Geist ist anders, weil jedermanns Gehirn und jedermanns Training unterschiedlich ist. Doch bei jedem lässt sich die Geisteskraft durch die Übungen in diesem Kapitel ernorm steigern. Viele Menschen wissen wahrscheinlich gar nicht, dass sie bereits über enorme Geisteskräfte verfügen. Das betrifft vor allem Wissenschaftler, Ärzte, Lehrer und Professoren. Sie wissen, dass ihr Geist ganz gut funktioniert, weil sie sich zu Wissen und Forschung hingezogen fühlen, auch wenn sie ihre Geisteskraft niemals gezielt trainiert haben. Doch die meisten dieser Menschen ahnen nicht, dass sie ihre Geisteskraft auch zum Heilen einsetzen können, und zwar höchst effektiv.

Der Geist verfügt über so viele Fähigkeiten, die miteinander in Verbindung stehen. Die Weisheiten und die Übungen, die Sie hier lernen können, nützen allen Aspekten Ihrer Geisteskraft, der linken und der rechten Gehirnhälfte, dem Unterbewusstsein und dem Alltagsbewusstsein. Die Seele-Geist-Körper-Medizin hilft Ihnen auch, degenerativen Veränderungen im Gehirn vorzubeugen und Ihr Leben lang die Vitalität und Spannkraft Ihres Geistes aufrechtzuerhalten.

Fokussieren Sie eine Blumenvase

Diese Übung hilft Ihnen, Ihren Fokus zu entwickeln. Tragen Sie während dieser Übung keine Kontaktlinsen, sie könnten zu trocken werden und dadurch die Augen reizen. Praktizieren Sie die Übung auch nicht, wenn Sie an den Augen eine Entzündung, Schwellung oder Geschwulst haben oder an grünem Star oder zu hohem Blutdruck leiden, denn sie konzentriert die Energie in den Augen. Anders jedoch, wenn Sie an einer degenerativen Augenerkrankung, zum Beispiel an Weitsichtigkeit, Kurzsichtigkeit oder einer Makuladegeneration leiden, dann nützt die Übung sowohl Ihrer Heilung als auch der Stärkung Ihres Geistes.

Setzen Sie sich aufrecht vor eine Vase mit Blumen hin. Wenn ich Sie für diese oder die folgenden Übungen auffordere, sich aufrecht hinzusetzen, dann können Sie auf einem Stuhl oder auf dem Boden auf einem Kissen oder einer Matte Platz nehmen. Falls Sie auf einem Stuhl sitzen, stellen Sie die Füße flach auf den Boden und kreuzen Sie weder die Beine noch die Füße. Halten Sie den Rücken frei und aufrecht und lehnen Sie sich nicht an. Wenn Sie auf dem Boden sitzen, können Sie die Beine so kreuzen, wie es Ihnen bequem ist, oder – besser noch – den halben oder vollen Lotus-Sitz einnehmen (siehe Abb. 6 und 7, Seite 70/71). Legen Sie die Hände bequem in Ihren Schoß.

Halten Sie den Rücken gerade. Legen Sie Ihre Zungenspitze in die Nähe des Gaumens, ohne ihn zu berühren. Versuchen Sie, Ihre

Zunge während der ganzen Übung in dieser Position zu halten. Ziehen Sie den Anus leicht zusammen. Die Haltung der Zunge und das leichte Zusammenziehen des Anus unterstützen den ungehinderten Energiefluss im Körper, eine Vorausetzung für den maximalen Erfolg der Übung.

Entspannen Sie sich ganz und öffnen Sie ein wenig die Augen. Umfassen Sie den linken Daumen mit den Fingern der rechten Hand und schließen Sie sie zur Faust (siehe Abb. 1). Ihre rechte Hand sollte Ihren linken Daumen mit ungefähr 70 bis 80 Prozent ihrer Kraft umschließen. Lassen Sie die Finger Ihrer linken Hand locker auf Ihrer rechten Hand ruhen. Legen Sie diese Yin/Yang-Handhaltung auf Ihren Unterbauch, direkt unterhalb des Nabels.

Schauen Sie jetzt ohne zu blinzeln auf die Blumen in der Vase, während Sie gleichzeitig alles wahrnehmen, was sich in Ihrem Gesichtsfeld befindet. Je länger Sie die Augen offen halten und intensiv schauen können, desto schneller wird sich Ihre Geisteskraft entwickeln.

Das ist eine der einfachsten und wirkungsvollsten Übungen zur Entwicklung von Geisteskraft. Sie wird Ihre Fähigkeit, den Fokus zu halten, rasch stärken. Beim ersten Üben werden Sie die Augen wahrscheinlich noch nicht einmal eine Minute lang offen halten können. Blinzeln Sie einfach und fangen Sie wieder an. Zwingen Sie sich, die Augen so lange offen zu halten, bis Sie es nicht mehr aushalten. Halten Sie die Augen noch etwas länger offen, als Sie es ertragen können. Wenn Sie blinzeln müssen, versuchen Sie es einfach erneut. Je länger Sie ohne zu blinzeln auf die Blumen blicken können, desto besser.

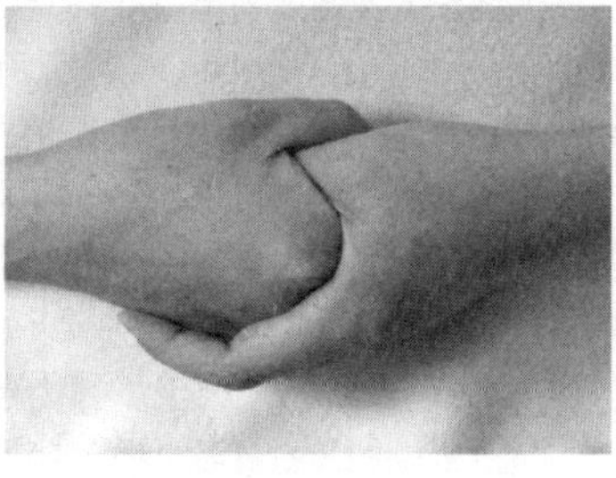

Abb. 1.
Yin/Yang-Handhaltung

Wenn Sie diese Übung fortführen, ist es möglich, dass die Blumenvase verschwindet. Das ist kein Grund zur Beunruhigung. Es ist ein gutes Zeichen dafür, dass Ihr Drittes Auge reagiert. Wenn Sie weiter üben, wird nicht nur die Vase verschwinden, sondern es werden auch andere Dinge erscheinen, vielleicht eine Tasse, ein Ball, ein Buddha oder ein Heilungsengel. Das ist eine sehr fortgeschrittene Entwicklung.

Es ist egal, welche Bilder anstelle der Vase auftauchen. Bleiben Sie einfach so lange bei der Übung, wie Sie können. Beginnen Sie mit fünf bis zehn Minuten und verlängern Sie die Übung allmählich auf eine halbe oder eine ganze Stunde. Fangen Sie nicht gleich mit einer halben Stunde an. Bauen Sie die Übung langsam auf, beginnend mit drei bis fünf Minuten, nach einer Woche vielleicht zehn und nach zwei Wochen fünfzehn Minuten. Üben Sie zwei bis drei Mal täglich. Beim Üben müssen Sie entspannt sein. Üben Sie nicht, wenn Sie aufgeregt, in Eile, gestresst oder emotional aufgewühlt sind.

Diese Übung stimuliert die Konzentrationskraft und Fokussierung Ihres Geistes und aktiviert alle Gehirnzellen. Während Sie Ihre Aufmerksamkeit auf die Vase richten, können die Gehirnzellen so heftig in Schwingung geraten, dass Sie in Kopf und Augen Hitze empfinden oder Ihre Stirn sich schwer anfühlt. Vielleicht tränen Ihre Augen, und möglicherweise bekommen Sie auch Kopfschmerzen, vielleicht sogar starke. Im Allgemeinen ist das kein Grund zur Sorge. Kopfschmerzen weisen darauf hin, dass Ihr Drittes Auge reagiert, in Schwingung gerät und sich öffnet. Wenn die Kopfschmerzen sehr schlimm sind, wenden Sie die im 7. Kapitel beschriebene Selbstheilungstechnik mit der nahen und der fernen Hand an, um sie aufzulösen.

Schließen Sie am Ende der Übung die Augen, um sich besser zu erden. Stellen Sie sich jetzt die Blumenvase in Ihrem Unterbauch vor. Das hilft, die überschüssige Energie vom Gehirn in den Unterbauch fließen zu lassen und das Energiezentrum des Unteren Dan Tien zu nähren. Verbringen Sie fünf Minuten mit dem Abschluss Ihrer Übung, indem Sie Ihren Fokus und Ihre Aufmerksamkeit auf diese Weise in Ihren Unterbauch lenken. Ihre Kopfschmerzen werden nachlassen und hoffentlich verschwinden. Wenn nicht, gönnen Sie sich zehn Minuten Pause und wenden Sie dann nochmals die Nahe-Hand-Ferne-Hand-Technik an. Wenn dann immer noch Kopfschmerzen spürbar sind, machen Sie sich trotzdem keine Sorgen. Sie sind nichts weiter als eine Reaktion auf die Öffnung Ihres Dritten Auges.

Diese Übung ist einfach, aber sie ist eine tiefgehende und nur Eingeweihten zugängliche Trainingsmethode zur Stärkung der Zielsetzung, der Konzentration und Fokussierung. Nach ein paar Tagen Training kann sich Ihre Heilkraft – sowohl zur Selbstheilung als auch zur Heilung anderer – dramatisch steigern. Und wenn Sie weiter üben, können Sie Ihre Heilkraft enorm verstärken.

Konzentration auf die Fingerspitzen

Hier eine weitere Übung, die Ihnen helfen kann, Ihre Geisteskraft besser zu fokussieren. Wie die vorherige Übung sollten Sie auch diese nicht durchführen, wenn Sie an Bluthochdruck oder an Entzündungen, Schwellungen, grünem Star oder Tumoren an den Augen leiden.

Setzen Sie sich aufrecht hin. Halten Sie den Rücken gerade. Legen Sie die Zungenspitze in die Nähe des Gaumens, ohne ihn zu berühren. Versuchen Sie, die Zunge während der gesamten Übung dort zu halten. Ziehen Sie den Anus leicht zusammen. Legen Sie die Hände in Gebetshaltung vor der Brust aneinander. Entspannen Sie sich ganz und öffnen Sie ein wenig die Augen. Konzentrieren Sie Ihren Blick auf die Fingerspitzen Ihrer Mittelfinger (siehe Abb. 2). Versuchen Sie, nicht zu blinzeln. Halten Sie diese Position so lange wie möglich.

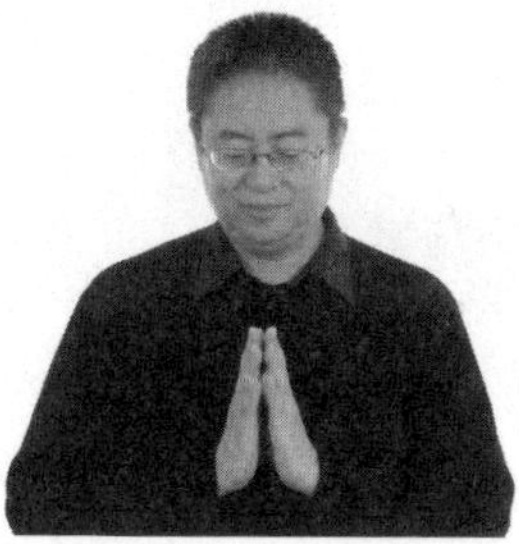

Abb. 2.
Der Fokus liegt auf den Fingerspitzen

Allmählich kommt es Ihnen vielleicht so vor, als würden Ihre Finger länger. Vielleicht sehen Sie auch Licht von ihnen abstrahlen. Möglicherweise sehen Sie vier Hände vor sich, die sich noch zu acht oder sechzehn vervielfachen können. Das wäre großartig! Je mehr Hände Sie sehen, desto mehr Kraft haben Sie entwickelt. Wenn Sie in einer Reihe sechzehn Hände vor sich sehen können, haben Sie ihre Geisteskraft unglaublich gesteigert. Zusammen mit anderen außergewöhnlichen Fähigkeiten kann das darauf hinweisen, dass Sie bereits durch den leisesten Gedanken zu heilen vermögen.

Beenden Sie die Übung genau wie die letzte, indem Sie sich durch Ihren Unterbauch erden. Hier machen Sie das etwas anders. Umfassen Sie Ihren linken Daumen mit der rechten Hand und legen Sie diese Yin/Yang-Handhaltung auf Ihren Unterbauch (siehe Abb. 1). Lenken Sie Ihre Aufmerksamkeit von Ihren Fingerspitzen in Ihren Unterbauch. Stellen Sie sich mindestens fünf Minuten lang eine goldene Lichtkugel der Heilung vor, die sich in Ihrem Bauch gegen den Uhrzeigersinn dreht. Beenden Sie so Ihre Übung.

Die Blumenvasen- und die Fingerspitzen-Übung werden seit Jahrhunderten praktiziert. Solche Trainingsmethoden wurden streng geheim gehalten. Selbst heute geben die Meister diese Techniken nur an wenige auserwählte Schüler weiter. Es ist mir eine Ehre, Sie Ihnen mitzuteilen. Üben Sie fleißig, und Sie werden die Früchte Ihrer Bemühungen ernten. Seien Sie geduldig, übereilen und erzwingen Sie nichts. Vergessen Sie nicht, eine Übung stets mit ein paar Minuten Erdung durch den Unterbauch abzuschließen, sonst kann die Übung Sie überfordern. Jetzt haben Sie die Werkzeuge, mit denen Sie Ihren Fokus, Ihre Heilkraft und Ihre Manifestationskraft stärken können. Die Macht der Konzentration, der Zielsetzung und des Geistes ist unbegrenzt.

DIE ENTWICKLUNG DER GEISTESKRAFT

Wie können Sie die potenzielle Kraft Ihres Geistes entfalten? Wie können Sie die 85 bis 90 Prozent Ihres Gehirns aktivieren, die sonst Ihr ganzes Leben lang ungenutzt blieben? Viele Menschen wollen besonders ihre rechte Gehirnhälfte aktivieren, um ihre Kreativität und Inspiration sowie spirituelle Fähigkeiten wie das Dritte Auge zu stimulieren.

Hier zwei einfache, aber wirkungsvolle Übungen zur Entwicklung Ihres ganzen Gehirns.

Zahlencodes für die linke und rechte Gehirnhälfte

Ich möchte Ihnen gerne drei Zahlencodes vorstellen, die ich bereits in meinem Buch *Powerhealing* erwähnt habe. Ich habe diese drei Codes von meinem geliebten Meister Dr. Zhi Chen Guo gelernt. Sie brauchen nur die Codes zu lernen und sie dann schnell vor sich hin zu chanten (im Sprechgesang rezitieren). Sie können das laut oder leise tun. Wenn Sie liegen, sollten Sie allerdings nur leise chanten. Lautes Chanten im Liegen erschöpft Ihre Energie.

Es ist eine ganz einfache Übung, die Sie praktisch immer und überall durchführen können – beim Fahren, beim Gehen, beim Kochen, unter der Dusche, selbst beim Fernsehen. Natürlich ist es am besten, wenn Sie der Übung Ihre ungeteilte Aufmerksamkeit zukommen lassen.

Wir beginnen im Sitzen, auf einem Stuhl oder auf dem Boden. Bilden Sie mit Ihren Händen und Fingern ein kleines »O«, so dass sich die Daumenspitzen fast berühren und die Finger Ihrer rechten Hand in den Fingern Ihrer linken Hand ruhen (siehe Abb. 3).

Chanten Sie den ersten Code, die Zahlenreihe 01777, *ling yao chi chi chi* (ausgesprochen: ling jao dschi dschi dschi).

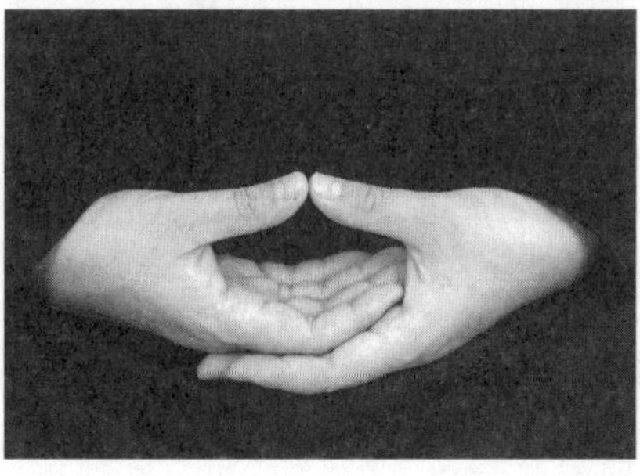

Abb. 3.
Die Handhaltung der universalen Verbindung

01777 ist der geheime Code zur Stimulierung der Zellen im Corpus callossum, dem Gewebe zwischen der rechten und der linken Gehirnhälfte, in dem der Austausch zwischen den beiden Hälften stattfindet.

Chanten Sie dann den zweiten Code, die Zahlenreihe *908, jiu ling ba* (ausgesprochen: dschu ling bah). Diese stimuliert die Zellen in der linken Gehirnhälfte.

Und dann chanten Sie den dritten Code, die Zahlenreihe *92244, jiu ar ar si si* (ausgesprochen: dschu ar ar sih sih). Sie stimuliert die Zellen der rechten Gehirnhälfte.

Ich empfehle Ihnen, alle Zellen im Gehirn zu stimulieren, indem Sie die Codes in folgender Reihenfolge chanten: 01777-908, 01777-92244, 01777-908, 01777-92244.
Chanten Sie, so schnell und so oft Sie können. Das klingt dann so:

ling yao chi chi chi — jiu ling ba
ling yao chi chi chi — jiu ar ar si si
ling yao chi chi chi — jiu ling ba
ling yao chi chi chi — jiu ar ar si si

Am Anfang können Sie diese ganze Reihe nur ein paar Minuten lang chanten, aber um die potenzielle Kraft des Gehirns zu entwickeln, müssen Sie eine halbe, eine ganze oder gar zwei Stunden pro Tag üben. Ich ermutige Sie sehr, so lange zu üben, wie Sie können. Mit hingebungsvoller, ausgiebiger Übung wird sich Ihr Drittes Auge plötzlich öffnen, und Sie werden tiefe Einsichten gewinnen, im Sinne von »Oh, jetzt habe ich es kapiert. Jetzt verstehe ich das Geheimnis der spirituellen Reise, den Sinn des Lebens«.

Fast jede Art von Meditation kann Ihnen helfen, die potenzielle Kraft des Geistes zu entwickeln. Diese Zahlenreihen zu chanten, ist eine der besten Methoden. Denken Sie daran, so schnell zu chanten, wie Sie können. Ab und zu können Sie dann einmal langsamer werden. Das schnelle Chanten erzeugt eine Yang-Schwingung, das langsame Chanten eine Yin-Schwingung. Diese Zahlencodes stimulieren die Zellen des gesamten Gehirns. Sie helfen Ihnen auch, die Energie in Ihrem Gehirn zu konzentrieren. Bleiben Sie beim Chanten immer ganz entspannt.

Ich zeige in diesem Kapitel nur wenige Techniken, doch wenn Sie auch nur eine davon fleißig üben, werden Sie unglaubliche Erfolge erzielen. Ich ermutige Sie, diese Zahlencodes auszuprobieren. Beobachten Sie, welche Wirkung sie auf die potenzielle Kraft Ihres Geistes haben, auf Ihre Intelligenz, Ihre geistigen Fähigkeiten und Ihre Kraft des Heilens und Segnens. Diese Codes leisten einen universalen Dienst. Ich hoffe, Sie geben ihnen die Möglichkeit, Ihnen gut zu dienen.

Schnelle Bilder im Bauch

Mentale Scharfsinnigkeit umfasst auch Sensibilität und rasche Auffassungsgabe. Die Übung der schnellen Bilder ist eine gute Technik, um schnelles Denk- und Reaktionsvermögen und die Sensibilität des Gehirns zu entwickeln. Tatsächlich dient sie allen Funktionen und damit dem vollen Potenzial Ihres Gehirns.

Um Ihnen ein Beispiel von der Übung der schnellen Bilder zu geben, möchte ich Sie in eine geführte Meditation mitnehmen. Setzen Sie sich mit geradem Rücken hin. Legen Sie die Zungenspitze in die Nähe des Gaumens, ohne ihn zu berühren. Versuchen Sie, die Zunge während der gesamten Übung dort zu lassen. Ziehen Sie den Anus leicht zusammen. Legen Sie Ihre Hände so übereinander, dass Ihre Handflächen zum Bauch gewandt sind, die Daumen überkreuzt. Die Hände berühren weder einander noch Ihren Körper (siehe Abb. 4). Schließen Sie sanft Ihre Augen.

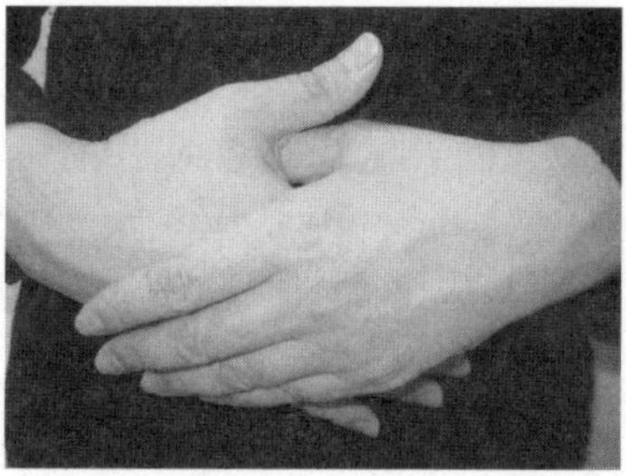

Abb. 4.
Körperkraft für schnelle Bilder

Stellen Sie sich in Ihrem Bauch Ihre Mutter vor. (Visualisieren Sie jedes Bild oder Ereignis, das ich Ihnen vorschlage, in Ihrem Unterleib. Im 5. Kapitel erkläre ich, warum.) Sie lieben Ihre Mutter. Erinnern Sie sich daran, wie sie Sie durch Ihre Kindheit begleitet und umsorgt hat, wie Ihre Mutter Sie liebt. Senden Sie Ihrer Mutter Ihre größte Liebe. Stellen Sie sich jeden vor, den Sie lieben: Ihren Vater, Ihren Partner oder Ihre Partnerin, Ihre Liebsten. Sobald Sie an die jeweilige Person denken, schicken Sie Licht und Liebe zu dem Bild in Ihrem Bauch. Lassen Sie auch Ihre Kinder und Geschwister erscheinen. Denken Sie an alle gleichzeitig, an ihre Persönlichkeiten und Eigenarten.

Dann stellen Sie sich nacheinander Ihre besten Freunde und Freundinnen in Ihrem Bauch vor. Denken Sie an sie, verbinden Sie sich mit ihnen. Das wird Ihre Beziehungen vertiefen. Wenn Sie heute an sie denken, werden sie vielleicht morgen anrufen. Jetzt denken Sie an die Sonne, an den Mond, an andere Gestirne. Sagen Sie innerlich *Liebe Seele, lieber Geist und lieber Körper des Großen Bären, bitte segne mich!* Und plötzlich – *bumm!* – strahlen die Sterne des Großen Bären in Ihrem Bauch. Millionen von Sternen erstrahlen in Ihrem Bauch. Alle neun Ebenen des Himmels, inklusive der obersten Ebene der erleuchteten Wesen sind da. Ein wunderschöner Tempel, die himmlischen Drachen und Pferde, der himmlische Phönix, die himmlischen Elefanten und Vögel, unzählige Heilige und Buddhas und unendlich viele Lotusblumen sind in Ihrem Bauch. Empfangen Sie von ihnen allen Heilung, Segen und Nahrung.

Die Geisteskraft ist einer der Grundsteine der Seele-Geist-Körper-Medizin. Üben Sie die Techniken dieses Kapitels, um die Kraft Ihres Gehirns zu entwickeln. Verwenden Sie Ihre Geisteskraft für größere Heilungen. Vertiefen Sie Ihr Verständnis, Ihre Kreativität und Erkenntnis. Verbessern Sie Ihre Lebensqualität. Die Kraft des Geistes, zu heilen und zu segnen, ist unermesslich.

4

Die Heilung-in-einer-Minute

Nun sind wir bereit, die Seelenkraft und die Geisteskraft zur Heilung einzusetzen. In diesem Kapitel zeige ich Ihnen eine göttliche Heilweise namens *Heilung-in-einer-Minute.* Sie können damit jedes Unwohlsein des physischen, emotionalen, mentalen und spirituellen Körpers heilen. Sie ist mein Geschenk für Sie.

Vielleicht wundern Sie sich jetzt. Wie ist es möglich, in einer Minute zu heilen? Die meisten Heiler brauchen eine viertel bis eine halbe Stunde und mehr, um einem Menschen zu helfen. Die Heilung-in-einer-Minute kann Energien und Blockaden unmittelbar entfernen, weil sie das Prinzip anwendet, dass die Seele der Materie überlegen ist. Sie funktioniert bei praktisch jedem gesundheitlichen Problem, auch wenn manche Fälle mehrerer Anwendungen bedürfen, bevor deutliche Erfolge sichtbar werden.

Die Heilung-in-einer-Minute setzt auch die Kraft des Klangs ein, indem sie die mächtigsten Mantren der Geschichte nutzt. Ein Mantra ist eine bestimmte Seele, ein Spirit, und auch eine Formel zur Anrufung, ein Instrument der spirituellen Sammlung für Heilungen oder Segnungen. Wenn Sie ein Mantra chanten, werden alle Seelen, die es je gesungen haben, zusammenkommen und Ihre Heilung segnen.

Ein Mantra ist auch ein bestimmter Klang, der die Zellschwingung des Körpers, der Organe und Gewebe stimuliert. Es entfernt Energien und spirituelle Blockaden, indem es den Energiefluss fördert. Die kraftvollsten Heilmantren vermitteln Liebe und Licht, die Blockaden unmittelbar auflösen können. Deswegen kann das Chanten von Mantren unmittelbar bedeutende Heilungen erzeugen. Die

Essenz der Heilung-in-einer-Minute besteht aus Kommunikation (»Hallo« sagen) und dem Chanten von Mantren, um göttliche Liebe und göttliches Licht zu vermitteln. Die Mantren und Techniken sind sehr einfach, praktikabel, kraftvoll und universal. Sie können Ihr Leben verwandeln.

BEVOR SIE ANFANGEN

Sie können die Heilung-in-einer-Minute jederzeit, überall und in jeder Haltung praktizieren. Je nach Situation können Sie dabei stehen, sitzen oder liegen. Bei der Durchführung im Stehen stellen Sie sich entspannt mit etwa schulterbreit aufgestellten Füßen hin. Lassen Sie die Knie locker und ein wenig gebeugt. Bei der Durchführung im Sitzen setzen Sie sich bequem hin und stellen beide Füße flach auf den Boden. Halten Sie den Rücken gerade und lehnen Sie sich nicht an. Wenn Sie auf dem Boden sitzen möchten, setzen Sie sich mit natürlich gekreuzten Beinen hin oder, wenn Sie können, in den halben oder ganzen Lotussitz (siehe Abb. 5, 6, 7).

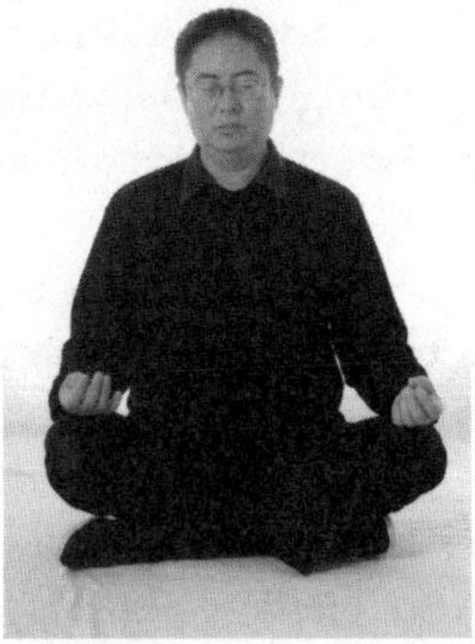

Abb. 5.
Beine natürlich gekreuzt

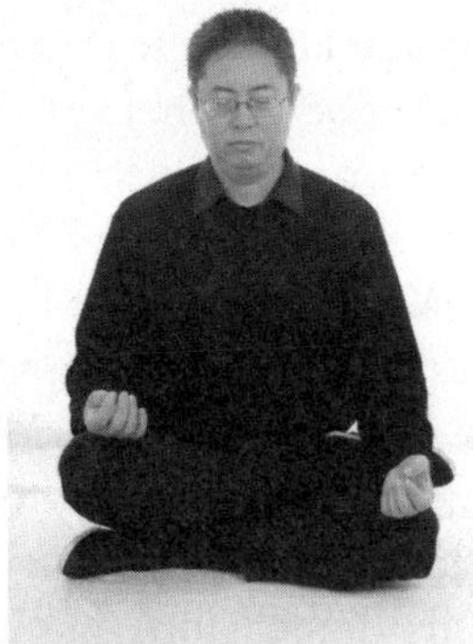

Abb. 6.
Halber Lotussitz

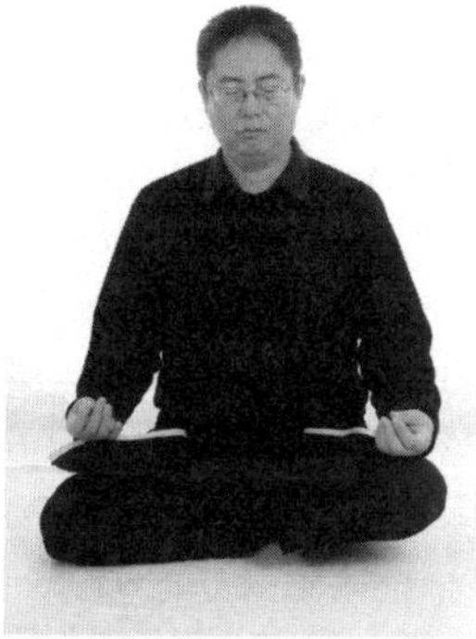

Abb. 7.
Ganzer Lotussitz

Wenn Sie lieber liegen möchten, legen Sie sich auf den Rücken. Lautes Chanten im Liegen erschöpft jedoch Ihre Energie. Rezitieren Sie also leise, wenn Sie liegen.

Als Nächstes senken Sie das Kinn ein wenig und legen die Zungenspitze nahe an den Gaumen, ohne ihn zu berühren. Ziehen Sie den Anus leicht zusammen. Schließen Sie sanft die Augen und entspannen Sie Seele, Geist und Körper.

Jetzt können wir die Heilung-in-einer-Minute mit dem ersten Mantra beginnen.

WENG AR HONG

Dies ist eines der mächtigsten Mantren des alten Chinas. Im Laufe der Geschichte haben Millionen von Menschen seine Heilung und seinen Segen erfahren, und auch heute wird es noch häufig eingesetzt.

In der Heilung-in-einer-Minute chanten Sie einfach Weng Ar Hong. Die drei Silben des Mantras haben keine besondere Bedeutung. Sie sind einfach kraftvolle Klänge, die die Zellschwingung im ganzen Körper anregen. *Weng* stimuliert besonders die Zellschwingung im Kopf, *Ar* die Zellschwingung in der Brust und *Hong* die Zellschwingung im Bauch. Gemeinsam stimulieren diese drei Klänge die Zellschwingung aller inneren Organe.

Nehmen Sie die oben beschriebene Haltung ein. Stellen, setzen oder legen Sie sich hin, legen Sie die Zungenspitze fast an den Gaumen (während Sie die Mantren chanten darf sie sich natürlich frei bewegen) und ziehen Sie den Anus leicht zusammen. Schließen Sie sanft die Augen und entspannen Sie sich vollständig.

Halten Sie jetzt Ihre rechte Hand mit der Handfläche nach oben einige Zentimeter *oberhalb* des Nabels und Ihre linke Hand mit der Handfläche nach oben einige Zentimeter *unterhalb* des Nabels (siehe Abb. 8). Wenn Sie unter Hypertonie, grünem Star, Schmerzen, Entzündungen oder einem Tumor im Gehirn, in den Augen oder im Kopf leiden, drehen Sie Ihre rechte Hand um, so dass die Handfläche nach unten weist. Sie befindet sich aber immer noch einige Zentimeter oberhalb des Nabels.

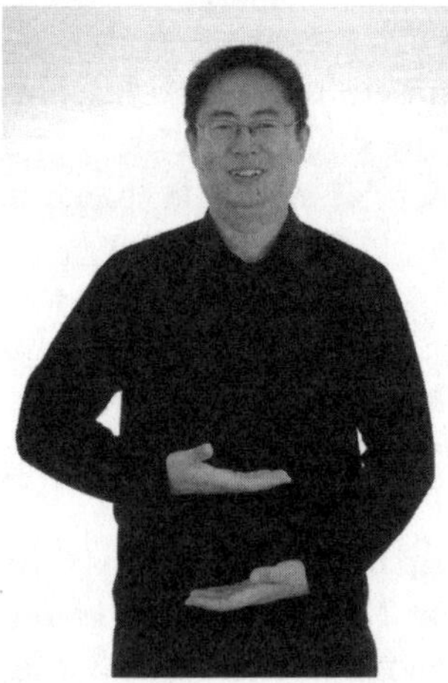

Abb. 8.
Offene San-Jiao-Haltung

Diese Handhaltung wird die Offene San-Jiao- (Dreifacher-Erwärmer) Körperkraft-Haltung genannt. Ihre Hände sollten nahe am Körper sein, ohne ihn zu berühren, um den Energiefluss und die Heilung zu unterstützen. Die Handhaltung ist immer gleich, egal ob Sie stehen, sitzen oder liegen.

Als Nächstes grüßen Sie das Weng Ar Hong und bitten um die gewünschte Heilung: *Liebe Seele, lieber Geist und lieber Körper des Weng Ar Hong, ich liebe euch und schätze euch. Bitte heilt mein…* …(benennen Sie Ihr Anliegen). *Ich fühle mich geehrt und gesegnet. Danke.*

Atmen Sie tief ein und chanten Sie Weng Ar Hong mit einem langen Ausatmen. Während Sie ausatmen und Weng chanten, stellen Sie sich in Ihrem Kopf ein leuchtend rotes Licht vor. Während Sie Ar chanten, stellen Sie sich ein leuchtend weißes Licht in Ihrer Brust vor und während Sie mit Ihrer letzen Luft Hong chanten, stellen Sie sich leuchtend blaues Licht in Ihrem Bauch vor. Atmen Sie wieder tief ein und wiederholen Sie das Ganze eine Minute lang. In Tabelle 1 habe ich die Übung des Weng-Ar-Hong-Mantras zusammengefasst.

Tabelle 1. Das alte Heil-Mantra Weng Ar Hong

Chanten	Aussprache	Betroffener Bereich	In diesem Bereich visualisierte Farbe
Weng	weng	Kopf	Rot
Ar	ar	Brust	Weiß
Hong	hong	Bauch	Blau

Sie können in dieser Übung sowohl für sich selbst als auch für andere um Heilung bitten. Sie können zum Beispiel sagen: *Liebe Seele, lieber Geist und lieber Körper des Weng Ar Hong, ich liebe euch und schätze euch. Bitte heilt den Rücken meines Vaters. Ich fühle mich geehrt und gesegnet. Danke.* Fahren Sie auf diese Weise eine Minute lang fort, aber visualisieren Sie die Farben im Körper Ihres Vaters, während Sie chanten.

Wenn Sie unmittelbare Heilung erfahren, sind Sie gesegnet. Wenn Sie sich viel wohler fühlen oder auch nur ein bisschen besser, sind Sie auch gesegnet. Üben Sie weiter. Auch wenn scheinbar keine Heilung folgt, sind Sie gesegnet. Wenn keine Heilung unmittelbar wahrnehmbar ist, bedeutet es nicht, dass diese machtvollen Instrumente Ihnen nicht dienen. Es bedeutet nur, dass Sie mehr üben müssen.

DIE HEILIGE HEILUNGSZAHL 3396815

Das Mantra 3396815 ist eine heilige Heilungszahl, die mein geliebter spiritueller Meister Dr. Zhi Chen Guo im Jahre 1974 vom Göttlichen empfing. Als Meister Guo eines Morgens meditierte, empfing er plötzlich eine Botschaft, die ihm diesen Code und seine Bedeutung für das Heilen und Segnen übermittelte. Er weckte dann seine dritte Tochter und bat sie, sich auf den Himmel einzustimmen. Sie empfing genau die gleiche Zahl: 3396815. Am nächsten Tag begannen sie, ihren Schülern das Chanten der Zahlenreihe 3396815 als Mantra für Heilung und Segen beizubringen. Seitdem haben Millionen von Menschen diese Zahlenreihe gesungen und in allen Bereichen des Lebens viele wundersame Heilungen und Segnungen empfangen. Es ist mir eine große Ehre, dieses Mantra an den Westen weiterzugeben.

Das Mantra 3396815 lautet in Mandarinchinesisch *San San Jiu Liu Ba Yao Wu.* Der Klang jeder Zahl stimuliert die Zellschwingung in bestimmten Körperbereichen. Das Chanten von *San San Jiu Liu Ba Yao Wu* lässt die Zellen in diesem Bereich in gesünderen Mustern schwingen. Die Tabelle 2 zeigt die Bereiche, die von jeder Zahl stimuliert werden.

Tabelle 2. Die Heilige Heilungszahl 3396815

Zahl	Chinesischer Name	Aussprache	Stimulierter Bereich
3	San	sahn	Brust, Lungen
3	San	sahn	Brust, Lungen

9	Jiu	dschu	Unterbauch
6	Liu	liu	Seiten, Rippen
8	Ba	bah	Nabel
1	Yao	jao	Kopf
5	Wu	wuh	Magen, Milz

Die Zahlenreihe *San San Jiu Liu Ba Yao Wu* lässt den Organen und Geweben des Körpers eine innere Massage angedeihen. Sie lässt die Energie auf eine bestimmte Weise durch den Körper fließen. Es beginnt mit der Brust (3, 3), von dort strahlt die Energie aus und fließt zum Unterbauch (9), zu den Rippen (6), dann zum Nabel (8), zum Kopf (1) und zurück zum Magen (5). Wiederholtes Chanten von *San San Jiu Liu Ba Yao Wu* lässt den Energiefluss kontinuierlich in einem gesunden Muster durch die wesentlichen Organe und Systeme Ihres Körpers fließen, wie in Abb. 9 zu sehen ist.

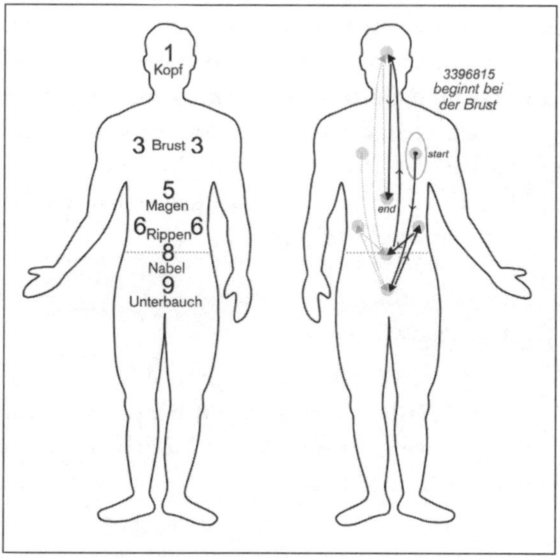

Abb. 9. *3396815 stimuliert unterschiedliche Bereiche des Körpers*

Das Mantra 3396815 ist ein Geschenk des Göttlichen, des Schöpfers, der Quelle oder des Universums. Diese Zahl ist heilig, weil sie die spirituelle Welt mit der physischen verbindet, um Ihre Heilung zu fördern. Wenn Sie *San San Jiu Liu Ba Yao Wu* chanten, empfangen Sie nicht nur die körperlichen Segnungen eines gesunden Schwingungsmusters, sondern auch unzählige spirituelle Segnungen. Dieses Mantra hat eine enorme spirituelle Macht: Es zieht Licht aus dem Universum auf die Erde herab, um Sie zu heilen und zu segnen.

Der einfachste und beste Weg, die Heilung-in-einer-Minute mit dem 3396815-Mantra zu verbinden, besteht in einer Kombination mit der »Sag Hallo«-Heilung. Grüßen Sie die 3396815 und bitten Sie dieses mächtige Mantra um einen Heilungssegen: *Liebe Seele, lieber Geist und lieber Körper des San San Jiu Liu Ba Yao Wu, ich liebe euch und schätze euch. Bitte schenkt mir Heilung für ......* (benennen Sie Ihr Anliegen). *Ich fühle mich geehrt und gesegnet. Danke.* Sie können um Heilung für sich selbst und für andere bitten. Dann chanten Sie wiederholt so schnell Sie können eine Minute lang *San San Jiu Liu Ba Yao Wu*. Sie können das Mantra laut oder leise chanten.

Je länger und öfter Sie chanten, umso besser. Sie können das Mantra mehrmals am Tag chanten oder auch kontinuierlich stundenlang. Sie können das Mantra chanten, während Sie etwas anderes tun, zum Beispiel gehen, fahren, duschen, Sport treiben, kochen oder einkaufen. Wenn Sie unter chronischen Beschwerden oder einer tödlichen Krankheit leiden, chanten Sie, so lange Sie können. Je öfter Sie diese heilige Heilungszahl chanten, desto wirkungsvoller wird sie die energetischen und spirituellen Blockaden in Ihren physischen, emotionalen, mentalen und spirituellen Körpern auflösen. Chanten Sie voller Zuversicht. Die Heilung wird erfolgen.

SHAS GOLDENE HEILKUGEL

Shas Goldene Heilkugel ist ein weiteres Heilmantra, das ich am 7. Dezember 1995 direkt vom Göttlichen empfangen habe. Es ist mir eine große Ehre, Ihnen die Botschaft mitzuteilen, die ich von Gott erhielt, als ich an jenem Morgen meditierte:

Ich habe ein spirituelles Geschenk erschaffen – eine goldene Heilkugel, die dem Universum im 21. Jahrhundert helfen soll. Du bist der Erste, der dieses Geschenk erhält, doch es ist nicht für dich allein bestimmt. Es ist mein Geschenk an alle.
Wegen deiner Hingabe an den Dienst an der Menschheit durch deine Heilarbeit habe ich dir dieses Geschenk anvertraut und es »Shas Goldene Heilkugel« genannt. Ich habe dich, Zhi Gang Sha auserwählt, dieses Geschenk an alle Menschen auf der ganzen Welt weiterzugeben.
Sage der Welt, dass es in den Himmeln und in der spirituellen Welt eine goldene Heilkugel gibt. Sage den Menschen überall, dass sie allen gehört, die an sie glauben, die vertrauen und bereit sind, sie anzuwenden. Heilung wird allen zuteil werden, die diese Kugel zu sich rufen. Verbreite die Kunde von Shas Goldener Heilkugel an alle Menschen weltweit.

Ich fiel auf die Knie und verbeugte mich 108-mal (einmal für jede Unterebene des Himmels) vor Gott und der Seelenwelt und bekräftigte: »Ich nehme diese Aufgabe mit Freuden und in Ehren an und verpflichte mich hiermit, Shas Goldene Heilkugel in die Welt zu bringen. Danke, dass du mich zum Boten dieses großartigen Geschenks gemacht hast. Danke! Danke! Danke!« Seitdem habe ich das göttliche Geschenk von Shas Goldener Heilkugel überall verbreitet, wo ich hingekommen bin, und Hunderttausende von Menschen haben sie eingesetzt. Sie dient allen, die um ihren heilenden Segen bitten.

Sie können Shas Goldene Heilkugel für die Heilung-in-einer-Minute einsetzen, indem Sie ernsthaft mit diesem spirituellen Instrument kommunizieren. Auf folgende Weise können Sie seine Kraft anrufen: *Liebe Seele, lieber Geist und lieber Körper von Shas Goldener Heilkugel, ich liebe euch und schätze euch. Bitte schenkt mir einen Heilungssegen für ......* (benennen Sie Ihr Anliegen). *Danke.*

Chanten Sie eine Minute lang kontinuierlich *Shas Goldene Heilkugel, Shas Goldene Heilkugel, Shas Goldene Heilkugel ...* Wenn Ihr Drittes Auge offen ist, werden Sie sehen, wie sich Shas Goldene Heilkugel unmittelbar vom Himmel zu Ihrem Körper hin und in den betroffenen Körperbereich hineinbewegt und sich dort schnell dreht und dabei alle energetischen und spirituellen Blockaden entfernt. Wie bei den anderen Mantren in diesem Kapitel können Sie auch diese Technik sowohl für sich selbst als auch für andere einsetzen.

Shas Goldene Heilkugel ist ein göttliches Geschenk und ein besonderes Mantra, das Sie jederzeit einsetzen können. Ihre Liebe, Fürsorge und ihr Mitgefühl sind zusammen mit ihrer Heilkraft und ihrem Segen immer verfügbar. Üben Sie diese Übung der Heilung-in-einer-Minute mehrmals täglich. Seien Sie dabei genau und beharrlich. Danken Sie Shas Goldener Heilkugel, dem vollkommenen Geschenk des Göttlichen. Nutzen Sie dieses göttliche Geschenk. Ehren Sie es. Genießen Sie die wohltuende Wirkung.

BEDINGUNGSLOSER UNIVERSALER DIENST

Das Mantra *Bedingungsloser Universaler Dienst* ist eine Erweiterung eines Geschenks, das mir das Göttliche im April 2003 übermittelte. Dieses Geschenk, das Universale Gesetz des Universalen Dienstes, lässt sich wie folgt zusammenfassen: *»Ich bin ein universaler Diener. Sie sind ein universaler Diener. Jeder und alles im Universum ist ein universaler Diener. Ein universaler Diener bietet universale Dienste an, darunter universale Liebe, Vergebung, Frieden, Heilung, Segen, Harmonie und Erleuchtung. Je mehr Dienst Sie anbieten, desto mehr Segen werden Sie empfangen.«*

Acht Monate später, am 4. Dezember 2003, erfuhr ich mehr darüber, wie dieses universale Gesetz als Heilmantra einzusetzen sei. An jenem Tag empfing ich um vier Uhr einen besonderen Segen des Göttlichen. Mir wurde ein außergewöhnliches neues Mantra für das 21. Jahrhundert übermittelt: Bedingungsloser Universaler Dienst. Dieses Mantra, ein wesentliches Heilmittel der Seele-Geist-Körper-Medizin, kann universal zur Heilung aller Aspekte des Lebens eingesetzt werden.

Chanten Sie dieses kraftvolle Mantra, um bedingungslosen universalen Dienst anzubieten und seinen Heilungssegen zu empfangen. Wie bei allen besonderen Mantren werden Sie umso mehr Segen empfangen, je mehr Sie chanten und Dienst anbieten. Chanten Sie, so lange Sie können: *Bedingungsloser Universaler Dienst, Bedingungs-*

loser Universaler Dienst, Bedingungsloser Universaler Dienst, Bedingungsloser Universaler Dienst ....

Der Bedingungslose Universale Dienst umfasst alle sieben Aspekte des Universalen Gesetzes des Universalen Dienstes: Liebe, Vergebung, Frieden, Heilung, Segen, Harmonie und Erleuchtung, alles *bedingungslos* angewandt.

Was meine ich mit Bedingungslosem Universalem Dienst? Denken Sie an Gott, Allah, Jesus, Maria, an das Universale Licht, Kuan Yin, Ar Mi Tuo Fuo oder an andere spirituelle Wesen, die Sie verehren. Millionen von Menschen bitten heilige Wesen um Segen und Hilfe. Diese höchsten spirituellen Meister dienen Ihnen bedingungslos, ohne jede Gegenleistung zu fordern. Sie sind reine, universale Diener, die bedingungslosen universalen Dienst anbieten. Wir verfügen vielleicht nicht über die gleichen Fähigkeiten, aber wir können uns in gleicher Weise für den Dienst an der Menschheit zur Verfügung stellen. Wir können unseren Dienst anbieten, indem wir *Bedingungsloser Universaler Dienst* chanten.

Bedingungsloser Universaler Dienst ist ein weiterer goldener Schlüssel, der alle Blockaden auflösen und alle Hindernisse hinwegheben wird. Jeder Mensch wird die Bedeutung dieses goldenen Schlüssels entsprechend seines spirituellen Verständnisses erfassen. Je mehr Sie *Bedingungsloser Universaler Dienst* chanten und Ihren Dienst anbieten, desto mehr Segen werden Sie in jedem Aspekt Ihres physischen, emotionalen, mentalen und spirituellen Lebens empfangen. Halten Sie diesen Schlüssel in Ehren. Er kann Ihnen unermesslichen Segen zukommen lassen. Dienen Sie dem Universum, indem Sie diese Weisheit weiterverbreiten. So wird der Weltfrieden schneller eintreten. Universale Harmonie und Erleuchtung werden sich schneller erfüllen.

Bedingungslosen Universalen Dienst anbieten

Sie können sich bedingungslos in den Universalen Dienst stellen, indem Sie einfach die Worte des Mantras wiederholen. Um anderen so gut wie möglich zu dienen und um selbst den größtmöglichen Nutzen daraus zu ziehen, sind Liebe, Mitgefühl und Aufrichtigkeit erforderlich. Hier ein paar Hinweise, wie Sie dieses mächtige Mantra für sich selbst und für andere anwenden können:

Liebe und Mitgefühl anbieten

Wie können Sie Bedingungslosen Universalen Dienst anbieten? Bieten Sie jedem und allem reine Liebe, Vergebung, Heilung und Segen an, indem Sie chanten: *Bedingungsloser Universaler Dienst.* Bieten Sie Ihren Dienst bedingungslos an, ohne eine Gegenleistung dafür zu erwarten.

Da alles im Universum ein universaler Diener ist, besteht der Sinn von allem darin, seinen Fähigkeiten entsprechend so gut wie möglich zu dienen. Schauen Sie sich um, und Sie werden sehen, dass alles und jedes liebend gerne dienen würde. Manche Menschen helfen durch Spenden, andere schenken ihre Zeit oder ihre Fähigkeiten.

Manche Menschen meinen, sie hätten nicht genug, um etwas anbieten zu können. Andere fühlen sich vielleicht zu erschöpft oder zu krank und haben das Gefühl, nicht einmal sich selbst helfen zu können. Machen Sie sich keine Sorgen. Der einfachste Weg, seinen Dienst anzubieten, besteht darin, sich ganz zu entspannen und die machtvollen Mantren dieses Kapitels zu chanten. Chanten Sie: *Bedingungsloser Universaler Dienst.* Durch Ihre Gedanken und durch die Wiederholung dieses besonderen Mantras bieten Sie Ihren Dienst an. Während Sie chanten, empfangen Sie auch den Heilungssegen dieses besonderen universalen Dieners. Je mehr Dienst Sie anbieten, desto mehr Segen werden Sie empfangen.

Sie können den Heilungssegen des Bedingungslosen Universalen Dienstes für jede Situation, Krankheit und Schwierigkeit erbitten, auch für ungesunde Bedingungen auf der körperlichen, emotionalen, mentalen oder spirituellen Ebene. Sie können diesen Segen für Beziehungsprobleme, Geschäftsprobleme und alle anderen Situationen erbitten, die der Lösung bedürfen.

Es geht darum, weiterhin seinen Dienst anzubieten, selbst wenn man krank ist oder kein Geld oder keine Energie hat. Schenken Sie dem Universum weiterhin Ihre Liebe, Fürsorge und Ihr Mitgefühl, indem Sie kraftvolle Mantren wie *Bedingungsloser Universaler Dienst* chanten, und viele Segnungen werden Ihnen zuteil werden.

Bitten Sie die Krankheit oder das kranke Organ, sich in den Dienst zu stellen

Das Gleiche gilt auch für Ihre Organe oder Krankheiten. Sie mögen zwar krank oder unausgeglichen sein, aber sie würden trotzdem gerne dienen. Dies ist eine sehr tiefe, wenig bekannte Heiltechnik, die sehr viel bewirken kann.

Verwenden Sie die »Sag Hallo«-Heilung, um Ihre Organe oder Ihre Krankheit zu bitten, ihren Bedingungslosen Universalen Dienst anzubieten. Bitten Sie Ihre Organe, indem Sie ein Mantra chanten. Dieses kraftvolle Heilungsprinzip kann auf jedes Organ, jede Krankheit und jeden kranken Körperteil angewendet werden.

Wenn Sie zum Beispiel eine steife rechte Schulter haben, können Sie sagen: *Liebe Seele, lieber Geist und lieber Körper meiner rechten Schulter, ich liebe euch und schätze euch. Bitte bietet mit mir Universalen Dienst an. Danke.*

Wenn Sie unter einer Krankheit leiden, bitten Sie die Krankheit, sich in den Dienst zu stellen:

Liebe Seele, lieber Geist und lieber Körper all meiner Krebszellen ...
Liebe Seele, lieber Geist und lieber Körper meiner kranken Lungen ...
Liebe Seele, lieber Geist und lieber Körper meiner Hepatitis C ...
Liebe Seele, lieber Geist und lieber Körper meines Verdauungssystems ...

Ich liebe und schätze euch. Bitte bietet Bedingungslosen Universalen Dienst an, inklusive Liebe, Vergebung, Frieden, Heilung, Segen, Harmonie und Erleuchtung. Bitte bietet euren Dienst an, indem ihr mit mir singt. Danke.

Dann chanten Sie ununterbrochen: *Bedingungsloser Universaler Dienst, Bedingungsloser Universaler Dienst, Bedingungsloser Universaler Dienst, Bedingungsloser Universaler Dienst ...* Chanten Sie mindestens eine Minute lang, aber wenn Sie können, chanten Sie eine halbe Stunde oder gar mehrere Stunden lang.

Dabei bitten Sie nicht um die Heilung Ihrer Schulter, Ihres Krebses, Ihrer Lungen, Ihrer Hepatitis oder Ihres Verdauungssystems, sondern Sie bitten die Seele, den Geist und den Körper dieses

Körperteils oder dieser Krankheit, sich in universalen Dienst zu stellen. Die tiefste spirituelle Weisheit liegt darin, die Krankheit, das kranke Organ oder den Körperteil dazu aufzurufen, sich in universalen Dienst zu stellen.

Schenken Sie dem Universum Ihre ganze Liebe, während Sie das Mantra chanten, und die Liebe und das Licht des Universums wird auf Ihre Krankheit oder Ihren kranken Körperteil zurückstrahlen. Das Universum segnet Sie für die Liebe, die Sie schenken. Indem Sie dienen, ohne um eine Gegenleistung zu bitten, werden Sie unglaubliche Heilung erfahren.

Selbstheilung

Um *Bedingungslosen Universalen Dienst* zur Selbstheilung auszuüben, setzen Sie sich aufrecht hin, klären Ihren Geist und sagen voller Aufrichtigkeit: *Liebe Seele, lieber Geist und lieber Körper des Bedingungslosen Universalen Dienstes, ich liebe euch. Bitte schenkt mir euren Segen, um …* (benennen Sie Ihr Anliegen) *zu heilen. Danke. Danke. Danke.* Dann entspannen Sie sich vollständig und schicken Sie Ihre Liebe, Fürsorge und Ihr Mitgefühl zu der Krankheit oder dem Problem und chanten Sie unablässig: *Bedingungsloser Universaler Dienst, Bedingungsloser Universaler Dienst, Bedingungsloser Universaler Dienst, Bedingungsloser Universaler Dienst …*

Chanten Sie mindestens eine Minute lang oder so lange Sie wollen. Denken Sie von ganzem Herzen, dass es Ihnen gut geht. Visualisieren Sie während des Chantens den Körperteil oder die zu heilende Situation in goldenes Licht und in den Heilungssegen des Universums gebadet. Chanten Sie regelmäßig.

Die Heilung anderer

Sie können jedem, dem Sie helfen wollen, *Bedingungslosen Universalen Dienst* anbieten. Richten Sie den kraftvollen Heilungssegen darauf aus, Ihrem Freund mit seiner Leberzyste zu helfen, oder Ihrem Nachbarn mit seinem schwachen Herzen, Ihrer niedergeschlagenen Schwester, Ihrem Kollegen, der immer unter Migräne leidet, oder Ihrem Sohn, der ein Bewerbungsgespräch vor sich hat.

Richten Sie dafür eine Hand auf die Situation oder die Person, die Sie heilen oder der Sie helfen wollen, und sagen Sie: *Liebe Seele, lieber Geist und lieber Körper des Bedingungslosen Universalen Dienstes, ich liebe euch. Bitte heilt diese Person. Segnet ihren Zustand. Danke. Danke. Danke.* Dann bieten Sie von ganzem Herzen Liebe, Fürsorge und Mitgefühl an, während Sie mindestens eine Minute lang *Bedingungsloser Universaler Dienst* chanten.

Wenn Sie können, möchte ich Sie ermutigen, durch längeres und häufigeres Chanten mehr Dienst anzubieten und mehr Segen zu ernten. Sie können stundenlang vor sich hin chanten oder mehrmals täglich. Der Heilungsprozess kann Tage, Wochen oder Monate dauern. Bleiben Sie zuversichtlich und geduldig.

Chanten und Heilung

Chanten Sie im Allgemeinen so schnell Sie können. Chanten Sie mit Aufrichtigkeit, Liebe und Mitgefühl für all die Seelen im Universum. Chanten Sie laut, leise oder im Stillen, aber so, dass zumindest ein leises Murmeln entsteht: *Bedingungsloser Universaler Dienst, Bedingungsloser Universaler Dienst, Bedingungsloser Universaler Dienst, Bedingungsloser Universaler Dienst ...*

Wenn Sie so weiter chanten, empfinden Sie oder der Empfänger möglicherweise eine Wärme, ein Kribbeln oder eine Schwingung in dem zu heilenden Bereich. Bei manchen Menschen fängt der Körper sogar an, als Reaktion auf die Heilung zu zucken. Entspannen Sie sich und erinnern Sie sich, dass all solche Reaktionen für den Heilungsprozess ganz normal sind. Wenn diese Empfindungen zu intensiv werden, chanten Sie etwas langsamer oder seltener. Die Heilung kann unmittelbar stattfinden oder langsam und unmerklich. Seien Sie zuversichtlich und geduldig und üben Sie weiter.

Die kraftvollen Mantren und Geschenke, die in der Heilung-in-einer-Minute Anwendung finden, enthalten göttliche Liebe und göttliches Licht. Sie versammeln hochrangige Wesen, die Ihre Heilung segnen. In einer Minute können energetische und spirituelle Blockaden aufgelöst werden. Sie können sofort geheilt sein. Diese Techniken und manche der Mantren wurden seit Jahrtausenden erfolgreich angewendet. Sie sind mein Dienst an Ihnen. Üben Sie.

Genießen Sie die wohltuende Wirkung. Möge das heilige Geschenk der Heilung-in-einer-Minute Ihrer Heilung dienlich sein.

Danke. Danke. Danke.

5

Die Universale Meditation

Jahrtausendelang haben Menschen die Vorzüge der Meditation genossen. Wissenschaftliche Studien haben gezeigt, wie sehr Meditation der Gesundheit und dem Wohlbefinden dient. Seit langem ist sie ein wichtiges Werkzeug für alle, die auf ihrer spirituellen Reise weiterkommen möchten. In aller Welt wurden vielfältige Arten der Meditation entwickelt. Manche Meditationen erfordern das Visualisieren von Bildern. Bei anderen streben die Übenden danach, ihren Geist zur Ruhe kommen zu lassen. Wieder andere Praktiken kombinieren bestimmte Körperhaltungen und bestimmte Gesänge. Ich ehre sie alle.

In der Seele-Geist-Körper-Medizin biete ich Ihnen eine bahnbrechende Art der Meditation an, die sogenannte *Universale Meditation*. Sie ist ein kraftvolles Werkzeug, mit dem Sie jedem Lebensbereich Segen zukommen lassen können. Diese Art von Meditation erfordert kreative Visualisierung. Der Übende stellt sich in seinem Bauch alle möglichen Bilder des Universums vor. Wie bei jeder anderen Übung der Seele-Geist-Körper-Medizin ist die Seelenkraft ein wesentlicher Bestandteil der Universalen Meditation. Die Universale Meditation dient zwei Zielen, sowohl Ihrer eigenen Heilung als auch dem Dienst an anderen – an Individuen, an der Gesellschaft, am Universum. Wenn jeder täglich die Weisheit der Universalen Meditation anwenden würde, kämen Heilung, Segen, Weltfrieden, universale Harmonie und Erleuchtung viel schneller.

Wie empfängt man die Heilungen und den spirituellen Segen der Universalen Meditation? Indem man »Hallo« sagt. Bitten Sie die Seele von allem, mit dem Sie sich verbinden wollen, mit Ihrer Vorstellungskraft einfach in Ihren Bauch. Wie ich noch erklären werde, eignet sich der Bauch am besten dazu, da hier die wichtigsten Energiezentren sitzen. Rufen Sie die Heilungsengel, die Buddhas, die Heiligen, die Sonne, den Mond, die Bäume, die Berge herbei – alles, was Sie wünschen. Diese Seelen *werden* in Ihren Bauch kommen. Sie *werden* ihre Heilkraft anbieten, um Ihrem Wunsch zu entsprechen. Gleichzeitig wird Ihre Liebe, Ihre Fürsorge und Ihr Mitgefühl ihnen dienen. Die Universale Meditation beruht auf dem Konzept, dass jeder und alles (belebt oder unbelebt) eine Seele hat und dass jeder und alles ein mitfühlendes, liebevolles Wesen hat. Liebe und Mitgefühl dienen allen Seelen. Zum Beispiel dient die Sonne dem Universum vierundzwanzig Stunden am Tag, tagein, tagaus. In gleicher Weise lassen Mond und Sterne ihr Licht beständig ins Universum erstrahlen, die Bäume verwandeln Kohlendioxid in Sauerstoff, und Blumen duften, ohne dass sie jemand darum bittet und ohne etwas dafür zu erwarten. Sie alle stellen sich in bedingungslosen Dienst.

Jede Beziehung ist entweder harmonisch oder disharmonisch. Die Universale Meditation zeigt Ihnen, wie Sie mit allen Seelen in Harmonie sein können. Damit lässt sich Disharmonie in Harmonie verwandeln. Sie werden lernen, dies mit den geführten Meditationen zu verknüpfen, die später im Buch beschrieben werden. Die Universale Meditation wird auch die Öffnung Ihrer spirituellen Kanäle beschleunigen, damit Sie direkt vom Universum und vom Göttlichen lernen können.

MEDITATIONSARTEN

Millionen von Menschen meditieren täglich. Manche praktizieren allgemein bekannte Formen der Meditation, die seit Jahrhunderten weitergegeben wurden, andere konzentrieren sich auf die Entwicklung bestimmter Fähigkeiten. Meditation ist eine persönliche Erfahrung, und Übende und Wissenschaftler wissen seit langem um die positiven Auswirkungen auf Heilung und Gesundheit.

Was ist das Geheimnis der Meditation? Die Antwort lautet: kreative Visualisierung. Doch es kann einen Riesenunterschied bedeuten, *wie* Sie die kreative Visualisierung üben. Fast alle Meditationsformen, ob sie nun aus China, Indien, Tibet, Nordamerika oder woanders her stammen, lassen sich in zwei Kategorien einteilen: in die offene oder die geschlossene Meditation.

Die offene Meditation

Bei der offenen Meditation liegt die Absicht oder der Fokus der Aufmerksamkeit *außerhalb* des Körpers. Schließen Sie die Augen und stellen Sie sich den Mond vor. Stellen Sie sich den Mond zwischen all den Sternen vor. Es ist ein wunderschöner Vollmond, und Sie können mit ihm reden: *Liebe Seele, lieber Geist und lieber Körper des Mondes, ich liebe euch. Bitte segnet mich. Ich fühle mich geehrt. Danke sehr.*

Stellen Sie sich weiterhin den Mond vor. Jetzt ist er so groß, dass Sie ihn fast berühren können. Spüren Sie, wie das Mondlicht auf Ihr Gesicht und Ihren Körper scheint. Sie sind dankbar dafür, wie der Mond Sie nährt.

In diesem Beispiel der offenen Meditation haben Sie den Mond visualisiert, doch sein Bild blieb außerhalb Ihres Körpers. Sie haben das Bild nicht in Ihren Körper gebracht. In der offenen Meditation können Sie sich vor Ihrem inneren Auge alles Mögliche vorstellen – einen Wald, ein Meer, die Sonne, einen Rosenstrauß, einen ausbrechenden Vulkan –, doch die Bilder bleiben alle außerhalb von Ihnen.

Der Vorzug der offenen Meditation besteht darin, dass sie sehr kreativ und aktiv gestaltet werden kann. Sie können sich alles vorstellen, was Sie sich wünschen, aber weil die Bilder außerhalb Ihres Körpers bleiben, baut diese Art von Meditation Ihre innere Kraft nicht sehr schnell auf.

Die geschlossene Meditation

In der geschlossenen Meditation konzentriert sich der Geist innerhalb des Körpers oder auf einen bestimmten Teil des Körpers. Sie visualisieren die fünf Hauptenergiezentren, die Chakren, innere Organe oder die Zellen.

Zum Beispiel visualisieren Sie Ihr Herz. Sie konzentrieren sich und sehen, wie es lebhaft schlägt. Sie nähren es, indem Sie es in rotem Licht baden. Alle Herzgewebe, Muskeln, Kammern und Blutzellen glühen strahlendrot. Sie chanten: *gesundes Herz, gesundes Herz, gesundes Herz.*

Weil die Bilder, auf die Sie sich konzentrieren, innerhalb Ihres Körpers angesiedelt sind, lässt sich mit der geschlossenen Meditation schneller innere Energie entwickeln. Der Nachteil besteht darin, dass diese Technik nicht sehr flexibel ist. Sie ist weniger kreativ, weil sie sich oft an einem Bild festmacht. Kreatives Denken ist kraftvoller als logisches Denken. Ein weiteres Problem ist das Syndrom des trockenen Topfes, das entstehen kann, wenn man sich zu stark und zu lange auf einen bestimmten Bereich konzentriert. Die Taoisten haben das vor langer Zeit festgestellt, als sie sich auf die Entwicklung des Unteren Dan Tien konzentrierten. Wenn man seine Meditation übermäßig auf einen bestimmten Bereich richtet, spürt man dort allmählich eine Hitze. Wenn man sich weiter darauf konzentriert, kann sich diese Hitze zu einem trockenen, unangenehmen Gefühl entwickeln, so ähnlich wie ein Topf, den man trocken auf dem heißen Herd anbrennen lässt. In extremen Fällen hält dieses Gefühl auch nach der Meditation noch an – ein Hinweis auf ein ernsthaftes Ungleichgewicht zwischen Yin und Yang, das zu allerhand Problemen führen kann.

Die offen/geschlossene Meditation

Weil sowohl die offene als auch die geschlossene Meditation gewisse Nachteile haben, kombinieren die besten Meditationen diese beiden Formen. So gewinnt man die Vorzüge, ohne die Nachteile in Kauf nehmen zu müssen.

Die offen/geschlossene Meditationsform ist eine sehr fortgeschrittene Technik. Das Prinzip besteht darin, Bilder aus der Natur und dem Universum in bestimmten Bereichen des Körpers zu visualisieren, zum Beispiel in den fünf Hauptenergiezentren, den Chakren, den inneren Organen oder wo auch immer Sie der Heilung bedürfen. Diese Art der Meditation ist eine Komponente der Seele-Geist-Körper-Medizin.

Zuvor haben wir den Mond und das Herz in getrennten Meditationen visualisiert. Als Sie den Mond außerhalb Ihres Körpers sahen, praktizierten Sie eine offene Meditation und als Sie sich auf das Herz in Ihrem Körper konzentrierten, praktizierten Sie eine geschlossene Meditation. Sie können diese beiden Beispiele aber auch kombinieren, indem Sie den Mond in Ihrem Herzen visualisieren und sich vorstellen, wie der Mond das Herz nährt und heilt.

Ich will Ihnen ein weiteres Beispiel für eine offen/geschlossene Meditation geben. Dieses Mal stellen Sie sich die Sonne in Ihrem Bauch vor. Schließen Sie die Augen und begrüßen Sie die Sonne: *Liebe Seele, lieber Geist und lieber Körper der Sonne, ich liebe euch. Bitte kommt zu meinem Schneeberg-Bereich. Lasst euer Licht auf meinen Schneeberg-Bereich scheinen und segnet ihn. Vielen Dank.* Der »Schneeberg-Bereich« ist ein etwa faustgroßes Energiezentrum vor dem unteren Ende der Wirbelsäule. Es ist ein sehr bedeutsames Energiezentrum, das die Nieren, das Gehirn und das Dritte Auge nährt. Man nennt es auch Kundalini.

Wenn Ihr Drittes Auge offen ist, werden Sie sofort eine golden strahlende Sonne sehen, die in Ihrem Bauch auf einen Schneeberg scheint. Dampf steigt auf, während das gleißend heiße Sonnenlicht den Schnee schmilzt. Wenn Ihr Drittes Auge nicht offen ist, stellen Sie sich einfach eine sehr heiße Sonne vor, die einen riesigen Schneeberg schmilzt. Stellen Sie sich Sonnenlicht vor, das in Ihren Schneeberg-Bereich strahlt und Sie nährt. Chanten Sie *Sonnenlicht, Sonnenlicht, Sonnenlicht ...* so lange Sie die Segnungen der Sonne zu empfangen wünschen.

DAS DENKEN WÄHREND DER MEDITATION

Für die meisten Anfänger auf diesem Weg ist die Konzentration die größte Herausforderung. Die Anweisung »nicht mehr denken« ist für Anfänger sehr schwierig zu befolgen. Die Absicht ist, den Verstand zu entleeren. Viele lassen sich entmutigen und von ihrem »Monkey Mind«, den endlos wie Affen herumturnenden Gedanken, frustrieren. Doch wenn Sie sich bemühen, nicht zu denken, folgen Sie nicht dem wichtigsten universalen Gesetz, dem »natürlichen Weg« zu folgen. Wenn Ihr Verstand denken muss, dann lassen Sie ihn denken. Schließlich sind Gedanken ein Produkt des Geistes.

Ich will Ihnen einen besonderen Aspekt der Universalen Meditation vorstellen, der Ihre Haltung bezüglich des Denkens während der Meditation verändern wird. Beim Üben werden Sie Ihren Verstand brauchen, um alle möglichen Bilder zu erzeugen und sich in Ihrem Bauch vorzustellen. Dabei werden natürlich viele andere Gedanken auftauchen, manche in Bezug auf die Meditation, andere nicht. Sorgen Sie sich nicht. Betrachten Sie jeden Gedanken als einen guten Gedanken.

Wenn ein »schlechter« Gedanke auftaucht, transformieren Sie sofort seine Negativität. Nutzen Sie Ihren logischen Verstand, um den Gedanken unmittelbar zu korrigieren: *Tut mir leid. Entschuldigung. Dieser Gedanke ist falsch. Bitte vergebt mir.* Dann legen Sie den Gedanken liebevoll in Ihren Bauch. Tun Sie das mit jedem Gedanken, der Ihnen in den Sinn kommt. Behandeln Sie jeden Gedanken liebevoll, mit Freude und Wertschätzung, und dann legen Sie ihn in Ihren Bauch. Wenn Sie sich zum Beispiel über jemanden ärgern, sagen Sie sofort: *Tut mir leid. Ich vergebe dir.* Lassen Sie sich von dem Ärger nicht aus der Ruhe bringen. Oder wenn Sie traurig sind, sagen Sie: *Tut mir leid.* Und lassen den Ärger los. Transformieren Sie den negativen Gedanken auf der Stelle.

Wenn es Ihnen schwer fällt, Ihre negativen Gedanken zu transformieren, begrüßen Sie sie und bitten Sie Gottes Licht, die Heiligen, die Buddhas und Heilungsengel, Ihnen zu helfen. Was auch immer dabei herauskommen mag, ärgern Sie sich nicht über sich selbst und seien Sie nicht frustriert. Es mag eine Weile dauern, alle Ihre negativen Gedanken zu transformieren. Üben Sie. Seien Sie geduldig. Ihre negativen Gedanken werden nachlassen. Wenn Sie einen friedvollen, positiven Geisteszustand erlangt haben und ständig von innerer Freude erfüllt sind, haben Sie einen ganz besonderen Zustand erreicht.

Diese Technik ist ein sehr wirksames Instrument zur Beruhigung des Geistes. Immer weniger Gedanken werden auftauchen, wenn Sie das Bild von jedem Gedanken in Ihrem Bauch ablegen. Je besser Sie Ablenkungen und Irritationen ausschalten und Ihre logischen Gedanken reduzieren können, desto tiefer wird Ihre Entspannung und Ruhe sein. Dann werden Sie leichter in den Zustand der Leere eintreten können, den tiefen meditativen Zustand der Stille.

Die Leere ist die Schwelle zur Erschließung aller Geheimnisse der Geistes- und Seelenkraft. Erst wenn Sie durch dieses Tor gehen, kann die in Ihnen schlummernde Kraft richtig aufblühen. Ihr Unterbewusstsein und Ihre Seele werden sich gemeinsam entwickeln und Ihr Drittes Auge und die anderen spirituellen Kanäle werden sich öffnen. Je größere Leere Sie erfahren, desto mehr Segnungen werden Sie empfangen und desto schneller werden sich Ihre spirituellen Fähigkeiten entwickeln.

Dies ist das Geheimnis wahrer Meditation: Schalten Sie Ihren logischen Verstand aus und erreichen Sie den Zustand der Leere. Je intensiver Sie die Universale Meditation praktizieren, desto leichter und schneller werden Sie diesen Zustand erreichen. Wenn Sie dieses Tor durchschritten haben, werden Sie Zugang zu unendlichem Wissen und zu den Segnungen des Göttlichen und des Universums haben.

Universale Meditation: Eine Grundübung

Als Grundlage möchte ich Sie zunächst in die Universale Meditation führen. Danach werde ich die dahinter stehende Weisheit erläutern.

Setzen Sie sich in den ganzen oder halben Lotussitz (siehe Abb. 6 und 7) oder mit natürlich gekreuzten Beinen auf den Boden. Sie können auch auf einem Stuhl sitzen. Machen Sie es sich bequem, aber halten Sie den Rücken gerade.

Halten Sie Ihre Hände in der Yin/Yang-Handhaltung (siehe Abb. 1) und legen Sie sie auf Ihren Bauch, unterhalb des Nabels. Legen Sie die Zungenspitze fast an den Gaumen, ohne ihn zu berühren. Ziehen Sie leicht den Anus zusammen. Schließen Sie halb die Augen und entspannen Sie vollkommen.

Erinnern Sie sich daran, dass all die Bilder, die Sie sich während der Universalen Meditation vorstellen sollen, in Ihrem Bauch sind. Stellen Sie sich vor, Ihr Bauch enthält das ganze Universum. Nutzen Sie Ihr Drittes Auge, Ihr inneres Auge, um die Bilder in Ihrem Bauch zu beobachten. Wenn Ihr Drittes Auge nicht offen ist, stellen Sie sich einfach die Bilder vor, in die ich Sie führen werde. Beobachten Sie das Universum in Ihrem Bauch. Der Himmel, die Sonne, der Mond, die Sterne, Mutter Erde, andere Planeten, Galaxien und Universen: alles ist dort.

Reden Sie mit der Sonne: *Liebe Seele, lieber Geist und lieber Körper der Sonne, ich liebe euch. Danke für euren großartigen Beitrag zum Universum. Bitte kommt in meinen Bauch und scheint dort und im Universum. Segnet meinen Bauch und das ganze Universum. Ich kann euch gar nicht genug danken.* Visualisieren Sie innerlich, wie die Sonne in Ihrem Bauch scheint. Erfreuen Sie sich an ihrem strahlenden Licht und ihrer Wärme. Chanten Sie *Sonnenlicht, Sonnenlicht, Sonnenlicht, Sonnenlicht ...* so lange Sie können. Stellen Sie sich Ihren ganzen Bauch voller Sonnenlicht vor. Wenn Sie die Übung beenden, danken Sie der Sonne für ihren Segen: *Danke, danke, danke.* Dann sagen Sie: *Gong song, Gong song, Gong song.* Diese Worte bedeuten »Kehrt mit meiner Hochachtung zurück«. Wenn Sie eine Meditation beendet haben, gehört es zur spirituellen Höflichkeit, allen Heiligen und anderen Seelen, die Sie gesegnet haben, Gong song zu sagen und sie damit voller Dankbarkeit und Respekt wieder dorthin zurück zu entlassen, wo sie herkamen.

Reden Sie mit dem Mond und den Sternen: *Liebe Seelen, lieber Geist und liebe Körper des Mondes und der Sterne, ich liebe euch. Bitte kommt in meinen Bauch und leuchtet dort. Leuchtet auch im Universum weiter. Ich kann euch für euren großartigen Beitrag zum Universum gar nicht genug danken. Ich fühle mich geehrt und gesegnet.* Dann chanten Sie wiederholt: *Mondlicht, Mondlicht, Mondlicht, Mondlicht ... Sternenlicht, Sternenlicht, Sternenlicht, Sternenlicht ...*, so lange Sie können. Stellen Sie sich währenddessen vor, wie in Ihrem Bauch Mond und Sterne erstrahlen. Nehmen Sie die Liebe, die Heilung und den Segen des Mondes und der Sterne auf. Beenden Sie die Übung mit den Worten: *Danke, danke, danke. Gong song, Gong song, Gong song.*

Reden Sie mit der Erde und laden Sie alle ihre Mitglieder in Ihren Bauch ein: *Liebe Seelen, lieber Geist und liebe Körper von Mutter*

Erde und von allen Tieren, Meeren, Bergen, Blumen und Flüssen, ich liebe euch. Bitte kommt in meinen Bauch. Gebt mir und dem Universum Heilung und Segen. Danke. Dann chanten Sie *Erdenlicht, Erdenlicht, Erdenlicht, Erdenlicht ...* Visualisieren Sie beim Chanten, wie alles, was es auf Mutter Erde gibt, sein Licht in Ihrem Bauch erstrahlen lässt. Schließen Sie mit den Worten: *Danke, danke, danke. Gong song, Gong song, Gong song.*

Reden Sie mit den Planeten: *Liebe Seelen, lieber Geist und liebe Körper aller Planeten, ich liebe euch. Bitte kommt in meinen Bauch und gebt mir und dem ganzen Universum euren Segen. Ich fühle mich geehrt, gesegnet und voller Wertschätzung. Danke.* Chanten Sie: *Licht der Planeten, Licht der Planeten, Licht der Planeten, Licht der Planeten ...* Stellen Sie sich während des Chantens vor, wie das Licht aller Planeten in Ihrem Bauch erstrahlt und Sie und das ganze Universum segnet. Chanten Sie, so lange Sie können. Danach danken Sie den Planeten für ihren Segen und ihr Licht: *Danke, danke, danke. Gong song, Gong song, Gong song.*

Reden Sie mit den Galaxien: *Liebe Seelen, lieber Geist und liebe Körper aller Galaxien, ich liebe euch. Bitte kommt in meinen Bauch. Lasst euer Licht in meinem Bauch erstrahlen und segnet meinen Bauch und alle Universen. Danke.* Dann chanten Sie: *Licht der Galaxien, Licht der Galaxien, Licht der Galaxien, Licht der Galaxien ...* Während des Chantens visualisieren Sie das Licht der Galaxien in Ihrem Bauch, wie es Sie selbst und alle Universen segnet. Chanten Sie, so lange Sie können und danken Sie dann mit den Worten: *Danke, danke, danke. Gong song, Gong song, Gong song.*

Reden Sie mit dem Universum: *Liebe Seelen, lieber Geist und liebe Körper aller Universen, bitte kommt in meinen Bauch und lasst euer Licht dort erstrahlen. Segnet meinen Bauch und segnet alle Universen.* Dann chanten Sie: Universales *Licht, universales Licht, universales Licht, universales Licht ...,* so lange Sie können. Danach danken Sie jeder Seele für ihren Dienst: *Danke, danke, danke. Gong song, Gong song, Gong song.*

Bis dahin haben wir das Licht und den Segen der Himmel, der Planeten, Sterne, Galaxien und Universen empfangen. Wir haben auch das Licht von Mutter Erde empfangen. Als Nächstes wenden wir uns dem Licht all jener Seelen zu, die nicht mehr in physischer Form existieren: *Liebe Seelen, lieber Geist und liebe Körper aller Heilungsengel; liebe Seelen, lieber Geist und liebe Körper aller heilenden Heiligen; liebe Seelen, lieber Geist und liebe Körper unzähliger Meisterheiler und Meisterlehrer in Seelenform oder in physischer Form, bitte kommt in meinen Bauch. Bitte segnet meinen Bauch und das ganze Universum.* Schließen Sie Ihre Augen und chanten Sie: *Engellicht, Engellicht, Engellicht, Engellicht ... Heiligenlicht, Heiligenlicht, Heiligenlicht, Heiligenlicht ... Meisterheilerlicht, Meisterheilerlicht, Meisterheilerlicht, Meisterheilerlicht ... Meisterlehrerlicht, Meisterlehrerlicht, Meisterlehrerlicht, Meisterlehrerlicht ...* Ehren Sie während des Chantens alle Seelen in Ihrem Bauch. Am Ende danken Sie ihnen für ihre Liebe, Heilung und für alle Segnungen mit den Worten: *Danke, danke, danke. Gong song, Gong song, Gong song.*

In dieser Übung haben Sie sich Bilder des Himmels, der Erde und menschlicher Wesen vorgestellt und in Ihren Bauch projiziert. Sie baten die jeweiligen Seelen, den Geist und die Körper all dieser Wesen, Ihren Bauch und gleichzeitig das ganze Universum zu segnen.

In der Einleitung habe ich die alten spirituellen Lehrer zitiert, die gesagt haben: *Ein menschliches Wesen ist ein kleines Universum. Die ganze Natur ist ein großes Universum. Was in dem kleinen Universum geschieht, wird auch in dem großen Universum geschehen. Was in dem großen Universum geschieht, wird auch in dem kleinen Universum geschehen.* Nun, Ihr Bauch *ist* das Universum. Das Universum ist Eins. Das Göttliche ist Eins. Sie und jeder und alles sind Teil des Universums und Teil des Göttlichen. Wir sind alle Eins.

Wenn Sie die Universale Meditation üben, können Sie sich mit jedem und allem im Universum verbinden und es bitten, in Ihrer Meditation zu Ihnen zu kommen. Lieben Sie jeden und alles im Universum bedingungslos. Behandeln Sie jeden gleich. Dienen Sie jedem und allem im Universum nach dem Universalen Gesetz des Universalen Dienstes:

Ich bin ein universaler Diener, du bist ein universaler Diener. Jeder und alles im Universum ist ein universaler Diener. Ein universaler Diener bietet seinen universalen Dienst an, darunter universale Liebe, Vergebung, Frieden, Heilung, Segen, Harmonie und Erleuchtung. Je mehr universalen Dienst wir anbieten, desto mehr Segen wird uns zuteil. Wer bedingungslos universalen Dienst anbietet, dem wird das Universum unermesslichen Segen zukommen lassen.

Die Universale Meditation ist ein bedingungsloser Diener des Universums. Verbinden Sie sich mit diesem universalen Diener und seiner Praxis. Empfangen Sie den unermesslichen Segen dieses universalen Dieners: Leben, Transformation, Seelenerleuchtung, Weltfrieden, universale Harmonie und universale Erleuchtung.

BILDER IM BAUCH

Warum sollen wir in der Universalen Meditation all diese Bilder in unserem Bauch visualisieren? Weil die wichtigsten Energiezentren des Körpers im Unterbauch sitzen. Während der Universalen Meditation können wir geerdet bleiben und währenddessen unsere fundamentalen Energiezentren aufbauen.

Der Bauch ist der größte Hohlraum im Körper, es gibt dort also viele Ausdehnungsmöglichkeiten, um all die Segnungen zu empfangen. Ein großer Teil des Blutes wird im Bauch gebraucht, die Universale Meditation fördert daher den Blutkreislauf durch den ganzen Körper. Man könnte die Universale Meditation auch mit anderen Körperteilen praktizieren, aber am besten wirkt sie mit dem Bauch.

Die fundamentalen Energiezentren

Ein wichtiger Grund dafür, dass wir uns bei der Universalen Meditation auf den Bauch konzentrieren, besteht darin, dass die beiden fundamentalen Energiezentren des Körpers, das Untere Dan Tien und der »Schneeberg-Bereich« (Kundalini), dort angesiedelt sind. Beides sind Energiespeicher, die aufgefüllt und erweitert werden müssen. Die Entwicklung dieser beiden wichtigen Energiezentren wird Ihre Energie, Ausdauer, Vitalität und Immunabwehr stärken und Ihr Leben verlängern.

Das Untere Dan Tien ist ein etwa faustgroßes Energiezentrum ungefähr 1,5 *cun* unterhalb des Nabels und 2,5 *cun* innerhalb des Bauches. (Ein *cun,* ausgesprochen »tschun«, ist eine Maßeinheit der Traditionellen Chinesischen Medizin und wird definiert als die Breite des oberen Daumenglieds an seiner breitesten Stelle.)

Der Schneeberg-Bereich liegt am unteren Ende der Wirbelsäule vor dem Steißbein. Sie können die Mitte dieses etwa faustgroßen Energiezentrums dadurch ermitteln, dass Sie von Ihrem Nabel eine gerade Linie zum Rücken ziehen. Nach zwei Dritteln der Strecke gehen Sie 2,5 *cun* nach unten. Der Name »Schneeberg-Bereich« kommt aus dem Buddhismus. Die Yogis nennen dieses Energiezentrum Kundalini, die Taoisten die Goldene Urne und die Traditionelle Chinesische Medizin nennt es den Ming-Men-Bereich oder das Lebenstor.

Das Untere Dan Tien ist das postnatale Energiezentrum des Körpers und der Sitz der Seele. Im Schneeberg-Bereich hingegen liegt das pränatale Energiezentrum des Körpers, das uns mit der Energie unserer Ahnen verbindet. Es versorgt die Nieren, das Gehirn und das Dritte Auge mit Energie. Beide Energiezentren sind für eine gute Gesundheit sehr wichtig.

Die Ausbildung des »Goldenen Dan«

In der grundlegenden Universalen Meditation haben Sie das Licht des Mondes, der Sterne, der Erde, der Galaxien, der Bäume und Blumen in Ihren Bauch gebeten. Das Seelenlicht von allem, was Sie dorthin eingeladen haben, strömte vom Universum in Sie ein. Das Licht jeder Seele und jedes Teils des Universums hat seine eigene Frequenz und Qualität. Während diese Seelenlichter in Ihrem Bauch aktiv sind, stimulieren und stärken sie einander und bilden ein Licht mit einer neuen Frequenz, das für Sie spezifisch und angemessen ist. Dieses neu gebildete Licht wird für Ihre Heilung, Ihr Wachstum und Ihre Entwicklung auf den körperlichen, emotionalen, mentalen und spirituellen Ebenen das richtige Gleichgewicht herstellen.

Das Miteinander dieser verschiedenen Lichter erhöht ihre Heilungs- und Segenskraft. Gemeinsam bilden sie eine goldene Lichtkugel, die sich mit zunehmender Übung immer weiter kondensiert und konzentriert und ein unteres *Dan* bildet, eine konzentrierte, hochwertige Energie mit eigenständiger Seele sowie eigenständigem Geist und Körper. Diese Lichtkugel besitzt unglaubliche Weisheit und unermessliche Fähigkeiten der Heilung und Segnung, denn sie hat die Essenz des ganzen Universums in sich versammelt.

Alte taoistische Lehren beschreiben drei Dans, das Untere, Mittlere und Obere Dan. Das Mittlere Dan Tien sitzt in der Mitte der Brust und wird auch als Herzchakra bezeichnet. Das Obere Dan Tien entspricht dem Dritten Auge in der Mitte des Kopfes. Die Taoisten verbringen dreißig bis fünfzig Jahre, ein ganzes Menschenleben mit der Entwicklung dieser drei Dans. Durch das Praktizieren der Universalen Meditation, können Sie universales Licht in drei Lichtkugeln sammeln und sie in die drei Dan-Tien-Bereiche lenken, um die Entwicklung zu drei goldenen Dans zu beschleunigen.

Mit der Universalen Meditation können Sie innerhalb von ein paar Monaten in Ihrem Bauch ein goldenes Dan aufbauen.

Wenn das goldene Dan im Bauch ganz entwickelt ist, enthält es die Weisheit und Essenz des ganzen Universums. Dieses voll entwickelte Dan wird aus universaler Sicht zu einem lebendigen Dan, das sich auch in andere Universen begeben kann, um Weisheit und eine größere Fähigkeit zum Dienen zu erlangen.

Warum ist es wichtig, mehr Weisheit zu erlangen? Das Universum verändert sich in jedem Augenblick und produziert neue Weisheit und neues Wissen, sowohl in Bezug auf die physische als auch in Bezug auf die spirituelle Welt. Sie können nie genug lernen, man kann nie genug universale Weisheit erlangen.

Himmel, Erde und Menschen werden Eins

Die alten asiatischen Schriften lehren, dass jeder der drei Hauptbereiche des menschlichen Körpers einen anderen Teil des Universums repräsentiert. Der Bereich oberhalb des Zwerchfells repräsentiert den Himmel, der Bereich zwischen Zwerchfell und Nabel repräsentiert die Menschen und der Bereich zwischen Nabel und Genitalien repräsentiert Mutter Erde.

In unserer Universalen Meditation konzentrieren wir uns auf den Bauch, der sowohl die Menschen als auch Mutter Erde repräsentiert.

Gleichzeitig stellt unser Geist durch die Bilder, die wir uns vorstellen, eine Verbindung mit dem Himmel und dem Universum her. Auf diese Weise sind Himmel, Menschen und Erde zu einer Einheit verbunden. Wie Laotse, der alte taoistische Weisheitslehrer schon vor langer Zeit im Tao Te King schrieb:

Das Tao bringt die Eins hervor.
Die Eins bringt die Zwei hervor.
Die Zwei bringt die Drei hervor.
Die Drei bringt alle Dinge hervor.

Wenn in diesen drei Bereichen des Körpers der Energiefluss und der Kreislauf gestärkt werden, wird der Energiefluss und der Kreislauf in jedem System, jedem Organ und jeder Zelle gestärkt. Die Aussage: »Die Drei bringt alle Dinge hervor« wird so im menschlichen Körper repräsentiert.

Ihr Bauch ist das Universum

Sie brauchen keinen einzigen Schritt zu machen, um das Göttliche zu finden, denn es hat seinen Sitz bereits in Ihnen, in Ihrem Bauch. Laotse schrieb vor langer Zeit: »Bleibe daheim und begreife das Universum.« Die Buddhisten lehren, dass ein Sandkorn dreitausend Universen enthält. Mit der Universalen Meditation wird Ihr Bauch zum Universum.

Bieten Sie Universalen Dienst an und lösen Sie alle Ihre Probleme spirituell. Wenn Sie für Ihre physischen Probleme zuerst eine spirituelle Lösung finden, dann wird die Lösung in der physischen Welt bald folgen. Nehmen Sie sich Zeit, um die Universale Meditation zu praktizieren. Manche Übende erreichen in wenigen Tagen wunderbare Ergebnisse. Nach ein paar Sitzungen können sich Ihre spirituellen Kanäle ganz öffnen. Vielleicht sehen Sie plötzlich die Weite des Universums. Bei anderen kann es Wochen, Monate oder Jahre dauern, bis Sie diese Stufe der Erleuchtung erreichen. Der Weg und die Dauer sind für jeden verschieden. Aber jetzt verfügen Sie über die Schlüssel, die Instrumente und das Wissen. Je intensiver Sie üben, desto mehr Segen werden Sie empfangen.

DAS ÜBEN DER UNIVERSALEN MEDITATION

Bevor wir die Anwendung der Universalen Meditation für Heilungen und Segnungen untersuchen, will ich ein paar grundlegende Prinzipien erklären. Sie erinnern sich, dass jede Krankheit ihre eigene Seele, ihren eigenen Geist und ihren eigenen Körper hat. Begrüßen Sie die Seele, den Geist und den Körper der Krankheit oder der Beschwerden. Visualisieren Sie die Krankheit und laden Sie die Beschwerden in Ihren Bauch ein, so wie wir es in der Übung gemacht haben.

Wenn die Krankheit in Ihrem Bauch sitzt, denken Sie an irgendetwas im Universum, das Ihnen Freude macht und Energie gibt. Visualisieren Sie die dazu gehörigen Bilder vor Ihrem inneren Auge und legen Sie diese Bilder in Ihren Bauch. Sie können göttliches Licht, Buddhas, Heilungsengel, Heilige und Meister, den Gründer Ihres Glaubens, Ihre Gurus oder Mentoren herbeirufen.

Rufen Sie den besten Spezialisten in Ihrem Land, einen berühmten Heiler, Ihren Pfarrer oder Hausarzt, Ihren Partner, Ihr Lieblingstier oder Ihre geliebte, verstorbene Großmutter mit hinzu.

Sie können auch Sonne, Mond und Sterne, Bäume, Blumen und Meere, Tiere oder Ihren Lieblingswanderweg rufen. Visualisieren Sie alles, was Sie möchten. Sie können alle Arten von Bildern und Seelen um Heilung bitten, mit einer Ausnahme: *Erbitten Sie keine Heilung oder Segnung von einer negativen Seele.*

Wer diese Regel nicht befolgt, wird einen Preis bezahlen. Erbitten Sie nur Heilung und Segen von Bildern und Seelen, die positiv, liebevoll, mitfühlend, rein, dienstbereit und lichtvoll sind. Bitten Sie ehrerbietig alle Bilder und Seelen, die Sie in Ihren Bauch gerufen haben, Ihre Krankheit zu heilen oder Ihre Bitte zu segnen: *Bitte kommt in meinen Bauch und schenkt mir einen Heilungssegen für die Krankheit in meinen physischen, emotionalen, mentalen und spirituellen Körpern. Heilt mich. Danke, danke, danke.*

Nachdem Sie Ihre Bitte geäußert haben, entspannen Sie sich und meditieren über die Bilder, die Sie in Ihren Bauch gelegt haben. Spüren Sie zum Beispiel die Wärme der Sonne und den Wind in Ihren Haaren. Erinnern Sie sich an glückliche Tage. Sehen Sie die Liebe und Freude in den Augen eines lieben Menschen oder genießen Sie den Duft und die Schönheit einer vollkommenen Rose. Lassen Sie sich auf einem stillen Ozean treiben, genießen Sie eine herrliche Wanderung oder spüren Sie die Kraft der Jugend. Lassen Sie Ihre Sorgen los. Sie haben keine Probleme. Seien Sie wieder heil und ganz. Beginnen Sie, Ihrer Seele, Ihrem Herzen und Ihrem Geist aufs Neue zu vertrauen. Genießen Sie diesen Zustand des Wohlbefindens. Es gibt nur *ein* universales Licht und nur *eine* universale Liebe. Spüren Sie, wie die goldene Flüssigkeit und das goldene Licht des Universums über und durch Sie strömen. Sehen Sie, fühlen Sie und erfahren Sie, wie all diese Segnungen in Ihrem Bauch Erfüllung finden.

Sie können den Dienst der Universalen Meditation auch über die Heilung hinaus genießen. Rufen Sie die Seele, den Geist und den Körper jedes Hindernisses und jeder Schwierigkeit in Ihrem Leben in Ihren Bauch. Denken Sie an all die Blockaden oder Konflikte in Ihren Beziehungen, Geschäften und Familienangelegenheiten. Dann bitten Sie das universale Licht, das Licht von allen Bildern und Seelen, die Sie rufen möchten, in Ihren Bauch. Bitten Sie sie, Ihre Probleme zu segnen, Ihre Situation und Ihr Leben zu transformieren. In diesem Augenblick *kann* das Leben transformiert werden.

Im übrigen Kapitel zeige ich Ihnen geführte Meditationen für neun spezifische und praktische Anwendungsmöglichkeiten der Universalen Meditation. Diese neun Meditationen wurden nicht durch logisches Denken geschaffen, sondern durch göttliche Führung. Sie flossen durch mein Bewusstsein und aus meinem Mund, als ich mit der göttlichen Quelle kommunizierte und diese Kapitel diktierte. Wiederholen Sie die Übungen immer und immer wieder. Heilungen, Segnungen und Lebenstransformationen werden folgen – manchmal sogar unmittelbar.

Diese geführten Meditationen dienen der

- Stärkung von Energie, Vitalität, Ausdauer und Immunabwehr
- Heilung Ihrer selbst
- Heilung anderer
- Gruppenheilung
- Fernheilung
- Beseitigung von Negativität
- Auflösung von Karma (Beseitigung spiritueller Blockaden)

- Transformation Ihres Lebens
- Erleuchtung der Seele

Je intensiver Sie diese Universalen Meditationen üben, desto häufiger werden die Heilungssituationen, bei denen sie hilfreich und wirksam werden. Ich ermutige Sie, mit den Methoden, die ich Ihnen anbiete, kreativ und flexibel umzugehen. Fügen Sie Elemente hinzu, improvisieren Sie, verändern Sie. Heilung braucht nicht auf festgelegte und rigide Weise zu erfolgen. Verstehen Sie die grundlegenden Prinzipien und passen Sie diese Ihren Bedürfnissen an. Jede Heilung hat andere Bedürfnisse und jede Heilungssituation ist anders. Auch die Energie jeder Heilung ist anders. Seien Sie zuversichtlich und respektieren Sie Ihre ganz eigene Art als Heilerin oder Heiler. Sie haben die Instrumente!

Die Universale Meditation wird Ihnen, Ihren Lieben, der Gesellschaft und der Menschheit dienen. Diese universale Blume blüht zu allen Jahreszeiten. Sie welkt nie. Sie dient dem Universum bedingungslos. Darf sie auch Ihnen dienen?

So wie Sie eine Birne erst probieren müssen, um zu wissen, ob sie süß schmeckt, müssen Sie auch die Universale Meditation erst ausprobieren, um zu erfahren, ob sie Ihnen dienlich sein kann. Probieren Sie die Meditationen aus. Probieren Sie die Übungen mehrmals, bevor Sie sich entscheiden. Viele Segnungen werden Ihnen zuteil werden.

DIE UNIVERSALE MEDITATION ZUR STÄRKUNG VON ENERGIE, VITALITÄT, AUSDAUER UND ABWEHRKRAFT

Ich möchte Sie in eine Universale Meditation zur Stärkung Ihrer Energie, zur Erhöhung Ihrer Vitalität und Ausdauer und zur Verbesserung Ihrer Immunabwehr führen. Der Schlüssel liegt im Aufbau und in der Entwicklung des Unteren Dan Tien, dem einen der beiden wichtigsten Energiezentren im Bauch. Dieses Energiezentrum versorgt alle physischen und mentalen Funktionen des Körpers mit Energie, es muss also oft wieder aufgefüllt werden. Das Untere Dan Tien ist der Schlüssel zu einem langen Leben. Es ist auch der Sitz der Seele. Wenn Sie mehr Grundkraft aufbauen, genießen Sie mehr Energie, Vitalität, Ausdauer und Immunkraft.

Wir werden die goldene Lichtkugel, Ihr Unteres Dan Tien, Ihre Organe und so weiter begrüßen und das Licht des Universums und des Göttlichen herbeirufen. Sprechen Sie mit jedem von ihnen auf der Ebene der Seele, des Geistes und des Körpers. Stellen Sie sich die Universale Meditation wie eine lange Unterhaltung mit guten Freunden vor.

Setzen Sie sich für die folgende Übung mit aufrechtem Rücken hin. Sie können in halbem oder ganzem Lotussitz oder mit natürlich gekreuzten Beinen auf dem Boden oder auf einem Stuhl sitzen. Lehnen Sie sich nicht an. Legen Sie die Zungenspitze in die Nähe des Gaumens, ohne ihn zu berühren. Ziehen Sie den Anus leicht zusammen. Schließen Sie halb die Augen und entspannen Sie vollkommen.

Legen Sie Ihre Hände in die Yin/Yang-Handhaltung (siehe Abb. 1). Halten Sie sich dabei mit etwa 80 Prozent Ihrer Kraft gut fest. Schließen Sie die Augen und kommen Sie so gut zur Ruhe wie möglich. Sprechen Sie laut oder leise:

Aufbau des unteren Dan Tien

Liebe Seele, lieber Geist und lieber Körper meines Unteren Dan Tien. Ihr bildet das wichtigste Energiezentrum meines Körpers. Ihr seid der Schlüssel zu meiner Immunabwehr, meiner Ausdauer und meiner Vitalität. Ihr seid der Schlüssel zu einem langen Leben. Ihr seid der Sitz der Seele. Ihr seid für mein Leben so wichtig. Bitte öffnet euer Herz, euren Geist und eure Seele, um den Segen des Universums zu empfangen, den Segen des Göttlichen und aller Heilungsengel. Bitte erinnert euch gleichzeitig daran, dass ihr die Kraft habt, euch selbst aufzubauen. Macht eure Sache gut. Danke.
Jetzt entspannen Sie sich vollständig. Wenn Ihr Drittes Auge offen ist, beobachten Sie die Bilder in Ihrem Bauch.

Liebe Seele, lieber Geist und lieber Körper des göttlichen Lichts, ich liebe euch. Bitte kommt in meinen Bauch und segnet mich. Ich fühle mich gesegnet und geehrt. Danke, danke, danke.

Die goldene Lichtkugel

Entspannen Sie sich vollständig. Stellen Sie sich vor, wie durch jede Pore Ihrer Haut göttliches Licht einströmt. Visualisieren Sie, wie sich das göttliche Licht durch Ihre Muskeln, Sehnen, Organe, Zellen und schließlich durch Ihren Bauch bewegt. Ein unendlicher Lichtstrom ergießt sich in Ihren Bauch ... unaufhörlich fließt das Licht.

Aus jeder Richtung, aus jedem Teil des Universums strömt goldenes Licht in Ihr Unteres Dan Tien und bildet dort eine Kugel, eine wunderschöne, goldene Kugel göttlichen Lichts, das strahlt und leuchtet, strahlt und leuchtet ... Die goldene Lichtkugel vibriert, dreht sich und glänzt, dreht sich und glänzt. Die Segnungen der goldenen Lichtkugel strahlen in alle Bereiche Ihres Bauches. Wie herrlich kraftvoll und rein ist diese goldene Lichtkugel. Sie leuchtet immer heller und heller, dieses wundervolle goldene Licht, diese hellste Lichtkugel. Sie leuchtet, dreht sich, liebt und segnet ...

Jetzt verwandelt sich die goldene Lichtkugel in eine Regenbogen-Lichtkugel. Wie schön ist diese Regenbogen-Lichtkugel, die da in Ihrem Bauch strahlt! Sie segnet Ihr Unteres Dan Tien. Sie dreht sich in Ihrem Unteren Dan Tien. Dreht sich und leuchtet, dreht sich und leuchtet ...

Jetzt schicken Sie diese Lichtkugel immer weiter in die Tiefen Ihres Körpers – bis in jede Zelle. *Liebe Seele, lieber Geist und lieber Körper der Regenbogen-Lichtkugel, bitte schickt euer Licht in jedes Organ, jede Zelle und jeden DNS- und RNS-Strang meines Körpers.* Sehen Sie, wie sich die Regenbogen-Lichtkugel dreht und ihr Licht in alle Richtungen erstrahlen lässt. Sie nährt, stärkt und segnet jedes Organ, jede Zelle und jeden DNS- und RNS-Strang Ihres Körpers.

Jetzt denken Sie wieder an das göttliche Licht. Es strömt aus dem Universum durch jede Pore Ihrer Haut. Während das göttliche Licht durch jedes Organ und jede Zelle Ihres Körpers fließt, nährt es sie, läutert es sie, heilt es sie und segnet es sie. Ihr ganzer Körper ist göttliches, goldenes Licht. Aus allen Richtungen fließt göttliches Licht und konzentriert sich in Ihrem Unteren Dan Tien zu einer goldenen Lichtkugel. Es formt, formt, formt eine goldene Lichtkugel. Die Kugel wird heller und heller, schwerer und schwerer ... Göttliches Licht hat in Ihrem Unteren Dan Tien eine feste goldene Lichtkugel gebildet.

Sie spüren jetzt vielleicht eine gewisse Schwere, ein Kribbeln oder eine Bewegung in Ihrem Bauch. Vielleicht spüren Sie auch erst einmal gar nicht viel. Wenn Ihr Drittes Auge offen ist, werden Sie manche dieser Empfindungen sehen und erfahren.

Die goldene Lichtkugel strahlt heller und heller. Sie können spüren, wie die Energie zunimmt. In diesem Augenblick fühlen Sie sich fest geerdet. Sie haben unglaubliche Kraft. Je mehr Kraft Sie haben, desto intensiver können Sie sich auf diese goldene Heilungskugel konzentrieren. Die goldene Heilungskugel vibriert, dreht sich, leuchtet. Bringen Sie Ihre Wertschätzung für diese goldene Lichtkugel zum Ausdruck: *Ich liebe dich, goldene Lichtkugel. Ich ehre dich, goldene Lichtkugel. Danke für den Segen, den du mir schenkst.*

Die Heilung der wichtigsten inneren Organe

Nachdem Sie die goldene Lichtkugel gebildet haben, bitten Sie sie, in jedes Ihrer Organe zu kommen und es zu segnen. *Liebe Seele, lieber Geist und lieber Körper der goldenen Lichtkugel, bitte kommt in meine Leber.* Dann stellen Sie sich vor, wie die goldene Lichtkugel in Ihre Leber schwebt. Ihr goldenes Licht heilt und segnet alle Zellen Ihrer Leber. *Danke, goldene Lichtkugel.*

Liebe Seele, lieber Geist und lieber Körper der goldenen Lichtkugel, bitte kommt in meine Galle und segnet sie. Danke. Dann stellen Sie sich vor, wie das goldene Licht in Ihre Galle fließt. Danken Sie der goldenen Lichtkugel für ihren Segen.

Liebe Seele, lieber Geist und lieber Körper der goldenen Lichtkugel, bitte kommt in mein Herz. Ich fühle mich geehrt und gesegnet. Bitte segnet mich. Stellen Sie sich vor, wie sich die goldene Lichtkugel direkt in Ihr Herz begibt und sich dort dreht. Sie heilt, nährt und segnet Ihr Herz. Sie verwandelt Ihr Herz in eine goldene Lichtkugel. *Danke. Ich fühle mich geehrt und gesegnet.*

Liebe Seele, lieber Geist und lieber Körper der goldenen Lichtkugel, bitte kommt in meinen Dünndarm. Danke sehr. Stellen Sie sich vor, wie sich die goldene Lichtkugel durch Ihren Dünndarm bewegt, dort vibriert und alles heilt und segnet. *Danke, ich fühle mich geehrt und gesegnet.*

Liebe Seele, lieber Geist und lieber Körper der goldenen Licht-

kugel, bitte kommt in meine Milz. Danke. Stellen Sie sich vor, wie sich die goldene Lichtkugel in Ihrer Milz dreht. Sie dreht sich immer schneller und reinigt alle Blockaden in Ihrer Milz und nährt sie dabei. Ihre Milz ist glücklich und dankbar. *Danke, danke, danke.*

Liebe Seele, lieber Geist und lieber Körper der goldenen Lichtkugel, bitte kommt in meinen Magen. Mein Magen braucht euren Segen. Ich fühle mich sehr geehrt. Stellen Sie sich vor, wie sich die goldene Lichtkugel durch Ihren Magen bewegt. Sie streichelt den Magen, liebt ihn zärtlich und mitfühlend und heilt ihn. Sie segnet ihn für eine gute Verdauung und Speisenaufnahme. Ihr Magen ist sehr dankbar. *Danke, danke, danke.*

Liebe Seele, lieber Geist und lieber Körper der goldenen Lichtkugel, bitte kommt in meine Lungen. Meine Lungen brauchen euren Segen. Stellen Sie sich vor, wie sich die goldene Lichtkugel unmittelbar in Ihre beiden Lungenflügel begibt und sich dort dreht. Innerhalb von Sekunden hat die goldene Lichtkugel Ihre Lungen gereinigt. Ihre Lungen fühlen sich gesegnet, bewegt und tief berührt. *Vielen, vielen Dank.*

Liebe Seele, lieber Geist und lieber Körper der goldenen Lichtkugel, bitte kommt in meinen Dickdarm, um seine Funktion zu verbessern. Heilt und segnet meinen Dickdarm. Stellen Sie sich vor, wie sich die goldene Lichtkugel durch Ihren Dickdarm bewegt, sich immer schneller dreht und ihn dabei mit unendlicher Liebe und mit Segen erfüllt. Der Dickdarm fühlt sich durch diese Liebe und diesen Segen hocherfreut und geehrt. *Danke, danke, danke.*

Liebe Seele, lieber Geist und lieber Körper der goldenen Lichtkugel, bitte kommt in meine Nieren. Segnet meine Nieren. Danke. Stellen Sie sich vor, wie sich die goldene Lichtkugel in Ihre Nieren begibt, wo sie das goldenste Licht erstrahlen lässt. Ihre Nieren fühlen sich sehr gesegnet.

Liebe Seele, lieber Geist und lieber Körper der goldenen Lichtkugel, bitte kommt in meine Blase und segnet sie. Stellen Sie sich vor, wie sich die goldene Lichtkugel in Ihre Blase hineinbewegt und sie mit Liebe segnet. Ihre Blase ist glücklich und dankbar.

Jetzt haben Sie die goldene Lichtkugel in die zehn wichtigsten Organe Ihres Körpers eingeladen. Wir begannen mit der Leber und der Galle, die in der Traditionellen Chinesischen Medizin dem Element Holz entsprechen, und haben uns dann durch das Herz und den Dünndarm (Feuer), Milz und Magen (Erde), Lungen und Dickdarm (Metall) bis zu den Nieren und der Blase (Wasser) bewegt.

Nach der Traditionellen Chinesischen Medizin bestehen der Körper und alle Dinge im Universum aus den fünf Elementen Holz, Feuer, Erde, Metall und Wasser. Das Geheimnis guter Gesundheit liegt im Energiefluss: Holz – Feuer – Erde – Metall – Wasser. Wenn sich die goldene Lichtkugel in den Organen der Fünf Elemente in dieser Reihenfolge dreht, fördert das den Energiefluss in den Energiekanälen des Körpers. Das Licht des Universums heilt, nährt und segnet diese Organe.

Vielfache gleichzeitige Heilung

Sie können die Universale Meditation auch zur Stärkung der Energie, Vitalität, Ausdauer und Immunabwehr anderer Körperbereiche anwenden, die der Heilung bedürfen, und Sie können die Meditation auf alle heilungsbedürftigen Bereiche *gleichzeitig* anwenden. Und das geht so: *Liebe Seele, lieber Geist und lieber Körper dieser göttlichen goldenen Lichtkugel, bitte kommt in mein Gehirn, in meine Wirbelsäule, in mein rechtes Knie und in meine Schultern. Bitte teilt euch in viele Kugeln – eine Kugel für jeden Körperteil, für den ich Heilung erbitte. Bitte segnet jeden dieser Körperteile. Ich bin euch allen tief dankbar dafür. Danke.*

Sie können für alle Körperteile, die Ihnen Beschwerden bereiten, Heilung erbitten. Die goldene Lichtkugel lässt sich unzählige Male teilen, und die entstehenden unzähligen Lichtkugeln können zu unzähligen Körperteilen kommen und sie alle gleichzeitig segnen. Die goldenen Lichtkugeln freuen sich, wenn sie in Ihrem Körper strahlen und ihn nähren können. Wenn Sie die Meditation beenden, danken Sie ihnen. Sie wurden tief genährt und gesegnet.

Zellheilung

Wenn sich diese universale Heilung auf alle Organe und Körperteile anwenden lässt, warum dann nicht auch auf jede Zelle? Nun, das ist sehr wohl möglich: *Liebe Seele, lieber Geist und lieber Körper der goldenen Lichtkugel, bitte kommt in jede Zelle meines Körpers.* Stellen Sie sich vor, wie jede Zelle Ihres Körpers von einer winzigen Lichtkugel genährt wird. Die Kugeln leuchten und drehen sich und lassen in jeder Zelle goldenes Licht erstrahlen. Jede Zelle Ihres Körpers ist nun eine sich drehende, goldene Lichtkugel. Ihr ganzer Körper enthält Milliarden davon – unzählige goldene Lichtkugeln. Praktizieren Sie die Universale Meditation in Ihren Zellen, so lange Sie wollen.

Eins werden mit dem Universum

Tian ren he yi ist eine berühmte Lehre aus dem alten China. Das Wort bedeutet: »Der Himmel und die Menschen vereinen sich.« Alle geführten Meditationsübungen in diesem Kapitel entstammen dem *tian ren he yi.*

Praktizieren Sie die Universale Meditation, so lange Sie wünschen. Halten Sie das universale Licht und die goldenen Lichtkugeln in Ihrem Körper in Bewegung. Je länger sie erstrahlen, desto größer der Segen. Wenn Sie sich entscheiden, die Universale Meditation zu beenden, danken Sie dem Universum und dem Göttlichen für all den Segen, der Ihnen zuteil wurde: *Danke, Seele, Geist und Körper der göttlichen Lichtkugel. Danke, Seele, Geist und Körper der universalen Lichtkugel. Ich fühle mich tief geehrt und gesegnet. Danke, danke, danke. Gong song, Gong song, Gong song.*

DIE UNIVERSALE MEDITATION ZUR SELBSTHEILUNG

In diesem Abschnitt gebe ich Ihnen Beispiele für die Universale Meditation zur Selbstheilung. Sie können jeden Buddha, Heiligen, Meister, Jesus, Maria, Ihren spirituellen Lehrer, den besten Mediziner, den Sie kennen, oder Ihre eigene Seele in Ihren Bauch einladen, um irgendeinem Teil Ihres Körpers Heilung zukommen zu lassen. Sie können auch die Seele, den Geist und den Körper bestimmter Akupunkturpunkte, Heilkräuter oder Heilweisen einladen, Sie zu heilen. Dies sind nur ein paar Beispiele für die zahlreichen Werkzeuge, die Sie mit der Universalen Meditation zur Selbstheilung einsetzen können. Experimentieren Sie und erfreuen Sie sich an dieser Meditation. Üben Sie und heilen Sie sich selbst.

Setzen Sie sich für die folgende Übung wieder aufrecht hin. Wenn Sie zu schwach oder zu müde sind, können Sie sich auch hinlegen. Bringen Sie die Zungenspitze fast an den Gaumen, ohne ihn zu berühren. Ziehen Sie den Anus leicht zusammen. Entspannen Sie Seele, Geist und Körper und schließen Sie die Augen. Legen Sie die Hände auf die Knie, mit den Handflächen nach oben.

Die kleine Person in Ihrem Bauch

Nutzen Sie Ihr inneres Auge, Ihre Vorstellungskraft, um in Ihren Bauch zu schauen. Stellen Sie sich vor, Sie sitzen in Ihrem Bauch, genauso wie Sie jetzt dasitzen. Stellen Sie sich vor, Sie würden ganz dort hineinpassen – von Kopf bis Fuß, mit Haut und Haaren. Sie sind eine kleine Person in Ihrem Bauch. Spüren Sie, wie warm und gemütlich es darin ist. Sitzen Sie ruhig und gelassen. Diese kleine Person umfasst Ihren physischen, mentalen, emotionalen und spirituellen Körper. Tatsächlich ist diese kleine Person Ihre Seele.

Das Geheimnis dieser Meditation besteht darin, dass Sie diese kleine Person in Ihrem Bauch als geheilt sehen. *Heile zuerst die Seele, dann folgt auch die Heilung des Geistes und des Körpers.* Die folgenden Beispiele zeigen die Anwendung der Universalen Meditation zur Heilung Ihrer Rückenschmerzen, Herzprobleme, Magenschmerzen oder Knieschmerzen. Um welche Beschwerden es auch gehen mag, die Prinzipien sind immer die gleichen.

Selbstheilung von Kreuzschmerzen

Um die Universale Meditation zur Heilung Ihrer Rückenschmerzen einzusetzen, stellen Sie sich vor, Sie sitzen als kleine Person in Ihrem Bauch. Konzentrieren Sie sich auf den unteren Rücken der kleinen Person. Sagen Sie: *Liebe Seele, lieber Geist und lieber Körper meines Kreuzes, ich liebe euch. Ihr habt die Macht, euch selbst zu heilen. Macht eure Sache gut. Danke.*

Wenn Ihr Drittes Auge offen ist, können Sie sehen, wie sich das Licht in Ihrem unteren Rücken verändert und wie es aufleuchtet. Die Heilung geschieht bereits, aber Sie können alles und jedes im ganzen Universum um mehr Heilung bitten. Vielleicht sind Sie gerne im Wald, dann könnten Sie den Wald um Heilung bitten. Sagen Sie einfach: *Liebe Seele, lieber Geist und lieber Körper eines Waldes im Universum, bitte kommt in meinen Bauch und heilt meinen Rücken. Ich fühle mich sehr geehrt und gesegnet. Danke.* Seien Sie ganz ruhig und stellen Sie sich vor, wie ein Lichtstrahl aus einem Wald hervorbricht und in den Rücken der kleinen Person strömt. Spüren Sie das Licht, die Liebe und die Energie des Waldes in Ihrem Rücken. Spüren Sie, wie sich alle Blockaden in Ihrem Rücken auflösen.

Selbstheilung von Herzproblemen

Um die Universale Meditation auf die Selbstheilung von Herzproblemen anzuwenden, stellen Sie sich wieder vor, Sie sitzen als eine kleine Person in Ihrem Bauch. Konzentrieren Sie sich auf das Herz dieser kleinen Person in Ihrem Bauch. Bitten Sie Ihr Herz, sich selbst zu heilen: *Liebe Seele, lieber Geist und lieber Körper meines Herzens, liebe Seelen, lieber Geist und liebe Körper meines rechten und linken Vorhofes, meiner rechten und linken Herzklappe, meiner Blutgefäße, Nerven, Gewebe und Zellen, ich liebe euch. Ihr habt die Macht, euch selbst zu heilen. Macht eure Sache gut. Danke.*

Entspannen und öffnen Sie sich. Beobachten Sie, was passiert. Wenn Ihr Drittes Auge offen ist, werden Sie die Veränderungen sehen, die während der Heilung Ihres Herzens geschehen. Bitten Sie als Nächstes um Heilung vom Universum: *Liebe Seele, lieber Geist und lieber Körper des leuchtend roten Lichts, ich liebe euch. Universales rotes Licht, komm in meinen Bauch. Komm und fließe in mein Herz. Heile mein Herz vollständig. Danke.*

Stellen Sie sich vor, wie leuchtend rote Lichtstrahlen aus dem Universum das Herz der kleinen Person in Ihrem Bauch erwärmen und erhellen. Spüren Sie, wie Ihr Herz reagiert, während Sie die Heilung und den Segen des universalen roten Lichts empfangen. Entspannen Sie, empfangen Sie, spüren Sie die heilende Wirkung.

In der Traditionellen Chinesischen Medizin wird die Farbe Rot in Heilungsmeditationen für das Herz eingesetzt, weil Rot für dieses

Organ besondere Heilkräfte hat. Um die Heilung des Herzens zu vervollständigen, können Sie ein weiteres Element aus der Seele-Geist-Körper-Medizin hinzufügen, das Chanten und Erklingenlassen. Schaffen Sie sich Ihren eigenen Heilgesang oder rezitieren Sie: *Leuchtend rotes Licht heilt mein Herz. Leuchtend rotes Licht heilt mein Herz. Leuchtend rotes Licht heilt mein Herz. Leuchtend rotes Licht heilt mein Herz.*

Chanten Sie, so lange Sie wollen. Legen Sie all Ihre Liebe, Fürsorge und Ihr Mitgefühl in den Gesang und senden Sie ihn zu der kleinen Person und zu Ihrem Herzen. Bleiben Sie mit den Händen auf den Knien sitzen, während Sie Chanten. Visualisieren Sie weiterhin die kleine Person in Ihrem Bauch, die in rotem Licht erstrahlt. Ihr Herz wird in rotem Licht gebadet und besungen. Sehen Sie Ihr Herz glücklich und stark und gesegnet. Beobachten Sie, wie der kleinen Person in Ihrem Bauch all diese Segnungen widerfahren.

Selbstheilung von Magenschmerzen

Um die Universale Meditation zur Heilung von Magenschmerzen anzuwenden, visualisieren Sie sich selbst als kleine Person in Ihrem Bauch sitzen. Konzentrieren Sie sich auf den Magen der kleinen Person und bitten Sie diesen Magen, sich selbst zu heilen: *Liebe Seele, lieber Geist und lieber Körper meines Magens, ich liebe euch. Bitte heilt euch. Macht eure Sache gut. Danke.*

Wenn Ihr Drittes Auge offen ist, beobachten Sie, was mit der kleinen Person geschieht. Wenn nicht, stellen Sie sich vor, wie der Magen der kleinen Person heilt. Glauben Sie von ganzem Herzen an die Kraft des Magens, sich selbst zu heilen. Ermutigen Sie ihn und tragen Sie ihm auf, seine Sache gut zu machen.

Sie können auch die leuchtendsten gelben Lichter des Universums in Ihren Bauch einladen, um Ihrem Magen Heilungssegen zu schenken. In der Traditionellen Chinesischen Medizin nährt, stärkt und heilt die Farbe Gelb die Energien und Funktionen des Magens. *Liebe Seele, lieber Geist und lieber Körper des leuchtend gelben Lichts, ich liebe euch. Bitte kommt in meinen Bauch und schenkt mir Heilungssegen. Danke.* Stellen Sie sich vor, wie leuchtend gelbes Licht aus dem Universum in den Magen der kleinen Person strömt, in Ihrem ganzen Bauch erstrahlt und Ihrem Magen Heilungssegen schenkt.

Eine andere kraftvolle Technik besteht darin, sich vorzustellen, wie Ihr Magen eine spirituelle Heilbehandlung erfährt. Ich mache das mit Akupunkturbehandlungen, aber Sie selbst können diese Behandlung auch mit jeder anderen Heilmethode durchführen. *Liebe Seele, lieber Geist und lieber Körper aller Akupunkturpunkte gegen Magenschmerzen, ich liebe euch. Ihr habt die Macht, meinen Magen wieder ins Gleichgewicht zu bringen, meine Verdauung zu heilen und die Blockaden in meinem Magen aufzulösen. Bitte heilt meinen Magen. Ich fühle mich geehrt und gesegnet. Danke.* Chanten Sie als Mantra: *Akupunkturpunkte, heilt meinen Magen; Akupunkturpunkte, heilt meinen Magen; Akupunkturpunkte, heilt meinen Magen.*

Stellen Sie sich gleichzeitig vor, wie die kleine Person in Ihrem Magen eine Akupunkturheilung gegen Magenschmerzen erfährt. Spüren Sie die Nadeln in Ihrem Körper, die die entsprechenden Punkte stimulieren. Spüren Sie, wie sich die Energie im Bereich Ihres Magens ausgleicht und die Magenschmerzen verschwinden. Diese spirituelle Akupunkturbehandlung hat gegenüber einer physischen Behandlung gewisse Vorteile: 1. Man führt sie selbst durch und 2. man braucht nichts über irgendwelche Akupunkturpunkte gegen Magenschmerzen zu wissen. Die Seelen der richtigen Akupunkturpunkte werden auf Ihre Bitte reagieren!

Die Selbstheilung von Knieschmerzen

Um die Universale Meditation zur Heilung von Knieschmerzen einzusetzen, stellen Sie sich vor, wie Sie als kleine Person in Ihrem Bauch sitzen. Konzentrieren Sie sich auf das schmerzende Knie oder, wenn beide Knie schmerzen, auf ein Knie nach dem anderen.

Stellen Sie sich vor, die kleine Person praktiziert an dem schmerzenden Knie die Nahe-Hand-Ferne-Hand-Heilungstechnik (siehe Kapitel 7). Wenn das rechte Knie schmerzt, stellen Sie sich vor, die kleine Person hält die rechte Hand 10 bis 15 cm vom Knie entfernt. Dabei weist die Handfläche zum Knie. Die linke Hand hält sie einen knappen halben Meter vom Knie entfernt. Die Handfläche weist dabei zum linken Knie. Chanten Sie dabei *Shi-yi, Shi-yi* (die Zahl Elf auf Chinesisch). Das stimuliert die Zellschwingung im Knie. Stellen Sie sich vor, wie goldenes Licht vom rechten zum linken Knie fließt. Visualisieren Sie mindestens drei bis fünf Minuten lang die kleine Person, wie sie in Ihrem Bauch diese Selbstheilung durchführt. Wenn Sie fertig sind, geben Sie sich selbst eine letzte Botschaft der Besserung: *Hao, hao, hao.* Das bedeutet auf Chinesisch »vollkommen« oder »Besserung«.

Heilung von den Heiligen empfangen

In den letzten geführten Übungen der Universalen Meditation haben Sie sich mit Hilfe der kleinen Person in Ihrem Bauch selbst geheilt. Diese Technik beschränkt sich jedoch nicht auf die Hilfe Ihrer eigenen Seele. Sie können auch einen Buddha oder Heilige um Heilung bitten. So, wie Sie sich vorgestellt haben, dass Ihre eigene Seele in Ihrem Bauch sitzt, können Sie auch einen Heiligen dorthin einladen. Es wird Ihnen viel Segen bringen, wenn Sie dem Heiligen auf diese Weise Gastfreundschaft gewähren.

Zum Beispiel lautet der neue Name für Kuan Yin, der Göttin des Mitgefühls, Ling Hui Sheng Shi, das bedeutet »Seelen-Klugheit-Heilige und -Dienerin«. Sie können sagen: *Liebe Seele, lieber Geist und lieber Körper von Ling Hui Sheng Shi, ich liebe euch. Danke für euren bedingungslosen Dienst und eure Liebe. Ich lade euch in meinen Bauch ein, um mir Heilungssegen zu geben. Bitte heilt mein* (benennen Sie Ihr Anliegen). *Danke sehr.*

Chanten Sie: *Ling Hui Sheng Shi, Ling Hui Sheng Shi, Ling Hui Sheng Shi, Ling Hui Sheng Shi ...* Bringen Sie in Ihrem Gesang Ihre Liebe und Hingabe an Ling Hui Sheng Shi zum Ausdruck. Chanten Sie, so lange Sie mögen und bieten Sie Ling Hiu Sheng Shi Ihren Dienst an. Je länger Sie chanten, desto mehr Segen wird Ihnen zuteil. Wenn Sie aufhören wollen, danken Sie und entlassen Sie Ling Hui Sheng Shi voller Respekt wieder in die Seelenwelt: *Danke, danke, danke. Gong song, Gong, song, Gong song.*

Wenn Ihr Drittes Auge offen ist, werden Sie Ling Hui Sheng Shi deutlich in Ihrem Bauch sitzen und Sie segnen sehen. Selbst wenn

Ihr Drittes Auge nicht offen ist, können Sie sich vorstellen, wie dieser mächtige weibliche Buddha in Ihrem Bauch sitzt und Sie segnet. Manche Menschen reagieren körperlich mit Zucken, Kribbeln oder Wärmegefühl, andere spüren gar nichts. Wieder andere fühlen sich spontan besser oder die Symptome werden allmählich leichter. Was immer geschieht, auch wenn nichts geschieht, seien Sie dankbar, geduldig und zuversichtlich. Ling Hui Sheng Shi liebt Sie bedingungslos und belohnt jene, die bereit sind zur Heilung.

DIE UNIVERSALE MEDITATION ZUR HEILUNG ANDERER

Setzen Sie sich für die folgende Übung mit aufrechtem Rücken hin. Sie können in halbem oder ganzem Lotussitz oder mit natürlich gekreuzten Beinen auf dem Boden sitzen oder auf einem Stuhl. Lehnen Sie sich nicht an. Legen Sie die Zungenspitze in die Nähe des Gaumens, ohne ihn zu berühren. Ziehen Sie den Anus leicht zusammen. Schließen Sie die Augen und entspannen Sie vollkommen.

Wenn Sie so weit sind, denken Sie an die Person, die Sie gerne heilen möchten. Die Heilung kann sich auf ein physisches, emotionales, mentales oder spirituelles Problem beziehen. Begrüßen Sie die Person: *Liebe Seele, lieber Geist und lieber Körper von* (Name der Person), *ich liebe euch. Bitte kommt und bleibt eine Weile in meinem Bauch.*

Stellen Sie sich vor, wie diese Person als kleine Figur gemütlich in Ihrem Bauch sitzt. Bieten Sie dieser Person Heilung an, indem Sie ihre Heilung visualisieren. Wenn Ihr Drittes Auge offen ist, können Sie die Veränderungen sehen, die sofort stattfinden. Nehmen Sie sich mindestens eine Minute Zeit für eine fokussierte Heilung, besser länger. Im Folgenden zeige ich anhand von ein paar konkreten Beispielen, wie Sie die Universale Meditation zur Heilung anderer durchführen können.

Kopfschmerzen heilen

Wenn Sie bei jemandem Kopfschmerzen heilen wollen, konzentrieren Sie Ihre Heilung auf die kleine Person in Ihrem Bauch. Sagen Sie zu der kleinen Person: *Liebe Seele, lieber Geist und lieber Körper des Kopfes von* (Name), *ich liebe euch. Ihr habt die Macht, euch selbst zu heilen. Macht eure Sache gut. Danke.* Stellen Sie sich dann vor, wie ein Strahl von Regenbogenlicht aus dem Universum durch den Kopf dieser Person bis zu ihren Füßen fließt. Verstärken Sie die Heilung, indem Sie chanten: *Regenbogenlicht heilt deinen Kopf, Regenbogenlicht heilt deinen Kopf, Regenbogenlicht heilt deinen Kopf, Regenbogenlicht heilt deinen Kopf.*

Heilung von Depressionen

Angenommen, ein lieber Mensch in Ihrem Umfeld leidet unter Depressionen. Nach der Seele-Geist-Körper-Medizin sind Depressionen eine energetische Blockade des Botschaften-Zentrums oder Herzchakras, einem etwa faustgroßen Energiezentrum in der Mitte der Brust. Es ist von großer Bedeutung für die spirituelle Entwicklung einer Person, vor allem für die Kommunikation mit dem Universum (vollständige Beschreibung siehe Kapitel 8).

Stellen Sie sich das Botschaften-Zentrum der kleinen Person Ihres Freundes oder Ihrer Freundin in Ihrem Bauch vor. Sie werden dort jetzt ein paar wirksame Heilungspraktiken anwenden. Stellen Sie sich vor, wie goldenes Licht aus dem Universum durch das Botschaften-Zentrum der Person in ihren Bauch fließt. Chanten Sie gleichzeitig *san jiu, san jiu, san jiu* (die Zahlen drei und neun auf Chinesisch). Die Zahlen san und jiu stimulieren die Zellschwingung in der Brust und im Unterbauch. Sie können auch chanten: *Goldenes Licht fließt nach unten. Goldenes Licht fließt nach unten. Goldenes Licht fließt nach unten. Goldenes Licht fließt nach unten.*

Wenden Sie all diese Heilungspraktiken mindestens eine Minute lang gleichzeitig an. Führen Sie häufige Wiederholungen durch, denn die Heilung von Depressionen kann eine Weile dauern.

Heilung von Leberproblemen

Rufen Sie die Seele, den Geist und den Körper der Person, die Leberprobleme hat, zum Beispiel Hepatitis. Stellen Sie sich die Person ganz klein in Ihrem Bauch vor. Konzentrieren Sie die Heilung auf die kleine Person und sagen Sie: *Liebe Seele, lieber Geist und lieber Körper des leuchtendsten Grüns des Universums, bitte kommt in meinen Bauch und in die Leber meines Freundes, um die Blockaden in seiner Leber aufzulösen.*

Stellen Sie sich vor, wie die Leber der Person grün leuchtet und gesund wird. Chanten Sie gleichzeitig mit Liebe und Mitgefühl: *Leuchtend grünes Licht, heile* (Name der Person) *Leber. Leuchtend grünes Licht, heile* (Name der Person) *Leber. Leuchtend grünes Licht, heile* (Name der Person) *Leber. Leuchtend grünes Licht, heile* (Name der Person) *Leber.* Wenn Ihr Drittes Auge offen ist, werden Sie sehen, wie die Leberzellen reagieren und anfangen, zu heilen.

Heilung aus dem Universum empfangen

In dieser Übung bitten Sie den Ozean, anderen Heilung anzubieten. Sie könnten genauso gut den Mond oder Ihre Lieblingsrose darum bitten. Wie zuvor rufen Sie die Seele, den Geist und den Körper der Person, der Sie Heilung anbieten wollen, und setzen sie in Ihren Bauch. Visualisieren Sie die kleine Person in Ihrem Bauch.

Bitten Sie um Heilung aus dem Universum: *Liebe Seele, lieber Geist und lieber Körper des Ozeans, ich liebe euch. Bitte kommt in meinen Bauch. Ihr habt unglaubliche Kraft, diese Person zu heilen. Bitte wascht sie rein, von Kopf bis Fuß, von innen und außen. Spült ganz durch sie hindurch und entfernt damit alle energetischen und spirituellen Blockaden.*

Stellen Sie sich das universale Licht reinen Meereswassers vor, wie es durch die kleine Person in Ihrem Bauch strömt und sie reinigt. Immer wieder spülen Wellen universalen Lichts über sie hinweg und durch sie hindurch. Chanten Sie gleichzeitig: *Meereswasser, reinige ihre Seele, ihren Geist und ihren Körper. Meereswasser, reinige ihre Seele, ihren Geist und ihren Körper. Meereswasser, reinige ihre Seele, ihren Geist und ihren Körper. Meereswasser, reinige ihre Seele, ihren Geist und ihren Körper.*

Die Universale Meditation zur Heilung anderer lässt sich auch zur Selbstheilung anwenden. Setzen Sie einfach sich selbst, Ihre eigene Seele, in Ihren Bauch. Seien Sie kreativ und erfreuen Sie sich an der Universalen Meditation!

DIE UNIVERSALE MEDITATION FÜR GRUPPENHEILUNGEN

Setzen Sie sich für die folgende Übung im halben oder ganzen Lotussitz auf den Boden oder auf einen Stuhl. Sie können sich auch mit schulterbreit gespreizten Beinen und leicht gebeugten Knien hinstellen. Lehnen Sie sich nicht an. Legen Sie die Zungenspitze fast an den Gaumen und ziehen Sie leicht den Anus zusammen. Schließen Sie die Augen und entspannen Sie sich.

Wenn Sie eine Gruppenheilung anbieten, ist es egal, aus wie vielen Menschen diese Gruppe besteht. Die Prinzipien bleiben dieselben, unabhängig davon, ob es sich um fünf, fünfzig oder fünftausend Menschen handelt. Wenn Sie die Universale Meditation auf eine Gruppe anwenden wollen, setzen Sie einfach statt einer Person mehrere in Ihren Bauch, so viele wie Sie heilen wollen. Sie können mit dieser Methode viele Menschen gleichzeitig heilen, auch wenn diese Menschen unter unterschiedlichen Beschwerden leiden.

Betrachten Sie zuerst die Gruppe von Menschen, denen Sie Heilung anbieten wollen. Stellen Sie sich die Gruppe innerlich vor und laden Sie sie dann in Ihren Bauch ein.

Liebe Seele, lieber Geist und lieber Körper jeder Person in dieser Gruppe, bitte kommt in mein Unteres Dan Tien. Liebe Seele, lieber Geist und lieber Körper der Organe, Systeme und Zellen aller Beteiligten, ich liebe euch. Ihr habt die Macht, euch selbst zu heilen. Macht eure Sache gut. Danke.

Stellen Sie sich vor, wie das Seelenlicht des gesamten Universums durch jede Person in Ihrem Bauch fließt. Das universale Ling Guang (Seelenlicht) segnet jede Person mit Heilung und löst ihre Blockaden in ihren Organen, Systemen und Zellen auf. Chanten Sie eine Minute lang den Heilungssegen von Ling Guang: *Ling Guang, Ling Guang, Ling Guang, Seelenlicht, Seelenlicht, Seelenlicht.*

Fahren Sie mit der Gruppenheilung für all die kleinen Personen in Ihrem Bauch mit einer anderen Heilungs-Visualisierung fort: *Liebe Seele, lieber Geist und lieber Körper der goldenen Flüssigkeit des Universums, ich liebe euch. Bitte kommt in meinen Bauch und segnet jeden dort. Reinigt die Seelen, den Geist und die Körper jedes Einzelnen. Löst ihre physischen Blockaden auf. Löst ihre spirituellen Blockaden auf. Ich fühle mich geehrt, gesegnet und bin voller Dankbarkeit. Danke.*

Stellen Sie sich goldene Flüssigkeit und goldenes Licht vor, wie es aus dem Universum in Ihren Bauch strömt und Seele, Geist und Körper jedes Einzelnen dort reinigt. Während die goldene Flüssigkeit wirkt, chanten Sie, so lange Sie wünschen: *Goldene Flüssigkeit reinigt jedermanns Seele, Geist und Körper. Goldene Flüssigkeit reinigt jedermanns Seele, Geist und Körper. Goldene Flüssigkeit reinigt jedermanns Seele, Geist und Körper. Goldene Flüssigkeit reinigt jedermanns Seele, Geist und Körper.*

Sie haben gerade das Geheimnis der Universalen Meditation für die Gruppenheilung gelernt. Denken Sie daran, immer flexibel und kreativ zu sein. Üben Sie. Millionen von Menschen leiden. Nutzen Sie Ihr Herz, zu dienen und zu segnen. Je mehr Menschen lernen, wie sie auf diese heilige Weise Gruppenheilungen anbieten können, desto schneller wird das Leiden der Welt abnehmen. So werden wir schneller den Weltfrieden erreichen. Ich hoffe, Sie werden die Weisheit und die Kraft der Gruppenheilung zu einem Teil Ihres Dienstes am Universum machen.

DIE UNIVERSALE MEDITATION ZUR FERNHEILUNG

Setzen Sie sich für diese Übung im ganzen oder halben Lotussitz oder mit natürlich gekreuzten Beinen auf den Boden. Sie können auch auf einem Stuhl sitzen. Halten Sie den Rücken aufrecht und lehnen Sie sich nicht an. Legen Sie die Zungenspitze fast, aber nicht ganz an den Gaumen. Ziehen Sie den Anus leicht zusammen. Schließen Sie die Augen und entspannen Sie sich.

Die Fernheilung funktioniert genauso wie die Gruppenheilung. Der Unterschied besteht darin, dass der Mensch, dem Sie eine Heilung anbieten, sich nicht körperlich in Ihrer Nähe befindet. Sie können zum Beispiel einem guten Freund, der im Ausland lebt, eine Fernheilung anbieten. Sie können sie anbieten, wenn Sie bei einer Familienfeier nicht dabei sein können. Sie können einzelnen Individuen oder ganzen Gruppen Fernheilungen anbieten, ohne dass die Gruppengröße begrenzt wäre. Es funktioniert, weil Sie den Seelen die Heilung anbieten.

Um eine Fernheilung anzubieten, denken Sie zunächst an die Person oder die Gruppe, der Sie eine Heilung anbieten möchten. Stellen Sie sich die Person oder die Gruppe innerlich vor und setzen Sie sie in Ihren Bauch. Sprechen Sie: *Liebe Seelen, lieber Geist und liebe Körper von* (Namen der Personen oder der Gruppe), *bitte kommt in meinen Bauch. Ich möchte euch Liebe und Heilung anbieten. Liebe Seele, lieber Geist und lieber Körper des Mantras der Universalen Liebe, bitte schenkt jedem in meinem Bauch euren Segen. Dient ihnen, heilt sie und segnet sie. Danke.* Schenken Sie Liebe und Mitgefühl, während Sie chanten: *Universale Liebe, universale Liebe, universale Liebe, universale Liebe.*

Chanten Sie und stellen Sie sich dabei vor, wie die universale Liebe die Blockaden in all diesen Menschen auflöst. Wenn Ihr Drittes Auge offen ist, werden Sie unglaubliche Bilder des Wirkens der universalen Liebe sehen. Bieten Sie noch mehr Liebe an, indem Sie jeden bitten, sich selbst zu heilen: *Liebe Seelen, lieber Geist und liebe Körper von jedem in meinem Bauch, ich liebe euch. Ihr habt die Macht, euch selbst zu heilen. Macht eure Sache gut. Danke.* Chanten Sie dann wiederholt: *Ihr habt die Macht, euch selbst zu heilen. Ihr habt die Macht, euch selbst zu heilen. Ihr habt die Macht, euch selbst zu heilen. Ihr habt die Macht, euch selbst zu heilen. Macht eure Sache gut. Macht eure Sache gut. Macht eure Sache gut. Macht eure Sache gut. Liebt, heilt, danke. Liebt, heilt, danke. Liebt, heilt, danke. Liebt, heilt, danke.*

Liebt, heilt, danke ist ein Schlüsselmantra der Seele-Geist-Körper-Medizin. Denken Sie daran, flexibel zu sein, wenn Sie Heilungen anbieten. Seien Sie kreativ. Sie können jedem und allem eine Fernheilung anbieten, zum Beispiel auch Ihren Haustieren, Ihrem Garten oder Ihrem Geschäft. Lehren Sie auch andere diese Technik, damit auch sie Fernheilungen anbieten können.

DIE UNIVERSALE MEDITATION ZUM ENTFERNEN VON NEGATIVITÄT

Für die folgenden Übungen setzen Sie sich im halben oder ganzen Lotussitz oder mit natürlich gekreuzten Beinen auf den Boden. Sie können sich auch auf einen Stuhl setzen, aber lehnen Sie sich nicht an. Legen Sie die Zunge fast an den Gaumen, aber berühren Sie ihn nicht. Ziehen Sie den Anus leicht zusammen. Schließen Sie die Augen und entspannen Sie sich.

Als Negativität lässt sich alles bezeichnen, was nicht liebevoll, positiv, hilfreich oder konstruktiv ist. Sie können negative Gedanken, Neigungen und Verhaltensweisen haben. Negativität kann sich als Gereiztheit, Neid, Gier und eine ganze Liste anderer unglücklicher Gefühle äußern. Vielleicht merken Sie, dass Sie gemein, überkritisch, ungeduldig oder selbstsüchtig sind. Vielleicht verlieren Sie manchmal die Fassung, streiten mit Ihrem Partner, lügen oder spielen unablässig. Negativität kann sich auf vielfache Weise zeigen. Denken Sie an die verschiedenen Formen der Negativität, die Sie gerne aus Ihrem Leben entfernen möchten. Sie können sie mit Hilfe der Universalen Meditation nacheinander durcharbeiten. Mit dieser Technik rufen Sie die Negativität in Ihren Bauch und transformieren sie mit Liebe und Licht. Praktizieren Sie die Übungen oft genug und Sie werden Ihr Leben transformieren.

Heilung von Neid

Sie können zum Beispiel den Neid in Ihren Bauch bitten. Alles hat eine Seele, selbst der Neid, auch wenn das eine schmerzhafte Erfahrung sein kann. Sprechen Sie laut: *Liebe Seele, lieber Geist und lieber Körper des Neids, bitte kommt in meinen Bauch. Ich möchte, dass ihr euch dem Licht zuwendet. Ich könnt das. Liebe Heilungsengel, bitte segnet mich. Heilt mich von Neid. Verwandelt den Neid in Licht. Entfernt den Neid aus meinem Herzen, aus meinem Geist und meiner Seele. Ich fühle mich gesegnet. Danke.*

Stellen Sie sich vor, wie der Neid in Ihrem Bauch sitzt. Vielleicht sieht er aus wie ein kriechendes grünes Monster. Laden Sie die Heilungsengel in Ihren Bauch ein, auf dass sie ihr Licht erstrahlen lassen und mit ihrem Segen heilen. Laden Sie auch andere Bilder und Seelen aus dem Universum ein, in Ihren Bauch zu kommen und die Negativität, an der Sie arbeiten, zu segnen und zu transformieren. Chanten Sie immer wieder: *Licht der Heilungsengel. Licht der Heilungsengel. Licht der Heilungsengel. Licht der Heilungsengel. Liebe und Licht, Liebe und Licht, Liebe und Licht, Liebe und Licht.*

Sie können diese Heilungstechnik mit allen Formen von Negativität wiederholen, die Sie aus Ihrem Leben entfernen möchten. Gestalten Sie Ihre eigenen Mantren zur Transformation von Negativität und chanten Sie diese Mantren. Chanten Sie so oft und so lange Sie mögen. Im Laufe der Zeit werden Sie merken, wie die Negativität aus Ihrem Leben verschwindet. Sie werden glücklicher und gesünder und eine bessere Seele.

Die tiefere Weisheit hier ist, dass hinter dem Erfolg spirituelle Gründe stehen. Wenn jemand nicht erfolgreich ist, stehen ebenfalls spirituelle Gründe dahinter. Fast alles, was geschieht und von irgendwelcher Bedeutung ist, hat spirituelle Gründe. Wenn andere Menschen erfolgreich sind oder andere Eigenschaften haben, auf die Sie neidisch sind, machen Sie sich klar, dass deren Errungenschaften ein Segen des Göttlichen und des Universums sind. Neid wird nichts in Ihrem Leben verbessern, also werden Sie ihn am besten los!

Die Heilung des Ego

Ein weiteres Beispiel für Negativität ist ein zu großes Ego. Vielleicht denken Sie ständig: *Ich bin der Beste. Niemand ist so gut wie ich.* In mancher Hinsicht ist dies die Kehrseite des Neids. Alles, was Sie haben und was Sie sind, ist ein Segen des Göttlichen und des Universums. Das ist die wahre Quelle Ihres Erfolgs. Seien Sie auf nichts übermäßig stolz. Bescheidenheit und Demut sind für die Selbstentwicklung wesentlich.

Wenn Sie ein großes Ego haben, an dem Sie arbeiten wollen, stellen Sie sich vor, wie Sie als kleine Person in Ihrem Bauch sitzen. Denken Sie daran, dass Sie ein universaler Diener sind, und sagen Sie sich: *Ich bin ein universaler Diener. Du bist ein universaler Diener. Jeder und alles ist ein universaler Diener. Ich bin hier, um zu dienen.* Stärken Sie die Botschaft, indem Sie chanten: *Universaler Diener, universaler Diener, universaler Diener, universaler Diener.* Chanten Sie mindestens eine Minute lang. Danach danken Sie dem Göttlichen und dem Universum für ihren Segen. Ohne diesen Segen wären Sie kaum dorthin gekommen, wo Sie heute sind. Bringen Sie Ihre Wertschätzung zum Ausdruck. Chanten Sie mindestens eine Minute lang: *Danke, danke, danke, danke. Ich bin gesegnet, ich bin gesegnet, ich bin gesegnet, ich bin gesegnet. Ich bin geehrt, ich bin geehrt, ich bin geehrt, ich bin geehrt.* Dankbarkeit ist der Schlüssel für dauerhaften Erfolg. Demut kombiniert mit Dankbarkeit sind die Schlüssel zur Befreiung vom Ego.

Weil diese Übung so wichtig ist, möchte ich noch einmal zusammenfassen, wie Sie die Universale Meditation zur Auflösung von Negativität einsetzen können.

- Rufen Sie die Negativität in Ihren Bauch.
- Heilen Sie die Negativität mit Hilfe der Liebe und dem Licht des Göttlichen und des Universums.
- Chanten Sie *Liebe und Licht*, die goldenen Schlüssel zur Auflösung von Negativität: *Liebe und Licht, Liebe und Licht, Liebe und Licht, Liebe und Licht.*
- Danken Sie dem Göttlichen und dem Universum: *Danke, danke, danke, danke.*

Die Macht der Liebe und des Lichts strömt in jene Arten der Negativität, die Sie in Ihren Bauch gesetzt haben, und transformiert sie auf der Stelle in Licht. Möge Ihnen diese Universale Meditation gut dienen.

DIE UNIVERSALE MEDITATION ZUR AUFLÖSUNG VON SCHLECHTEM KARMA

Wie im ersten Kapitel beschrieben, wird jeder Dienst, alles was Sie je für andere und für das Universum getan haben, auf ewig in der spirituellen Welt verzeichnet. Guter Dienst wie der Ausdruck von Liebe, Freundlichkeit und die Hilfe am Nächsten baut gutes Karma oder *Te* auf. Schlechter Dienst wie das Töten, Betrügen und Verletzen anderer, aber auch Gefühle wie Zorn und Rachsucht erzeugen spirituelle Blockaden und spirituelle Schulden, die man als schlechtes Karma mit sich herumträgt.

Tugendhaftes Verhalten nährt also die Seele, aber schlechtes Karma schadet der Seele und blockiert ihre Reise. Schlechtes Karma ist eine spirituelle Blockade. Wenn Sie sterben, wird Ihre Seele nach den Tugenden und dem Karma beurteilt, das Sie angesammelt haben.

Je weniger schlechtes Karma Ihre Seele mit sich herumträgt, desto erfüllter, glücklicher und gesünder wird Ihr Leben sein. Das trifft nicht nur auf Ihr jetziges Leben zu, sondern auch auf zukünftige Leben. Ihr Karma wirkt sich auch auf die Leben Ihrer Nachkommen aus.

Doch Sie können sich von dem schlechten Karma, das Sie mit sich herumtragen, reinigen. Die Universale Meditation schenkt Ihnen ein Instrument zur Auflösung von schlechtem Karma – Ihres eigenen und dem Karma anderer. Manche Menschen erleben wundersame Heilungen oder Lebenssegnungen, nachdem Sie die Universale Meditation zur Auflösung von schlechtem Karma praktiziert haben. Andere brauchen vielleicht mehrere Sitzungen, bevor sie irgendwelche Ergebnisse bemerken. Wie bei allen spirituellen Techniken der Seele-Geist-Körper-Medizin gilt auch hier: Seien Sie aufrichtig, dankbar und frei von Erwartungen.

Setzen Sie sich für die folgenden Übungen in den halben oder ganzen Lotussitz oder mit natürlich gekreuzten Beinen auf den Boden. Sie können auch auf einem Stuhl sitzen, aber halten Sie den Rücken gerade und lehnen Sie sich nicht an. Legen Sie die Zungenspitze fast an den Gaumen, aber berühren Sie ihn nicht. Ziehen Sie den Anus leicht zusammen. Schließen Sie die Augen und entspannen Sie.

Bitte um Vergebeung

Liebevolle Vergebung ist der Schlüssel zur Auflösung von schlechtem Karma. Die zwei Aspekte dieser geheimen Weisheit sind: anderen vergeben und von anderen Vergebung empfangen. Beginnen wir mit dem Bitten um Vergebung.

Bitten Sie andere aufrichtig und demütig um Vergebung. Beginnen Sie damit, all die Seelen zu visualisieren, die Sie je bewusst oder unbewusst verletzt haben. Rufen Sie diese Seelen und setzen Sie sie in Ihren Bauch: *Liebe Seelen, lieber Geist und liebe Körper von jedem, den ich einmal verletzt habe, dem ich je geschadet habe oder den ich übervorteilt habe, in diesem oder in vergangenen Leben, bitte kommt in meinen Bauch. Ich liebe euch. Ich bitte euch aufrichtig, mir all die Fehler in all meinen Leben zu vergeben. Bitte vergebt mir. Es tut mir leid.*

Bitten Sie das göttliche Licht in Ihren Bauch, auf dass es die Vergebung segne, die diese Seelen Ihnen zukommen lassen. Chanten Sie, um den Segen vom Gotteslicht zu empfangen: *Gotteslicht, Gotteslicht, Gotteslicht, Gotteslicht, Gotteslicht,* oder *Göttliches Licht, Göttliches Licht, Göttliches Licht, Göttliches Licht* oder *Universales Licht, Universales Licht, Universales Licht, Universales Licht.* Bitten Sie das Licht, Sie und jeden, den Sie verletzt haben, zu segnen. Chanten Sie mindestens eine Minute lang. Wenn Sie zum Ende kommen, danken Sie dem Licht und all den Seelen für ihre Liebe und ihren Segen. Entlassen Sie die Seelen dann wieder mit Dankbarkeit und Respekt: *Danke, danke, danke, danke. Gong song, Gong song, Gong song, Gong song.*

Abhängig von der Tiefe Ihrer Aufrichtigkeit mögen viele der Seelen, die Sie in Ihren Bauch gerufen haben, Ihnen vergeben. Wenn Sie diese Vergebung erhalten, sind Sie gesegnet. Je mehr Seelen Ihnen vergeben, desto bessere Heilergebnisse werden Sie erzielen. Wenn Ihnen manche Seelen jetzt nicht vergeben, bedeutet das nicht, dass sie es nie tun werden. Dann müssen Sie mehr tun. Vielleicht müssen Sie nochmals um Vergebung bitten. Vielleicht müssen Sie mehr Dienst anbieten oder mehr von Ihren karmischen Schulden abtragen.

Wenn Sie einen großen Fehler gemacht haben, großes Unglück verursacht haben oder gar in Mord und Totschlag verwickelt waren, kann es nicht genügen, einfach um Vergebung zu bitten. Vielleicht müssen Sie der Seele, der Sie geschadet haben, etwas von dem Guten zukommen lassen, das in Ihrer positiven Karma-Bilanz steht. Wie können Sie gute Taten weitergeben? Einfach indem Sie das Göttliche und die spirituelle Welt bitten, etwas von dem Guten auf Ihrem Karma-Konto an die Seelen zu überweisen, denen Sie etwas schulden. Sie können sagen: »Lieber Gott, bitte gib dieser Person meine guten Taten.«

Wenn Sie Ihre guten Taten auf diese Weise abgegeben haben, wird Ihr Leben möglicherweise schwieriger. Ein gebrochenes Herz, Krankheit, finanzielle Not, Fehlschläge, alles Mögliche kann geschehen. Sie müssen physisch, emotional, mental und spirituell leiden, um Ihr schlechtes Karma aufzulösen. Das Leiden und die

Schwierigkeiten sind alle ein Teil dieses Auflösungsprozesses, den Sie nicht umgehen können. Sie müssen Ihre guten Taten der Seele zukommen lassen, der Sie etwas schulden – in diesem Leben oder im nächsten. Das spirituelle Gesetz meint es ernst. Schlechtes Karma lässt sich nicht einfach fortwischen. Es muss zurückgezahlt werden.

Anderen vergeben

Der zweite Aspekt der Auflösung von schlechtem Karma ist, dass Sie jenen vergeben, die Ihnen etwas schulden. Stellen Sie sich all die Seelen vor, die Ihre Vergebung brauchen und rufen Sie sie in Ihren Bauch. *Liebe Seelen, lieber Geist und liebe Körper von allen, die mich in all meinen Leben je verletzt haben, die mir je geschadet oder mich übervorteilt haben, bitte kommt in meinen Bauch. Ich liebe euch, ich vergebe euch vollkommen. Ihr braucht mir nichts zurückzugeben.*

Dann vergeben Sie all den Seelen, die Sie je verletzt haben. Vergeben Sie ihnen vollständig undbedingungslos. Dies ist für das Auflösen von schlechtem Karma unerlässlich. Sagen Sie es nicht nur, sondern bieten Sie echte Vergebung an. Während Sie vergeben, bitten Sie um den Segen des Göttlichen, indem Sie *Gotteslicht* oder *Universales Licht* chanten. Praktizieren Sie das mindestens eine Minute lang, besser jedoch viel länger.

Wenn Sie anderen bedingungslos vergeben, brauchen Sie nicht zu denken, dass Sie etwas verloren haben oder übervorteilt wurden. Wenn Sie einen Dienst anbieten, der anderen oder der Gesellschaft als Ganzes dient, erhalten Sie vielleicht keinen materiellen Lohn, aber Sie werden unglaublichen spirituellen Segen erfahren. Sie erholen sich zum Beispiel von einer schweren Krankheit oder Ihre Beziehungen bessern sich, Ihr Geschäft läuft gut oder Sie leben gesünder und länger. Mögliches Unglück wird abgewendet und Ihr Leben ist gesegnet.

Der Himmel ist gerecht

Wie in Kapitel 1 bereits erwähnt, gibt es ein altes chinesisches Sprichwort, das die eben erwähnten Prinzipien bestens zusammenfasst: *Der*

Himmel ist höchst gerecht. Im Himmel gibt es Aufzeichnungen von allem, was in Ihrem Leben stattgefunden hat. Der Himmel kennt alle Ihre Fehler und guten Taten und alle Ihre Bemühungen um Wiedergutmachung, besonders Ihre bedingungslose Vergebung. Nach Ihrer Wiedergutmachung wird das Göttliche und der Himmel eines Tages unendlichen Segen über Ihnen ausschütten. Erst im Nachhinein werden Sie erkennen, welch großer Segen Ihnen zuteil wurde.

Erinnern Sie sich, Heil und Unheil gehen Hand in Hand. Wenn das Unheil kommt, löst sich damit Karma auf. Unheil und Blockaden werden erst enden, wenn all Ihr Karma aufgelöst ist, auch wenn es Jahre oder gar ein paar Leben lang dauern sollte. Doch wenn Sie daran arbeiten, schlechtes Karma aufzulösen, wird Ihnen weniger Unheil widerfahren und mehr Segen zuteil werden.

Universaler Dienst ist nötig

Die Universale Meditation zur Auflösung von schlechtem Karma schenkt Ihnen zwei praktische Werkzeuge: das Bitten um Vergebung und das Vergebung Schenken. Diese zwei Aspekte der Vergebung müssen bedingungslos angewendet werden, um Ihr Karma aufzulösen. Praktizieren Sie diese beiden Aspekte der Vergebung häufig. Das Auflösen von schlechtem Karma ist ein allmählicher Prozess, der Jahre oder Leben dauern kann – schließlich haben Sie Ihr Karma auch im Laufe mehrerer Leben angesammelt. Doch der Lohn ist unermesslich. Bedingungslose Vergebung wird jeden Bereich Ihres Lebens mit Heilung segnen.

Denken Sie daran, dass Sie auch dem Universalen Gesetz des Universalen Dienstes folgen müssen (siehe Kapitel 2), um Ihr Karma aufzulösen und Segen zu empfangen. Bieten Sie immer bedingungslosen universalen Dienst an, inklusive universale Liebe, Vergebung, Frieden, Heilung, Segen, Harmonie und Erleuchtung. Beklagen Sie sich nicht und klammern Sie sich an nichts. Folgen Sie diesen einfachen Regeln und nutzen Sie die Werkzeuge, die ich Ihnen gegeben habe. Zusammen bilden sie einen praktikablen und direkten Weg zur Auflösung von schlechtem Karma, zur Verbesserung Ihrer Lebensqualität und zur Segnung Ihrer Reise.

DIE UNIVERSALE MEDITATION ZUR LEBENSTRANSFORMATION

Hierbei geht es darum, die Universale Meditation zur Läuterung der Seele, des Geistes und des Körpers einzusetzen, um ein erfüllteres und sinnvolleres Leben zu führen. Die Taoisten vergleichen diesen Prozess mit der Verwandlung von Erz in Gold. Man scheidet die Schlacke ab und läutert so das Gold. Dieser Prozess wird immer wieder durchgeführt, um ein immer reineres Produkt zu erzielen, bis man schließlich das pure Gold vor sich hat. Im Laufe der spirituellen Reise bedeutet die Transformation des Lebens die Transformation der Seele (Erleuchtung), des Geistes (Reinheit des Geistes) und des Körpers (Ewiger Körper).

Auf der alltäglichen Ebene geht es bei der Lebenstransformation darum, Ihr Leben so zu läutern, dass es mehr mit göttlichem Licht und göttlicher Liebe erfüllt sein kann. Sie haben die Macht, jeden Aspekt Ihres Lebens zu transformieren – Gesundheit, Geschäft, Beziehungen, Konflikte – und in einen harmonischeren und liebevolleren Zustand zu verwandeln. Heilung ergibt sich dann als Folge davon.

Setzen Sie sich für die folgenden Übungen in den halben oder ganzen Lotussitz oder mit natürlich gekreuzten Beinen auf den Boden. Sie können auch auf einem Stuhl sitzen, aber halten Sie den Rücken gerade und lehnen Sie sich nicht an. Legen Sie die Zungenspitze fast an den Gaumen, aber berühren Sie ihn nicht. Ziehen Sie den Anus leicht zusammen. Schließen Sie die Augen und entspannen Sie sich.

Die Transformation von Beziehungen

Ich will Ihnen ein Beispiel für die Lebenstransformation in Beziehungen geben. Wenn Sie mit einem Ihrer Lieben oder mit Ihrem Partner ein Problem haben, können Sie mit der Universalen Meditation zur Lösung beitragen.

Stellen Sie sich die Person innerlich vor und bitten Sie sie, in Ihren Bauch zu kommen. Reden Sie mit der kleinen Person in Ihrem Bauch über das Problem: *Liebe Seele, lieber Geist und lieber Körper von ... (Name der Person), bitte kommt in meinen Bauch. Ich liebe euch. Wir haben ein Problem. Lasst uns darüber reden. Ich sehe die Situation so und so. Ihr seht sie anders. Wie können wir diese Situation lösen? Lasst uns einander auf halbem Wege entgegenkommen. Lasst uns beide mehr Verantwortung für das Problem und für seine Lösung übernehmen.*

Betrachten Sie gemeinsam die Situation und reden Sie darüber, alles in Ihrem Bauch. Versuchen Sie zunächst zu verstehen, welche Rolle Sie selbst dabei spielen. Vielleicht hat etwas, was Sie getan oder gesagt haben, dazu beigetragen. Wenn Sie es anders gesagt oder sich anders verhalten hätten, wäre das Problem vielleicht nicht entstanden. Finden Sie Ihre eigenen Schwächen heraus. Übernehmen Sie die Verantwortung für unangemessenes Verhalten. Entschuldigen Sie sich, wenn Sie Fehler gemacht haben. Tun Sie all dies mit Liebe und Vergebung. Dann werden sich die Lösung und Harmonie viel schneller einstellen. Beklagen Sie sich nicht über einander. Wenn Sie mit Ihrer Visualisierung fortfahren, lassen Sie beide Parteien Verantwortung für ihr Handeln übernehmen. Bitten Sie das Universum, Ihre Beziehung zu segnen. Bitten Sie darum, dass sie beide mit Liebe und Vergebung und Harmonie gesegnet werden.

Chanten Sie immer wieder: *Wir vergeben einander. Wir vergeben einander. Wir vergeben einander. Wir vergeben einander. Wir arbeiten zusammen. Wir arbeiten zusammen. Wir verstehen einander. Wir übernehmen beide Verantwortung für das Problem und seine Lösung.* Chanten Sie dann: *Liebe, Frieden und Harmonie, Liebe, Frieden und Harmonie, Liebe, Frieden und Harmonie, Liebe, Frieden und Harmonie.* Chanten Sie eine Minute lang oder länger. Stellen Sie sich während des Chantens vor, wie das Licht der Liebe, des Friedens, der Harmonie und der Vergebung Sie beide in Ihrem Bauch segnet.

Verwenden Sie diese Universale Meditation zur Lebenstransformation, um Ihre Beziehungsprobleme zu lösen – in Ihrem Bauch. Das mag unglaublich und vielleicht unmöglich klingen, aber probieren Sie es einfach einmal aus!

Die Transformation in der Geschäftswelt

In dieser Übung verwenden wir die Universale Meditation zur Transformation eines Geschäfts oder für Angelegenheiten aus der Geschäftswelt. Angenommen, Ihre Firma hat ein komplexes Problem, das Ihre Mitarbeiter lösen sollen. Halten Sie eine Seelenbesprechung in Ihrem Bauch ab! Stellen Sie sich all die Mitarbeiter innerlich vor und bitten Sie sie, in Ihren Bauch zu kommen. Sehen Sie auch sich selbst als kleine Person in Ihrem Bauch, zusammen mit Ihren Mitarbeitern. Beginnen Sie damit, jede anwesende Seele einzuladen, mit Ihnen zusammen zu chanten, universalen Dienst anzubieten und Segen aus dem Universum zu empfangen. Chanten Sie immer wieder: *Universaler Dienst, universaler Dienst, universaler Dienst, universaler Dienst; Gotteslicht, Gotteslicht, Gotteslicht, Gotteslicht.*

Durch das Chanten von »universaler Dienst« erinnern Sie alle Anwesenden an ihren Lebenssinn. Letztendlich ist universaler Dienst auch die Aufgabe Ihres Teams und Ihres Betriebs. Es ist jedermanns Aufgabe.

Nach dem Chanten bitten Sie die Anwesenden In Ihrem Bauch, einander zu unterstützen und auf der Seelenebene zu kooperieren. Dann eröffnen Sie die Diskussion. Erkunden und analysieren Sie die Situation. Bitten Sie jeden um seinen Beitrag. Reden Sie über Lösungsmöglichkeiten und entwickeln Sie einen Plan. Bevor die Sitzung zu Ende ist, bitten Sie jeden Teilnehmer Ihres Teams um seine volle Anteilnahme und seinen Segen für die Lösung. Damit unterstützen Sie die Verwirklichung der Lösungen, die Sie in Ihrer Seelenbesprechung entwickelt haben.

Auf die gleiche Weise können Sie in Ihrem Bauch auch Besprechungen zur Geschäftsentwicklung, Brainstormings, Planungen und Strategien durchführen. Halten Sie Ihre eigenen Seelenbesprechungen ab und beobachten Sie, wie sich die spirituellen Lösungen in der realen Welt manifestieren. Halten Sie Ihre Seelenbesprechungen vor den physischen Besprechungen ab, um die Kooperation, die Harmonie und den Erfolg zu stärken.

Denken Sie daran, alle Geschäfte haben zwei Mitarbeiter-Ebenen:

die physischen Mitarbeiter und die spirituellen oder himmlischen Mitarbeiter. Beide müssen harmonisch Hand in Hand arbeiten, damit der Betrieb erfolgreich läuft. Unterstützen Sie dies, indem Sie in Ihrem Bauch mit beiden Mitarbeiter-Teams Besprechungen abhalten. Nachdem Sie Ihre Mitarbeiter aus der physischen Welt in Ihren Bauch gebeten haben, rufen Sie auch Ihre himmlischen Mitarbeiter herbei, damit sie Ihnen mit ihrem spirituellen Rat zur Seite stehen. Die Lösungen, die Sie gemeinsam entwickeln, werden sich sehr erfolgreich in der physischen Welt verwirklichen lassen. Wenn Sie Ihre Sitzung beenden, bitten Sie Ihr himmlisches Team um seinen Segen, sowohl für die entwickelten Lösungen als auch für jeden Aspekt Ihres Geschäfts.

Während der Meditation kann Ihnen vom Göttlichen viel Weisheit zufließen. Wenn Ihre spirituellen Kanäle offen sind, können Sie von Ihrem himmlischen Team unglaubliche Ratschläge erhalten. Wenn Ihre spirituellen Kanäle nicht offen sind, wird der Segen des himmlischen Teams Ihren Geist dahin leiten, sich mit ihm zu koordinieren. Danach werden Sie Ihre geschäftlichen Angelegenheiten viel erfolgreicher planen, organisieren und durchführen. Denken Sie daran, Sie können so viel planen, wie Sie wollen, doch der Erfolg hängt vom Himmel ab, und er ist viel leichter zu erzielen, wenn Sie dem Rat des Himmels folgen.

Eine Transformation ist in jedem Bereich Ihres Lebens möglich, den Sie verändern wollen. Sie können diese Veränderung mit Hilfe der Universalen Meditation unterstützen, indem Sie in Ihrem Bauch Seelenbesprechungen abhalten. So verwandeln Sie familiäre Spannungen, verbessern Ihre Partnerbeziehung und verhandeln geschäftlich geschickter. Sie können jedes Problem, jede Situation und jeden Konflikt verwandeln und dabei Ihr Leben transformieren und läutern.

DIE UNIVERSALE MEDITATION ZUR SEELENERLEUCHTUNG

Was ist das Ziel der Seelenerleuchtung? Uns zu läutern. Den Prozess der Reinkarnation zu beenden. Ein erleuchtetes, unsterbliches Wesen zu sein, das dem Universum dient. Die Buddhisten glauben, dass Menschsein Leiden bedeutet und dass Erleuchtung der Schlüssel zur

Beendigung dieses Leidens ist. Wenn man stirbt, kehrt die Seele ins Universum zurück und reinkarniert dann ein paar Jahre später wieder, um auf Erden ein weiteres Leben des Lernens, des Leidens und idealerweise des Dienens durchzumachen. Auf und ab, auf und ab, auf und ab – der Zyklus der Reinkarnation geht immer weiter, bis die Seele rein genug ist, um erleuchtet zu werden.

Für die Erleuchtung muss die Seele auf der neunten, der höchsten Ebene des Himmels angelangt sein. Auf den niederen Ebenen gibt es viele Seelen, doch je höher man kommt, desto weniger werden es. Jede höhere Ebene erfordert größere Reinheit, größere Hingabe und mehr universalen Dienst. Wenn Ihre Seele die neunte Ebene erreicht hat, haben Sie viel Segen empfangen und sind erleuchtet. Dann kann Ihre Seele aufhören, sich zu reinkarnieren. Sie muss nicht mehr auf die Erde zurückkehren, es sei denn, sie möchte es oder wird mit einer bestimmten Mission beauftragt. Doch ein erleuchtetes Wesen zu sein bedeutet nicht, dass die Reise der Seele zu Ende ist. Jede der neun Ebenen des Himmels hat zwölf Unterebenen, die Seele muss also noch durch diese zwölf Unterebenen aufsteigen, bevor ihre Reise vollständig ist. Dieser Prozess kann Tausende von Jahren und viele Leben dauern. Halten Sie durch und Sie werden sich wie die Lotusblume rein und schön aus dem Schlamm erheben.

Das Leben auf der Erde, in diesem »roten Staub«, macht schmutzig. Es gibt viele Versuchungen. Krieg, Gier, Armut und Missbrauch umgeben uns von allen Seiten. Es herrscht Uneinigkeit, Gefühle werden verletzt, und überall wird gelogen und betrogen. Ständig wird schlechtes Karma produziert. Die Seelenerleuchtung ist für uns Menschen ein schwieriger Prozess. Die Negativität zu überwinden, das schlechte Karma aufzulösen, unsere Seelen, unseren Geist und unsere Körper zu läutern und unser Leben zu transformieren erfordert viel Mühe und Dienst. Die Universale Meditation zur Seelenerleuchtung vereint all diese Aspekte, damit Sie schneller zur Seelenerleuchtung gelangen.

Setzen Sie sich für die folgenden Übungen in den halben oder ganzen Lotussitz oder mit natürlich gekreuzten Beinen auf den Boden. Sie können auch auf einem Stuhl sitzen, aber halten Sie den Rücken gerade und lehnen Sie sich nicht an. Legen Sie die Zungenspitze fast an den Gaumen, aber berühren Sie ihn nicht. Ziehen Sie den Anus leicht zusammen. Schließen Sie die Augen und entspannen Sie sich.

Stellen Sie sich Ihre Seele als kleine Person in Ihrem Bauch vor. Ihre Seele sitzt da, glücklich und zufrieden. Bitten Sie das besondere Heilungs- und Segensmantra 3396815, *San San Jiu Liu Ba Yao Wu,* und Shas Goldene Heilkugel, zu Ihrer Seele zu kommen. Chanten Sie so schnell Sie können *San San Jiu Liu Ba Yao Wu.* Bitten Sie Shas Goldene Heilkugel, reines goldenes Licht auszustrahlen, um Ihre Seele zu läutern. Bitten Sie dann diese zwei besonderen spirituellen Gaben, Ihr Herz, Ihren Geist, Ihre Systeme, Organe und Zellen zu läutern. Diese zwei besonderen Gaben können Sie unermesslich segnen, schlechtes Karma auflösen, Negativität entfernen, heilen, Ihr Leben transformieren und Ihnen sehr dabei helfen, Ihre Seele, Ihr Herz, Ihren Geist und Ihren Körper zu läutern.

Wenden Sie diese beiden Gaben auf jede Zelle Ihres Körpers an. Reden Sie mit Ihrem Körper: *Liebe Seele, lieber Geist und lieber Körper meines Bauches, ich liebe euch. Liebe Seele, lieber Geist und lieber Körper von* San San Jiu Liu Ba Yao Wu *und Shas Goldener Heilkugel, bitte kommt in meinen Bauch. Liebe Seele, lieber Geist und lieber Körper jedes Systems, jedes Organs und jeder Zelle meines Körpers, ich liebe euch. Bitte wirkt alle zusammen, um jede Zelle meines Körpers zu heilen, zu läutern und zu transformieren. Transformiert jeden Aspekt meines Lebens. Bitte segnet mich mit reiner Liebe und bedingungslosem Dienst.*

Chanten Sie unablässig *Liebe und Licht, Liebe und Licht, Liebe und Licht, Liebe und Licht. Bedingungsloser Dienst, bedingungsloser Dienst, bedingungsloser Dienst, bedingungsloser Dienst.* Konzentrieren Sie sich und chanten Sie mindestens fünf Minuten lang. Praktizieren Sie diese Übung einige Male pro Tag, sie kann Ihnen unermesslichen Segen und große Fortschritte hin zur Seelenerleuchtung bringen. Üben Sie regelmäßig, je häufiger, desto besser.

Wer nach Seelenerleuchtung strebt, dem werden auf seiner spirituellen Reise von der spirituellen Welt Prüfungen auferlegt. Diese Prüfungen können vielerlei Formen annehmen. Vielleicht zweifeln Sie oder fühlen sich verwirrt und unausgeglichen. Vielleicht spüren Sie ein Zittern am Körper oder in Ihrem Inneren. Freunde und Familie können Sie verlassen. Keine Sorge, all das sind normale Reaktionen und ein Teil der Seelenläuterung. Auch spirituelle Prüfungen und physische Reaktionen gehören zum Prozess der Karma-Auflösung.

»Ohne Fleiß, kein Preis« gilt auch für die spirituelle Reise. Auf dieser Reise durchläuft jeder gewisse Prüfungen, die sich in jedem Lebensbereich als Hindernisse darstellen können. Wie man diese Hindernisse überwindet und die spirituelle Prüfung besteht? Durch einen klaren Geist und indem man ein anderes spirituelles Gesetz im Sinn behält: »Heil und Unheil gehen Hand in Hand.«

Sorgen Sie sich nicht, wenn Sie leiden müssen und fürchten Sie sich nicht vor Unheil. Beides gehört zum Prozess der Läuterung, Lebenstransformation und Seelenerleuchtung. Lassen Sie Leiden und Unheil nicht Ihr Wachstum unterbrechen. Bleiben Sie auf Ihrer spirituellen Reise zuversichtlich und geduldig. Vertrauen Sie auf das Göttliche und auf Ihre spirituellen Begleiter. Bieten Sie bedingungslose Liebe und bedingungslosen Dienst an. Durch Vertrauen, Glauben und Liebe wird die Seelenerleuchtung viel schneller kommen.

Die Universale Meditation kann Ihnen auf Ihrer spirituellen Reise sehr dienlich sein. Praktizieren Sie sie oft, und sie wird Sie Schritt für Schritt auf Ihrer spirituellen Reise zur Seelenerleuchtung weiterführen. Meine Botschaft an Sie alle auf Ihren spirituellen Reisen lautet: *Ich habe die Macht, mich selbst zu erleuchten. Ihr habt die Macht, euch selbst zu erleuchten. Gemeinsam haben wir die Macht, die Welt zu erleuchten.*

Wenden Sie die Universale Meditation an, um zu heilen, zu segnen, Beziehungen zu harmonisieren, schlechtes Karma aufzulösen, Ihr Leben zu transformieren und Seelenerleuchtung zu erlangen. Denken Sie daran, jeder und alles aus dem Universum kann von Ihnen eingeladen werden, Sie zu segnen und einander Dienst anzubieten – und all das findet in Ihrem Bauch statt.

Seien Sie flexibel und kreativ. Alle Arten von Segnungen können Ihnen durch die Universale Meditation zuteil werden. Gleichzeitig ermöglicht Ihnen die Universale Meditation, dem ganzen Universum Dienst und Segen anzubieten. Das wird den Segen, der Ihnen zuteil wird, nur verstärken.

Vereinen Sie sich zur Beendigung dieses Kapitels mit mir in einer Universalen Meditation, um dem ganzen Universum unseren Dienst anzubieten:

Liebe Seelen, lieber Geist und liebe Körper des Göttlichen, aller Buddhas, Heiligen, Heilungsengel, Erzengel, Aufgestiegener Meister, erleuchteter Lehrer und Meister jeder Religion und jedes Glaubenssystems; liebe Seelen, lieber Geist und liebe Körper jeder Stadt und jedes Landes, von Mutter Erde und allen Planeten, Galaxien und des ganzen Universums; liebe Seelen, lieber Geist und liebe Körper von jedem und allem im Universum, ich liebe euch. Bitte kommt alle in meinen Bauch.
Ich bin ein universaler Diener. Ihr seid universale Diener. Jeder und alles ist ein universaler Diener. Ein universaler Diener bietet universalen Dienst an, inklusive universaler Liebe, Vergebung, Frieden, Heilung, Segen, Harmonie und Erleuchtung. Zusammen wollen wir chanten, um bedingungslos universalen Dienst anzubieten.

Chanten Sie jedes der folgenden Mantren eine Minute lang:

Universales Licht, universales Licht, universales Licht, universales Licht.
Universaler Diener, universaler Diener, universaler Diener, universaler Diener.
Universaler Dienst, universaler Dienst, universaler Dienst, universaler Dienst.
Universale Liebe, universale Liebe, universale Liebe, universale Liebe.
Universale Vergebung, universale Vergebung, universale Vergebung, universale Vergebung.
Universaler Frieden, universaler Frieden, universaler Frieden, universaler Frieden.
Universale Heilung, universale Heilung, universale Heilung, universale Heilung.
Universaler Segen, universaler Segen, universaler Segen, universaler Segen.

Universale Harmonie, universale Harmonie, universale Harmonie, universale Harmonie.
Universale Erleuchtung, universale Erleuchtung, universale Erleuchtung, universale Erleuchtung.

Während Sie diese Mantren des universalen Dienstes chanten, stellen Sie sich vor, Sie enthalten in Ihrem Bauch das ganze Universum. Jede Seele im Universum singt mit Ihnen. Jede Seele bietet universale Liebe, Vergebung, Frieden, Heilung, Segen, Harmonie und Erleuchtung an.

Beenden Sie die Meditation, indem Sie allen Seelen für ihren Dienst, ihre Liebe und ihren Segen danken: *Danke, danke, danke, danke.* Dann entsenden Sie sie respektvoll wieder dorthin, wo sie herkamen: *Gong song, Gong song, Gong song, Gong song.*

Diese Meditation ist wahrhaftig *universal,* denn sie versammelt die Energien von jedem und allem, von allen Seelen im Universum. Es ist mir eine große Ehre, Sie durch diese Universale Meditation zu leiten, um dem ganzen Universum zu dienen.

Segen, Segen, Segen.

6

Anwendungen der Seele-Geist-Körper-Medizin

Die Einbeziehung der Seele in die Verbindung von Körper und Geist, die von den meisten Alternativ-Heilmethoden berücksichtigt wird, gibt dem Heilen eine neue Richtung. Diese jahrtausendealte Weisheit wird jetzt wieder neu offenbar.

In diesem Kapitel geht es um die praktische Anwendung der Seele-Geist-Körper-Medizin zur Heilung. Sie können dieses Buch wie ein Heil-Lexikon für Ihre Gesundheit und Ihr Wohlbefinden verwenden. In den ersten zwei Abschnitten dieses Kapitels, den Vier Kraft-Techniken und den Geheimen Energie-Kreisen, zeige ich weitere Heilungstechniken. Mit diesem Material haben Sie eine Fülle von Heilungspraktiken zur Verfügung, um Ihr Wohlbefinden auf der physischen, emotionalen, mentalen und spirituellen Ebene zu sichern und zu stärken. Diese Praktiken sind leicht anzuwenden, hochwirksam und lebensverändernd.

In den weiteren Abschnitten dieses Kapitels erfahren Sie von spezifischen Heilungsprogrammen zur Gewichtsabnahme, zur Genesung von einer Krebserkrankung und zur Heilung emotionaler Unausgeglichenheit. Die abschließenden Teile dieses Kapitels offenbaren Wissen über Gruppenheilungen, Fernheilungen und Schutz vor Krankheiten und Unheil und gehen auf das Thema globale Heilung ein. Im Kapitel 7 finden Sie dann einen umfassenden Ratgeber zur Anwendung der Vier Kraft-Techniken bei allgemein verbreiteten Beschwerden.

Wählen Sie die Heilmethode und die Heilprogramme aus, die Sie am meisten ansprechen. Wenden Sie diese Methoden für sich selbst und für Ihre Lieben an. Denken Sie daran, Sie haben die Macht, sich selbst zu heilen! Machen Sie Ihre Sache gut!

DIE VIER KRAFT-TECHNIKEN

Die Vier Kraft-Techniken der Seele-Geist-Körper-Medizin lassen sich in fast allen Anwendungsbereichen dieser neuen Medizin einsetzen. Bei den Vier Kräften handelt es sich um Seelenkraft, Geisteskraft, Klangkraft und Körperkraft. Jede von ihnen enthält schon für sich allein genommen starke Heilkräfte, aber gemeinsam angewandt sind sie noch viel wirksamer. Viele der Anwendungen der Vier Kraft-Techniken haben Sie schon in den vorigen Kapiteln kennen gelernt.

Warum müssen wir alle Vier Kraft-Techniken anwenden? Eine Krankheit ist viel mehr als ein körperliches Leiden. Sie müssen die Kraft der Seele, des Geistes und des Körpers beschwören, um sich auf der physischen, emotionalen, mentalen und spirituellen Ebene zu heilen. Seelenkraft, Geisteskraft, Klangkraft und Körperkraft sind einfache, aber hochwirksame Instrumente, um dies zu tun. Wenn Sie die Heilmethoden der Seele-Geist-Körper-Medizin anwenden, werden Sie erkennen, dass trotz des Zusammenwirkens dieser vier Kräfte die Seelenkraft die wirksamste von allen ist. Keine Heilung ist ohne die Mitwirkung, das Einverständnis und den Willen der Seele möglich. Seelenkraft ist das Grundprinzip der Seele-Geist-Körper-Medizin und die Quelle ihrer Wirksamkeit. Es kann nicht genug betont werden: *Zuerst heile die Seele – dann wird die Heilung von Geist und Körper folgen.*

Wir wollen die Vier Kraft-Techniken kurz zusammenfassen:

SEELENKRAFT beruht auf der Überlegenheit der Seele über die Materie. Wir verwenden also die Kraft der Seele, um zu heilen. Die primäre Seelenkraft-Technik der Seele-Geist-Körper-Medizin ist die »Sag Hallo«-Heilung (siehe Kapitel 2). Begrüßen Sie die Seelen und bitten Sie sie dann um Heilung. Wir können auf diese Weise die inneren Seelen unseres Körpers, unserer Systeme, Organe und Zellen begrüßen und um Heilung bitten, selbst die Seelen unserer DNS und RNS. Wir können auch alle äußeren Seelen der Natur, des Universums und des Göttlichen begrüßen und um Heilung bitten.

Klangkraft bezeichnet den Einsatz von Heilungsmantren und heilenden Klängen. Im 4. Kapitel habe ich Ihnen das »Weng Ar Hong« vorgestellt, ein mächtiges altes Heilmantra. Darüber hinaus habe ich Sie bereits mit ein paar modernen Mantren bekannt gemacht.

Geisteskraft beruht auf der Überlegenheit des Geistes über die Materie. Wir verwenden zur Heilung also die Kraft des Geistes, der Intention, der kreativen Visualisierung und des Gehirnpotenzials.

Körperkraft bezieht sich auf den Einsatz bestimmter Handhaltungen zur Heilung und zur Entwicklung der Energie. Besonders wichtig ist die Nahe-Hand-Ferne-Hand-Heilungstechnik (siehe Kapitel 7), die mein Meister Dr. Zhi Chen Guo entwickelt hat. Bei verschiedenen Beschwerden werden verschiedene Handhaltungen angewendet. Die Handhaltungen wirken, indem sie Energiefelder unterschiedlicher Intensität erzeugen. Die Energie fließt natürlicherweise von Feldern höherer Dichte (= blockierte Energie) zu Feldern von niedrigerer Dichte. Die Heilung tritt ein, wenn sich die Energieblockade auflöst und die Energie wieder frei fließen kann.

GEHEIME ENERGIE-KREISE

Wenn der Mensch, wie gelehrt wird, ein kleines Universum ist und die ganze Natur ein großes Universum, dann müssen wir das kleine Universum verstehen, um das große Universum zu begreifen und umgekehrt. Was immer im kleinen Universum geschieht, widerfährt auch dem großen Universum und umgekehrt. Im großen Universum fließt Energie in der Regel durch zwei Energie-Kreise, die das ganze Universum durchziehen: durch den *horizontalen* Energie-Kreis und durch den *vertikalen* Energie-Kreis.

In der physischen Welt repräsentieren die horizontalen und die vertikalen Energie-Kreise den Energiefluss in allem. In der Mathematik zum Beispiel stehen die x- und die y-Achse der kartesischen Ebenen für die horizontalen und vertikalen Energie-Kreise. Das christliche Kreuz ist ebenfalls ein Symbol dafür, denn in der spirituellen Welt sind die horizontalen und vertikalen Energie-Kreise der Schlüssel für den Energiefluss in jeder Seele des Universums. Im Körper wird der horizontale Energie-Kreis durch den Dai-Meridian repräsentiert. Der vertikale Energie-Kreis besteht aus den Ren- und Du-Meridianen. Beide sind mit dem Chong-Meridian verbunden, der auch als Chong Mai oder Zentraler Meridian bekannt ist. Diese vier wichtigen Meridiane der Traditionellen Chinesischen Medizin – Ren, Du, Dai und Chong – beginnen im »Schneeberg-Bereich«, dem fundamentalen Energiezentrum des Körpers (siehe Abb. 10).

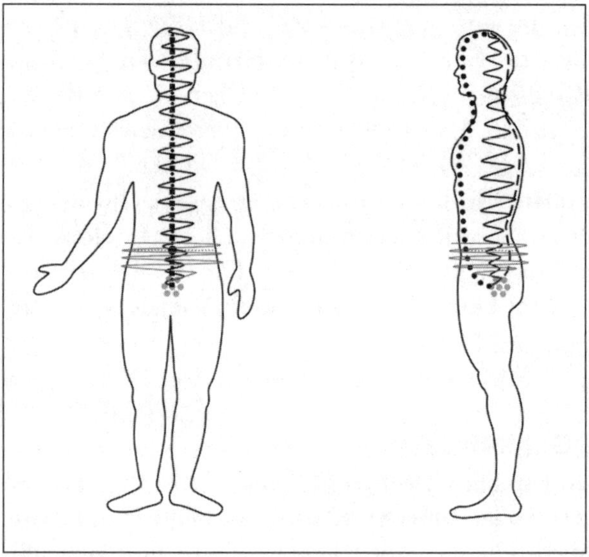

Abb. 10.
Die vier Hauptmeridiane gehen vom Schneeberg-Bereich aus

Das Gleichgewicht von Seele, Geist und Körper beruht auf dem Energiefluss in den horizontalen und vertikalen Energie-Kreisen. Ein guter

Energiefluss in diesen beiden primären Energie-Kreisen gewährleistet Gesundheit, Lebensqualität und eine hohe Lebenserwartung.

Auf einer höheren Ebene sind die horizontalen und vertikalen Energie-Kreise Schlüssel zur Transformation des Lebens und zur Erleuchtung von Seele, Geist und Körper. Auf der universalen Ebene bringen diese beiden Energie-Kreise Weltfrieden, Harmonie und Gleichgewicht. Der angemessene Fluss der horizontalen und vertikalen Energie-Kreise ist also sowohl für die Menschen als auch für das Universum der Schlüssel zur Harmonie.

Verbinden Sie sich mit dem großen Universum, wenn Sie den Energiefluss in Ihren horizontalen und vertikalen Energie-Kreisen fördern wollen. Bitten Sie es um Segen für Ihre Energie-Kreise und bieten Sie dem Universum Ihren Dienst an.

Üben Sie mit den Ren-, Du-, Dai- und Chong-Meridianen, um den Energiefluss in Ihren Energie-Kreisen zu fördern. Das Universum erfreut sich an der größeren Harmonie, die daraus hervorgeht. Genießen Sie den unermesslichen Segen an Gesundheit und Harmonie, der Ihnen zuteil werden wird.

Der vertikale Energie-Kreis

Der vertikale Energie-Kreis des Körpers ist eine Energieschlaufe, die vertikal durch die Ren- und Du-Meridiane kreist, die auch Ren-Du-Meridiane genannt werden.

Der Ren-Meridian beginnt im Schneeberg-Bereich und fließt die *vordere* Mittellinie entlang bis zum Schädeldach. Er sammelt die Energie von sechs Yin-Meridianen ein: Leber, Herz, Milz, Lunge, Niere und Pericardium.

Der Du-Meridian beginnt ebenfalls im Schneeberg-Bereich, fließt aber die *rückwärtige* Mittellinie entlang bis zum Schädeldach. Er sammelt die Energie von sechs Yang-Meridianen ein: Galle, Dünndarm, Magen, Dickdarm, Blase und San Jiao (der sogenannte Dreifache Erwärmer in Bezug auf den Oberen Jiao, d.h. den Körper oberhalb des Zwerchfells, den Mittleren Jiao zwischen Zwerchfell und Nabel und den Unteren Jiao zwischen Nabel und Genitalien. Um gesund zu sein, müssen das Chi und die Körperflüssigkeiten ungehindert durch den San Jiao fließen).

Die Ren- und Du-Meridiane verbinden sich und erzeugen den vertikalen Energie-Kreis. Zusammen sammeln die Ren- und Du-Meridiane die Energie von zwölf Meridianen ein. Die Unterstützung des Energieflusses in den Ren-/Du-Meridianen stärkt daher den Energiefluss in den zehn Hauptorganen, im Pericardium und im San Jiao. Dies ist eine wichtige, aber wenig bekannte Methode, alle wichtigen Organe und den ganzen Körper zu heilen.

Wie kann man den Energiefluss in diesem wichtigen Energie-Kreis stärken? Indem wir die Vier Kraft-Techniken anwenden:

Körperkraft. Setzen Sie sich in den halben oder ganzen Lotussitz oder mit natürlich gekreuzten Beinen auf den Boden. Sie können auch auf einem Stuhl sitzen, aber halten Sie den Rücken gerade und lehnen Sie sich nicht an. Legen Sie die Zungenspitze fast an den Gaumen, aber berühren Sie ihn nicht. Ziehen Sie den Anus leicht zusammen. Schließen Sie die Augen und entspannen Sie.

Um den vertikalen Energie-Kreis zu stärken, können Sie zwei verschiedene Handhaltungen verwenden. In jedem Fall bilden Sie mit jeder Hand aus Daumen und Zeigefinger einen Ring. Halten Sie die Fingerspitzen nahe aneinander, ohne dass sie sich berühren. Die anderen Finger sind entspannt und leicht gebogen.

- *Kraft in Richtung des Energieflusses*: Handhaltung A. Legen Sie beide Hände mit den Handflächen nach hinten unter die Ohren (siehe Abb. 11). Diese Handhaltung bewirkt, dass die Energie vom Schneeberg-Bereich die Mittellinie hinauf und den Ren-Meridian entlang nach oben zum Schädeldach fließt und dann den Du-Meridian entlang auf der Rückseite nach unten zum Schneeberg-Bereich. Das ist die Richtung des Energieflusses im Körper (siehe Abb. 12).
- *Kraft in Richtung des Materieflusses*: Handhaltung B. Halten Sie beide Hände mit den Handflächen nach vorne unter die Ohren (siehe Abb. 13). Diese Handhaltung bewirkt, dass die Energie vom Schneeberg-Bereich die rückwärtige Mittellinie entlang durch den Du-Meridian bis zum Schädeldach fließt und dann die vordere Mittellinie entlang durch den Ren-Meridian zurück

zum Schneeberg-Bereich (siehe Abb. 14). Das ist die Richtung des Materieflusses im Körper.

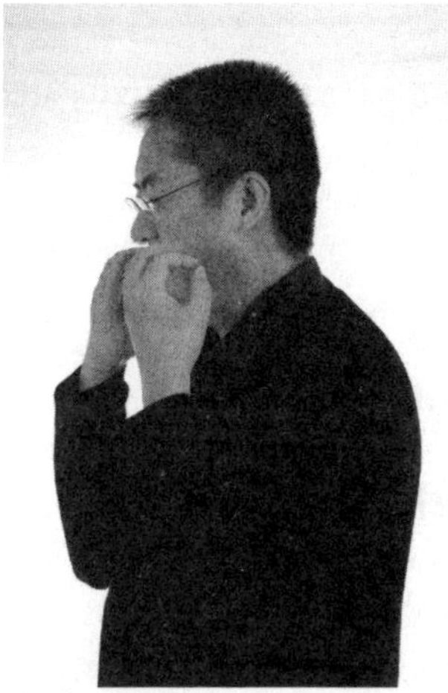

Abb. 11.
Körperkraft (Handhaltung A) in Richtung des Energieflusses

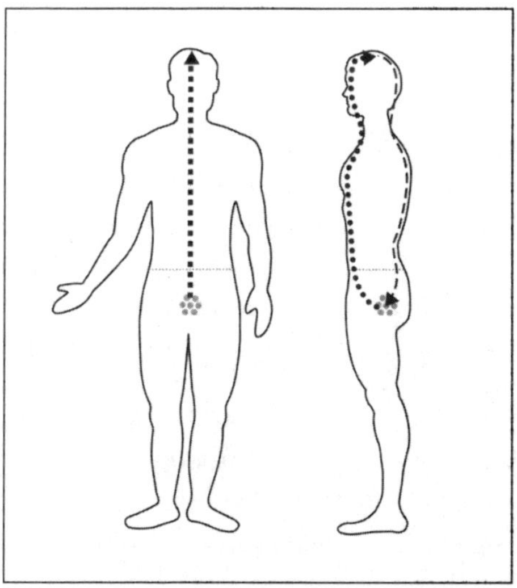

Abb. 12.
Richtung des Energieflusses

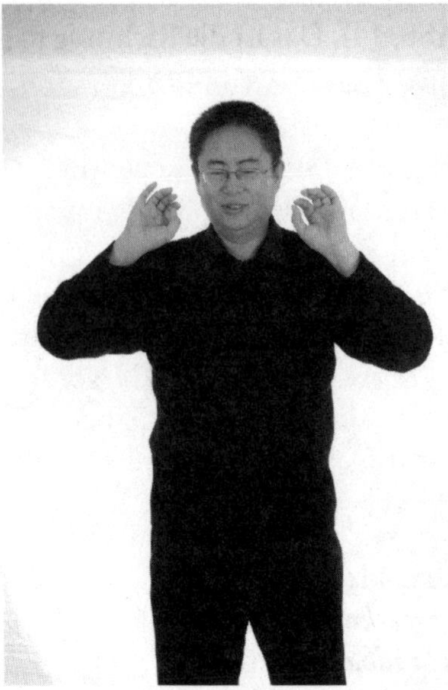

Abb. 13.
Körperkraft (Handhaltung B) in Richtung des Materieflusses.

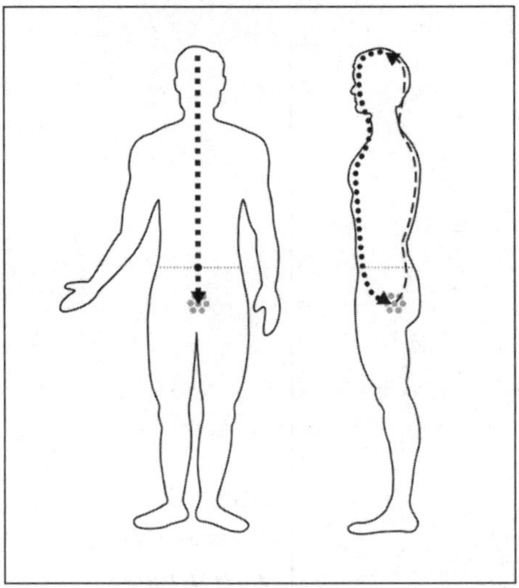

Abb. 14.
Richtung des Materieflusses

Wenn Sie essen, bewegt sich Materie (Nahrung) durch den Verdauungstrakt, von der Speiseröhre in den Magen, dann durch Dünndarm und Dickdarm, um die Nahrung zu absorbieren und zu speichern, und schließlich wird der Abfall durch den Anus ausgeschieden. Die Handhaltung B stärkt diesen Fluss der Materie durch den Körper.

Wenn die Nahrung das Verdauungssystem durchläuft, stimuliert sie die Zellschwingung in den Organen der Systeme (Magen, Dünndarm und Dickdarm). Das veranlasst sie, Energie in den Raum zwischen den Organen abzustrahlen. Diese Energie fließt die vordere Mittellinie entlang durch den Ren-Meridian hinauf bis oben zum Schädeldach und entlang der rückwärtigen Mittellinie durch den Du-Meridian wieder zurück zum Schneeberg-Bereich. Die Handhaltung A stärkt diesen Energiefluss im Körper.

Die Handhaltung B ist für jene Menschen geeignet, die größtenteils auf die materielle Ebene beschränkt sind. Die Handhaltung A ist für Heilige, die nicht auf diese Ebene beschränkt sind. Doch auch als menschliche Wesen können wir den vertikalen Energie-Kreis mit beiden Handhaltungen nutzen. Beide sind wichtig und nützlich, aber um Ihre Energie hoch zu entwickeln und Ihre spirituelle Reise bis zur Ebene der Heiligen vorwärts zu treiben, müssen Sie die Handhaltung A einsetzen.

Seelenkraft. Begrüßen Sie die Meridiane und bitten Sie sie um Heilung: *Liebe Seelen, lieber Geist und liebe Körper meines vertikalen Energie-Kreises, meines Ren- und meines Du-Meridians, der geheimen Handhaltung, der Zahl Null und des goldenen Lichtkreises, ich liebe euch. Bitte stärkt den Energie- und Lichtfluss in meinen Ren- und Du-Meridianen. Öffnet diese Meridiane bitte vollständig. Entfernt alle Blockaden aus meinen Ren- und Du-Meridianen, um mich in meinen physischen, emotionalen, mentalen und spirituellen Körpern zu heilen. Ihr habt die Macht, euch selbst zu heilen. Bitte macht eure Sache gut. Danke. Danke. Danke.*

Klangkraft. Chanten Sie die Zahl Null auf Chinesisch: *Dong, Dong, Dong, Dong*. Betrachten Sie das Zeichen 0. Es ist rund, oval. Es vermittelt die Botschaft eines Kreises: eine wichtige Bedeutung.

Jetzt schauen Sie sich um. Betrachten Sie die Blätter an den Bäumen. Die meisten sind rund oder oval. Haben Sie je ein quadratisches Blatt gesehen? Denken Sie an Ihre Zellen, die kleinste unabhängige Funktionseinheit des Körpers. Auch sie sind rund oder oval. Das Gleiche gilt auch für die Zell-Organellen.

Die Energie fließt kreisförmig durch den Körper. Energie-Kreise gibt es im ganzen Körper, bis hin zu den Organen, den Zellen, zur DNS und RNS. Energie fließt spiralförmig durch das Universum. Spiralen sind eine unendliche Reihe von Kreisen und Ovalen. Das sind die natürlichen Energiemuster im Universum – rund, oval oder spiralförmig. Energie fließt nicht in scharfen Ecken und wechselt nicht abrupt die Richtung.

Diese einfache und tiefe Wahrheit über den natürlichen Energiefluss im Universum ist wichtig zum Verständnis der Heilung von Seele, Geist und Körper. Das Wissen, das auf das größere Universum zutrifft, stimmt auch für das kleinere Universum des menschlichen Körpers. Nutzen Sie dieses Wissen, wenn Sie sich selbst und andere, sei es in Person oder über eine Entfernung hinweg, heilen wollen. Bewegen Sie das heilende Licht immer in runden, ovalen oder spiralförmigen Mustern. Das gilt für Menschen, Tiere, Pflanzen, für alles.

Geisteskraft. Stellen Sie sich vor, wie goldenes Licht kontinuierlich in einer vertikalen Schlaufe durch die Ren- und Du-Meridiane Ihres Körpers fließt. Die Richtung des Energieflusses hängt davon ab, welche Handhaltung Sie verwenden. Mit der Handhaltung A stellen Sie sich vor, wie das goldene Licht vom Schneeberg-Bereich aus durch den Ren-Meridian entlang der vorderen Mittellinie bis zum Schädeldach fließt und dann durch den Du-Meridian entlang der rückwärtigen Mittellinie zurück zum Schneeberg-Bereich. Diese Richtung des vertikalen Energie-Kreises für Heilige stärkt den Energiefluss im Körper. Mit Handhaltung B stellen Sie sich vor, wie das goldene Licht vom Schneeberg-Bereich aus den Du-Meridian entlang rückwärtig bis oben zum Schädeldach fließt und dann den Ren-Meridian auf der Vorderseite entlang wieder zurück zum Schneeberg-Bereich. Diese Richtung des vertikalen Energieflusses für normale Menschen stärkt den Fluss der Materie durch den Körper.

Zusammenfassung: Der vertikale Energie-Kreis

Praktizieren Sie den vertikalen Energie-Kreis, indem Sie sich zunächst bequem hinsetzen. Wählen Sie, welche Handhaltung Sie nehmen wollen. Aktivieren Sie Ihre Seelenkraft, indem Sie die entsprechenden Seelen zur Heilung herbeirufen. Dann chanten Sie unablässig *Dong, Dong, Dong, Dong.* Gleichzeitig stellen Sie sich vor, wie das goldene Licht durch den vertikalen, aus Ren- und Du-Meridianen gebildeten Energie-Kreis fließt. Visualisieren Sie, wie das Licht immer schneller und schneller fließt. Chanten Sie, so schnell Sie können. Lassen Sie den goldenen, vertikalen Energie-Kreis so schnell zirkulieren, wie Sie können.

Praktizieren Sie den vertikalen Energie-Kreis jeweils sieben Minuten lang. Es ist sehr wichtig, diese Sieben-Minuten-Regel zu beachten. Egal, ob Sie einmal oder mehrmals am Tag üben, tun Sie es immer sieben Minuten lang.

Diese Technik heilt alle wichtigen inneren Organe. Die Stärkung des Flusses im vertikalen Energie-Kreis wird die Gesundheit Ihres physischen, emotionalen, mentalen und spirituellen Körpers enorm verbessern. Sie werden Heilungen erleben, die Sie sich kaum erträumen können.

Der horizontale Energie-Kreis

Der horizontale Energie-Kreis des Körpers bewegt sich durch den Dai-Meridian. Er wird auch Gürtel-Meridian genannt und ist einer der vier Hauptmeridiane, die im Schneeberg-Bereich beginnen. Von der Vorderseite der Wirbelsäule aus verläuft der Dai-Meridian entlang der Rückseite des Körpers bis auf die Höhe des Nabels und kreist dann um die Taille herum (siehe Abb. 15).

Um zu heilen, gesund zu bleiben und Krankheiten vorzubeugen, muss die Energie ungehindert durch diesen horizontalen Energie-Kreis fließen. Üben Sie, den Dai-Meridian offen zu halten und weiterzuentwickeln.

Das Geheimnis zur Öffnung des Dai-Meridians liegt in der Verbindung mit den horizontalen Energie-Kreisen des Universums. Verbinden Sie Ihr kleines Universum mit dem großen Universum. Wenn Sie mit dem horizontalen Energie-Kreis praktizieren, stellen

Sie sich vor, wie sich Ihr eigener horizontaler Energie-Kreis mit den horizontalen Energie-Kreisen im großen Universum verbindet. Verbinden Sie sich mit Mutter Erde, jedem Planeten, jeder Galaxie und jedem Universum. Verbinden Sie sich mit jedem Baum, Berg, Meer und Regentropfen. Bitten Sie die Seelen, den Geist und die Körper von jedem und von allen, mit Ihnen zu üben, um den Energiefluss in den horizontalen Energie-Kreisen zu stärken und Ihren horizontalen Energie-Kreis zu segnen.

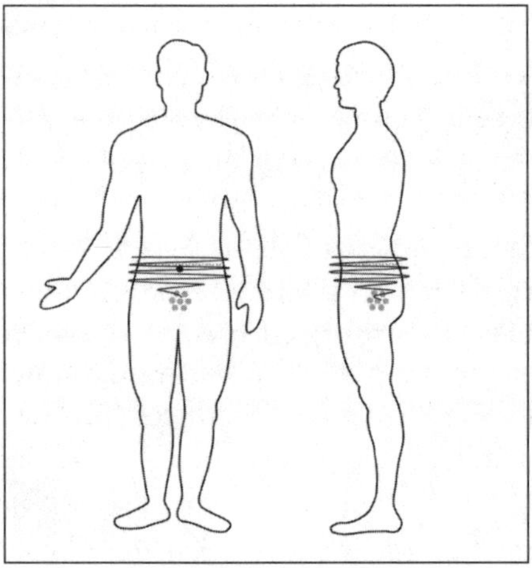

Abb. 15.
Dai-Meridian – der horizontale Energie-Kreis

Heilung und Segen fließt in beide Richtungen. Wenn Sie dem ganzen Universum Ihren Dienst anbieten, dann empfangen Sie Segen vom Universum. Andere Seelen erfreuen sich an Ihrem Dienst. Je mehr Sie anbieten, desto mehr Segen wird Ihnen zuteil.

Für die Heilung stellen Sie sich vor, wie der horizontale Energie-Kreis kontinuierlich durch Ihren mittleren Leib fließt. Goldenes Licht strömt vom Universum herein und energetisiert den horizontalen Energie-Kreis in Ihrem Körper. Der horizontale Energie-Kreis kann sich auf und ab zu jedem Teil Ihres Körpers bewegen, der Heilung braucht. Lassen Sie den goldenen Lichtkreis bis zum Schädeldach aufsteigen und bis unten zu Ihren Füßen sinken. Sie können seinen Umfang verkleinern und erweitern, von der Haut bis zu den

Knochen oder einzelnen Organen, die Heilung brauchen. Bewegen Sie den horizontalen Energie-Kreis überall hin, so dass er in jedem Organ, jeder Zelle, jedem DNS- und RNS-Strang Ihres Körpers fließen kann. Wenden Sie die Vier Kraft-Techniken an, um den horizontalen Energiefluss im Dai-Meridian zu stärken:

Körperkraft. Setzen Sie sich in den halben oder ganzen Lotussitz oder mit natürlich gekreuzten Beinen auf den Boden. Sie können auch auf einem Stuhl sitzen, aber halten Sie den Rücken gerade und lehnen Sie sich nicht an. Legen Sie die Zungenspitze fast an den Gaumen, aber berühren Sie ihn nicht. Ziehen Sie den Anus leicht zusammen. Schließen Sie die Augen und entspannen Sie. Halten Sie Ihre Hände vor Ihren Bauch, so dass die Handflächen zum Körper zeigen und alle Fingerspitzen nah beieinander sind, ohne sich zu berühren (siehe Abb. 16). Die Hände berühren nicht den Körper.

Ihre Daumen und Zeigefinger bilden einen Kreis. Das Geheimnis dieser Handhaltung liegt darin, dass jeder Finger die Energie eines wichtigen inneren Organs repräsentiert, wie in Tabelle 3 dargestellt. Der Daumen steht für die Energie der Milz und des Magens, der Zeigefinger für die Leber und die Galle, der Mittelfinger für Herz und Dünndarm, der Ringfinger für Lungen und Dickdarm und der kleine Finger für Nieren und Blase. Diese Organpaare repräsentieren die fünf Elemente der Traditionellen Chinesischen Medizin: Holz, Feuer, Erde, Metall und Wasser.

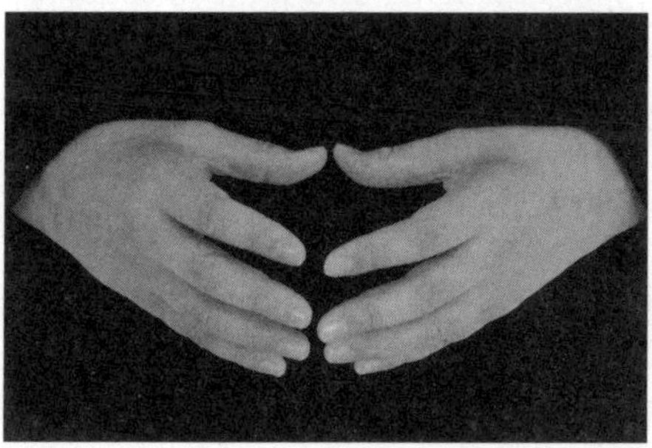

Abb. 16.
Die Handhaltung der Fünf Elemente für den horizontalen Energie-Kreis

Tabelle 3. Die Fünf Elemente der Finger			
Element	Yin-Organ	Yang-Organ	Finger
Holz	Leber	Galle	Zeigefinger
Feuer	Herz	Dünndarm	Mittelfinger
Erde	Milz	Magen	Daumen
Metall	Lungen	Dickdarm	Ringfinger
Wasser	Nieren	Blase	Kleiner Finger

Die Körperkraft dieser Handhaltung stärkt den Fluss im Energie-Kreis in allen Organen der Fünf Elemente. Ihre Hände bilden buchstäblich einen horizontalen Energie-Kreis. Jedes Fingerpaar bildet mit den Daumen einen horizontalen Energie-Kreis. Die Finger weisen aufeinander, ohne sich zu berühren, um damit mehr Energie zu stimulieren. Die kleine Lücke zwischen den Fingern stimuliert mehr Zellschwingung in den Fingern. Alle Organe der Fünf Elemente erhalten dadurch mehr Anregung.

Seelenkraft. Wenn Sie den horizontalen Energiekreis praktizieren, bitten Sie die Seelen, den Geist und die Körper der horizontalen Energiekreisläufe der Erde, jedes Planeten und jeder Galaxie des Universums, mit Ihnen zu praktizieren. Bitten Sie alle, den Fluss in ihren horizontalen Energie-Kreisen zu stärken. Bitten Sie gleichzeitig darum, dass das Licht ihres horizontalen Energie-Kreises zu Ihrem eigenen goldenen Lichtkreis kommen möge. Hier ist ein Beispiel dafür, wie Sie die »Sag Hallo«-Heilung mit dem horizontalen Energie-Kreis anwenden können:

Liebe Seele, lieber Geist und lieber Körper meines Dai-Meridians;
Liebe Seele, lieber Geist und lieber Körper meiner Handhaltung;
Liebe Seele, lieber Geist und lieber Körper von Dong, *der Zahl Null*;

Liebe Seele, lieber Geist und lieber Körper meines horizontalen goldenen Lichtkreises; Liebe Seelen, lieber Geist und liebe Körper der horizontalen, goldenen Lichtkreise von Mutter Erde, allen Planeten und allen Galaxien des Universums, ich liebe euch alle. Bitte unterstützt mich. Ihr habt unglaubliche Kraft, um den Fluss in meinem horizontalen Energie-Kreis zu stärken und auch den Fluss in jedermanns horizontalem Energie-Kreis. Bitte segnet jedermanns horizontalen Energie-Kreis und segnet auch den meinen. Ich fühle mich sehr geehrt und gesegnet. Danke, danke, danke.

Klangkraft. Chanten Sie die Zahl Null auf Chinesisch: *Dong, Dong, Dong, Dong.* Dong zu chanten ist eine besondere Methode, um den Energiefluss in runde, ovale oder spiralförmige Muster zu lenken.

Geisteskraft. Stellen Sie sich um Ihre Taille, entlang des Dai-Meridians, einen goldenen Lichtkreis vor. Sie können sich das Drehen dieses Lichtes langsam oder schnell vorstellen, in größeren oder kleineren Kreisen, um die Haut, um die Knochen oder wo immer Sie mögen. Das goldene Licht kann sich links herum oder rechts herum drehen:

Im Uhrzeigersinn: Dies entspricht der Praxis für gewöhnliche Menschen. Es ist wichtig, diesen Kreis so oft und so schnell kreisen zu lassen, wie Sie können.

Entgegen dem Uhrzeigersinn: Dies entspricht der Praxis der Heiligen. Wenn Sie Ihre Energie weiterentwickeln und Ihre spirituelle Reise beschleunigen wollen, reicht die Drehung im Uhrzeigersinn nicht. Dann müssen Sie auch üben, den horizontalen Energie-Kreis entgegen dem Uhrzeigersinn zirkulieren zu lassen.

Zusammenfassung: Der horizontale Energie-Kreis

Bringen Sie Ihre Hände in der Handhaltung der Fünf Elemente nahe an Ihren Bauch (siehe Abb. 16). Beschwören Sie die Seelenkraft, indem Sie die inneren und äußeren Seelen begrüßen. Chanten Sie *Dong, Dong, Dong, Dong.* Chanten Sie während der ganzen Übung. Gleichzeitig visualisieren Sie horizontale Kreise goldenen Lichts, die in jedem Ihrer Systeme, Organe und in allen Zellen fließen und kreisen.

Stellen Sie sich die horizontalen Energie-Kreise auch in jedem Planeten, in jeder Galaxie und in allem im Universum vor. Visualisieren Sie einen großen horizontalen Energie-Kreis aus goldenem Licht, der durch das ganze Universum fließt. Lassen Sie das goldene Licht schneller und heller fließen. Auf diese Weise stärken Sie den Fluss des horizontalen Energie-Kreises des gesamten Universums.

Jetzt versetzen Sie den horizontalen Energie-Kreis des Universums in Ihren Körper. Das goldene Licht des Universums verschmilzt mit dem Licht Ihres eigenen horizontalen Energie-Kreises. Jetzt fließt der horizontale Energie-Kreis des ganzen Universums in Ihrem Körper und nährt Sie. Jedes Ihrer Organe, Systeme und jede Ihrer Zellen empfängt Heilung, bis hin zu Ihrer DNS und RNS. Die Energie des Universums schickt Heilungssegen in Ihren physischen, emotionalen, mentalen und spirituellen Körper.

Praktizieren Sie den Energiefluss im horizontalen Energie-Kreis mindestens sieben Minuten lang. Üben Sie mindestens zwei Mal am Tag, je öfter, desto besser. Die Heilung, der Segen und die spirituelle Sättigung, die Sie daraus erfahren werden, sind unermesslich.

Der Chong-Meridian

Der Chong-Meridian ist einer der vier Hauptmeridiane, die im Schneeberg-Bereich beginnen. Er fängt am unteren Ende der Wirbelsäule an, bewegt sich spiralförmig vor der Wirbelsäule hinauf zum Gehirn und endet oben auf dem Kopf (siehe Abb. 17).

Sie erinnern sich daran, dass der Ren-Meridian die Energie von sechs Yin-Meridianen sammelt und der Du-Meridian die Energie von sechs Yang-Meridianen. Die Energie dieser zwei Meridiane verschmilzt dann im Chong-Meridian, oder auch Chong Mai genannt, was der »Zentrale Meridian« heißt.

So sammelt der Chong-Meridian die Energie von vierzehn Meridianen ein: die Energie der sechs Yin-Meridiane (Leber, Herz, Milz, Lunge, Niere und Pericardium), der sechs Yang-Meridiane (Galle, Dünndarm, Magen, Dickdarm, Blase und San Jiao), plus der Energie des Ren-Meridians und des Du-Meridians. Die Entwicklung des

Chong-Meridians fördert also den Energiefluss in vierzehn Meridianen. Die Entfernung von Energieblockaden aus dem Chong-Meridian ist eine der tiefgreifendsten Heilungstechniken.

Sie können den Chong-Meridian entwickeln und Energieblockaden entfernen, indem Sie die Vier Kraft-Techniken anwenden.

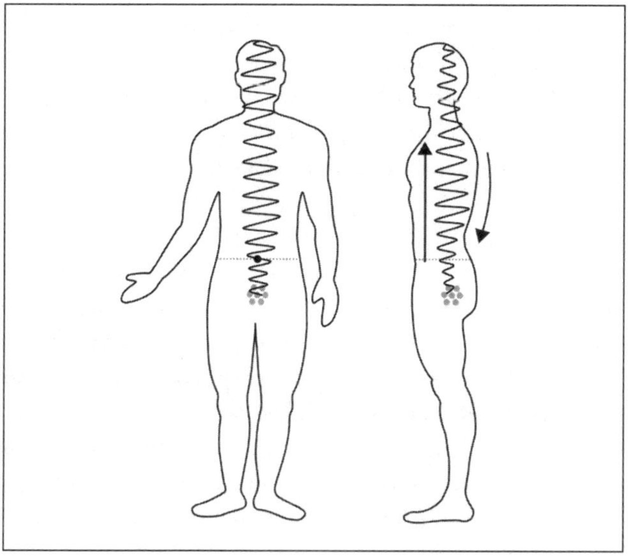

Abb. 17. *Der Chong Meridian*

Körperkraft. Setzen Sie sich in den halben oder den ganzen Lotussitz oder mit natürlich gekreuzten Beinen auf den Boden. Sie können auch auf einem Stuhl sitzen, aber halten Sie den Rücken gerade und lehnen Sie sich nicht an. Legen Sie die Zungenspitze fast an den Gaumen, aber berühren Sie ihn nicht. Ziehen Sie den Anus leicht zusammen. Schließen Sie die Augen und entspannen Sie sich.

Berühren Sie mit dem Mittelfinger der einen Hand die oberste Stelle Ihres Kopfes am Bai-Hui-Akupunkturpunkt. Diesen Punkt finden Sie an dem Kreuzungspunkt einer Linie von der Nasenspitze zum Hinterkopf und einer Linie von dem obersten Ende des einen Ohres zum anderen. Der Mittelfinger der anderen Hand berührt den

Nabel. Wenn Ihre Arme ermüden, wechseln Sie die Hände (siehe Abb. 18).

Seelenkraft. Begrüßen Sie die inneren und äußeren Seelen und bitten Sie um Heilung. *Liebe Seele, lieber Geist und lieber Körper meines Chong-Meridians; liebe Seelen, lieber Geist und liebe Körper meiner Mittelfinger; liebe Seele, lieber Geist und lieber Körper von Weng Ma Ni Ba Ma Hong* (siehe Klangkraft); *liebe Seele, lieber Geist und lieber Körper der goldenen Lichtkugel* (siehe Geisteskraft), *ich liebe euch. Ihr habt die Macht, meinen Chong-Meridian zu heilen und zu entwickeln. Macht eure Sache gut. Danke. Danke. Danke.*

Klangkraft. Weng Ma Ni Ba Ma Hong ist das Mantra von Kuan Yin, der Göttin des Mitgefühls, auch bekannt als Ling Hui Sheng Shi, was übersetzt heißt: *Seelen-Klugheit-Heilige und -Dienerin.* Als eines der machtvollsten Heilungsmantren der Geschichte wurde Weng Ma Ni Ba Ma Hong bereits von Millionen von Menschen rezitiert. Das Chanten dieses Mantras entwickelt die Kraft des Chong-Meridians und entfernt Energieblockaden aus diesem Kanal. Chanten Sie dieses Mantra und Sie werden eine vollkommene Heilung in Ihrem physischen, emotionalen, mentalen und spirituellen Körper erfahren.

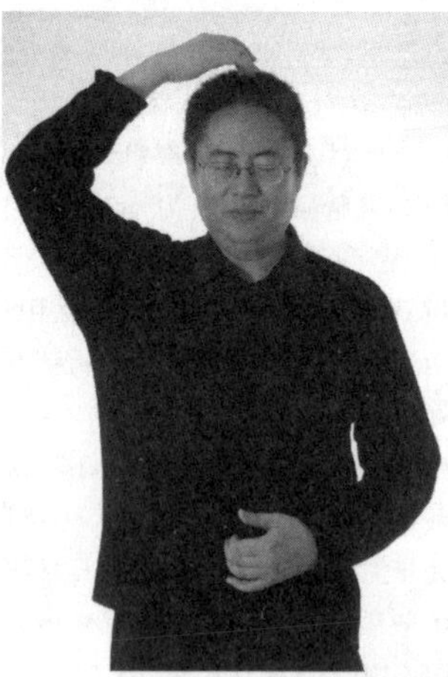

Abb. 18.
Körperkraft für den Chong-Meridian

Geisteskraft. Stellen Sie sich vor, wie eine goldene Lichtkugel aus dem Universum durch den Bai-Hui-Akupunkturpunkt oben in Ihren Kopf eintritt. Diese goldene Lichtkugel hat ungefähr fünf Zentimeter Durchmesser. Sie dreht sich im Uhrzeigersinn und wandert vor Ihrer Wirbelsäule den Chong-Meridian entlang hinab. Wenn sie den Schneeberg-Bereich erreicht, dreht sich die goldene Lichtkugel entgegen dem Uhrzeigersinn und wandert den Chong-Meridian entlang wieder hinauf zum Bai-Hui-Akupunkturpunkt. Wiederholen Sie dieses Auf- und Abwandern der Lichtkugel mehrfach in Ihrer Vorstellung.

Zusammenfassung: Der Chong-Meridian

Nehmen Sie die Körperkraft-Haltung ein. Aktivieren Sie die Seelenkraft, indem Sie die inneren und äußeren Seelen begrüßen. Chanten Sie während der gesamten Übung so schnell Sie können *Weng Ma Ni Ba Ma Hong, Weng Ma Ni Ba Ma Hong, Weng Ma Ni Ba Ma Hong, Weng Ma Ni Ba Ma Hong.*

Gleichzeitig stellen Sie sich vor, wie eine goldene Lichtkugel aus dem Universum oben in Ihren Kopf eintritt und sich rechts herum drehend den Chong-Meridian entlang zum Schneeberg-Bereich wandert. Dann dreht sie sich links herum und wandert den Chong-Meridian hinauf wieder bis an die Schädeldecke. Stellen Sie sich vor, wie diese Lichtkugel ständig auf und ab wandert.

Praktizieren Sie mit dem Chong-Meridian auf diese Weise zwei bis drei Mal am Tag, besser häufiger, jeweils sieben Minuten lang. Weil die Stärkung des Energieflusses und das Entfernen von Energieblockaden im Chong-Meridian das Gleiche auch im Dai- und Ren-Meridian bewirkt, ist die Übung mit dem Chong-Meridian eine der tiefgreifendsten Heilweisen, die Sie lernen können. Sie bewirkt eine vollkommene Heilung des physischen, emotionalen, mentalen und spirituellen Körpers. Gleichzeitig stellen Sie sich mit dieser Übung auch in den universalen Dienst. Die Praxis des Chong-Meridians ist einfach, aber seine Heilerfolge sind unvorstellbar.

Jetzt kann ich Ihnen ein paar spezifische Heilprogramme vorstellen, in denen die Techniken der Seele-Geist-Körper-Medizin, die Sie kennen gelernt haben, zum Einsatz kommen.

GEWICHT ABNEHMEN

Die Seele-Geist-Körper-Medizin bietet jenen, die abnehmen wollen, zwei kraftvolle Übungen an. Ich zeige Ihnen, wie Ihnen die in Kapitel 4 vorgestellten Mantren Weng Ar Hong und 3396815 helfen können, schnell und effektiv Gewicht zu verlieren. Üben Sie diese Mantren zusammen mit den Vier Kraft-Techniken mindestens zwei Mal täglich jeweils fünfzehn Minuten.

Weng Ar Hong

Sie können die Vier Kraft-Techniken einsetzen, um Ihr Abnehmen zu unterstützen. Stellen Sie sich mit schulterbreit aufgestellten Füßen hin. Halten Sie Ihre rechte Hand einige Zentimeter oberhalb des Nabels und die linke Hand einige Zentimeter unterhalb des Nabels mit den Handflächen nach oben (siehe Abb. 8). Wenn Sie unter Hypertonie, Kopfschmerzen, einem Hirntumor oder Hirnkrebs leiden, halten Sie die rechte Hand mit der Handfläche nach unten.

Wenn Sie diese Haltung eingenommen haben, bitten Sie die Seelen, Ihnen beim Abnehmen zu helfen:

Liebe Seelen, lieber Geist und liebe Körper all meiner Organe und Zellen, ich liebe euch. Bitte verstärkt euren Stoffwechsel. Verbrennt Fett. Ihr habt die Macht, mein Gewicht zu verringern. Verstärkt euren Stoffwechsel. Macht eure Sache gut. Danke.

Liebe Seele, lieber Geist und lieber Körper von Weng Ar Hong, ich liebe euch. Ihr könnt die Zellschwingung und den Stoffwechsel in jedem meiner Organe und in jeder meiner Zellen stärken. Bitte macht eure Sache gut. Danke. Danke. Danke.

Atmen Sie tief ein und chanten Sie beim Ausatmen in einem langen Atemzug: *W e e n n g g g, A a a a r r r r, H o o o n n g g.* Wiederholen Sie dieses Mantra. Während Sie *Weng Ar Hong* chanten, stellen Sie sich bei der ersten Silbe ein strahlend rotes, bei der zweiten Silbe ein strahlend weißes und bei der dritten Silbe ein strahlend blaues Licht vor, das in Ihrem Kopf, in Ihrer Brust und in Ihrem Bauch leuchtet. Gleichzeitig stellen Sie sich vor, wie das strahlende Licht das Fett in Ihrem Körper schmelzen lässt. Visualisieren Sie sich als schlank und grazil. Chanten Sie immer weiter *Weng Ar Hong* und stellen Sie sich fünfzehn Minuten lang vor, wie das Licht das Fett in Ihrem Körper schmilzt. Tun Sie dies zwei Mal täglich, die Tageszeit spielt dabei keine Rolle.

3396815

Kombinieren Sie wiederum alle Vier Kraft-Techniken. Wenn Sie sich richtig hingesetzt haben, sagen Sie: *Liebe Seelen, lieber Geist und liebe Körper all meiner Organe und Zellen, ich liebeeuch. Bitte verstärkt meinen Stoffwechsel. Verbrennt Fett. Stellt alle Funktionen meines Drüsensystems, meines Verdauungssystems, meines Nervensystems und meines Kreislaufs darauf ein. Gleicht mein Yin und Yang aus und helft mir, abzunehmen. Danke.*

Liebe Seele, lieber Geist und lieber Körper von San San Jiu Liu Ba Yao Wu, *ich liebe euch. Ihr könnt die Zellschwingung und den Stoffwechsel in all meinen Organen und Zellen verstärken. Bitte macht eure Sache gut. Danke. Danke. Danke.*

Dann chanten Sie so schnell Sie können fünfzehn Minuten lang 3396815, *San San Jiu Liu Ba Yao Wu.* Gleichzeitig konzentrieren Sie sich darauf, zu sehen, wie Feuer das Fett in Ihren Organen, Geweben und Zellen verbrennt. Sehen Sie, wie Ihr Körper immer schlanker wird. Halten Sie diese Bilder vor Ihrem inneren Auge fest, während Sie chanten. Wenn Sie die Übung beenden, bedanken Sie sich: *Danke, danke, danke.* Üben Sie mindestens zwei Mal täglich.

Diese Techniken funktionieren so gut, weil sie Körperkraft, Seelenkraft, Klangkraft und Geisteskraft kombinieren. Diese Vier Kraft-Techniken stimulieren die Zellschwingung in jedem Organ und in jeder Zelle. Höhere Zellschwingungen verstärken den Stoffwechsel und stellen die Funktionen der Systeme, Organe und Zellen so ein, dass die Energie schneller fließen kann. Fettzellen empfangen mehr Anregung Energie freizusetzen und werden wieder zu normalen Zellen.

VIERWÖCHIGES GENESUNGSPROGRAMM FÜR KREBSKRANKE

Krebs, die große Plage des modernen Lebens, ist zur meistgefürchteten Krankheit des Westens geworden. Selbst nach Jahrzehnten der Forschung hat die westliche Medizin noch keine Heilungsmethode gefunden und seine Ursachen nicht verstanden. Die Seele-Geist-Körper-Medizin sieht Krebs aus einer anderen Sicht als die meisten westlichen Ärzte. Sie sieht Krebs als das Ergebnis von energetischen und spirituellen Blockaden. Die am meisten verbreitete Ursache von Krebs stammt aus dem Emotionalkörper der Wut und des Ärgers, der wiederum energetische Blockaden in der Leber verursacht.

Ganz gleich, ob Sie die Ursachen von Krankheit aus der Sicht der westlichen Medizin, der Traditionellen Chinesischen Medizin oder einer anderen Heilmethode betrachten, allen gemeinsam ist, dass sich die Krankheit auf die Zellschwingung auswirkt. Die westliche Medizin beachtet dieses Konzept nicht besonders, aber wie in Kapitel 1 dargestellt, ist nach dem Verständnis der Seele-Geist-Körper-Medizin die Zellschwingung die Ursache aller Krankheiten, auch von Krebs. Mit diesem Verständnis können wir ein wirksames Heilungsprogramm gegen Krebs entwickeln.

Die Materie-Energie-Botschaften-Theorie (siehe Kapitel 1) erklärt, wie sich die Krankheit auf die Zellschwingung auswirkt. Ich wiederhole: Krankheit und Zellschwingung können durch alle möglichen Reize zunehmen, seien es bakterielle Invasionen, virale Infektionen, Traumata, Verletzungen, emotionale Unausgeglichenheit, Stress, erbliche Veranlagung und Umweltbedingungen. Wenn die Zellen überaktiv werden, produzieren Sie mehr Energie. Wenn diese Energie nicht schnell genug verteilt werden kann, sammelt sie sich in dem Raum zwischen den Zellen. Wenn die Konzentration dieser Energie zunimmt, kann sich die Materie in den Zellen nicht mehr in Energie außerhalb der Zelle transformieren.

So entsteht eine Blockade innerhalb und außerhalb der Zellen. Die Materie in der Zelle nimmt zu, und die Energie außerhalb der Zelle nimmt zu. Sowohl Materie als auch die Energie können nicht mehr ihrem normalen Austausch nachgehen. Ungelöste energetische Blockaden erzeugen Krankheiten, und im Laufe der Zeit veranlassen die materiellen Blockaden in den Zellen, dass sich die Zellen in präcanceröse Zellen verwandeln, die dann zu Krebszellen werden, wenn die materielle Blockade weiter bestehen bleibt. Die Seele-Geist-Körper-Medizin versteht Krebs daher als das Ergebnis von *zu viel Materie in den Zellen* und *zu viel Energie außerhalb der Zellen.*

Wenn energetische und materielle Blockaden Krebs erzeugen, ist die offensichtliche Lösung, diese Blockaden aufzulösen. In der Seele-Geist-Körper-Medizin beginnt die Heilung von Krebs mit der Auflösung der energetischen Blockaden. Das Geheimnis der Heilung von Krebs ist das *Reinigen der Zwischenräume*, der Zwischenräume zwischen den Zellen und zwischen den Organen.

Energetische Blockaden können auch durch spirituelle Blockaden ausgelöst werden, die aus Fehlverhalten in diesem oder vergangenen Leben stammen. Sie tragen diese spirituelle Belastung als schlechtes Karma mit sich. Um sich ganz von Krebs zu befreien, müssen Sie nicht nur die energetischen und materiellen Blockaden auflösen, sondern auch die spirituellen. Die Genesung von Krebs ist umso effektiver, wenn Sie den Prinzipien der Seele-Geist-Körper-Medizin folgen: Zuerst die Seele heilen, die Heilung von Geist und Körper wird dann folgen. Bedingungslose Liebe, Vergebung und Dienst sind die goldenen Schlüssel der Heilung.

In den folgenden Abschnitten werde ich Ihnen zeigen, wie Sie energetische und spirituelle Blockaden entfernen können. Diese Techniken haben sich in China an Tausenden von Krebspatienten sehr bewährt, die wundersame Heilungen erlebt haben. Im Jahre 1999 kam ein Dokumentarfilmer nach China und interviewte meinen Lehrer und Meister Dr. Zhi Chen Guo in seinem Heilungszentrum. Der Dokumentarfilmer fragte das zehntausendköpfige Publikum, wie viele von ihnen an Krebs erkrankt seien. Ungefähr zweitausend Zuhörer hoben die Hand. Dann fragte er, wie viele von ihnen wieder genesen seien und seit fünf Jahren keinen Rückfall mehr hatten. Mehr als die Hälfte der Krebserkrankten hob die Hand. Woher kam dieser Erfolg? Aus dem Praktizieren der Zhi-Neng-Medizin, der Grundlage der Seele-Geist-Körper-Medizin. Seitdem haben weitere Tausende von Krebskranken ihren Krebs erfolgreich hinter sich gelassen, indem sie die Zhi-Neng-Medizin lernten und praktizierten.

Diese Tausenden von Chinesen und immer mehr Menschen aus dem Westen haben die Wirksamkeit des Programms bestätigt, das ich Ihnen hier vorstellen möchte. Dieses Heilungsprogramm beruht auf der Zhi-Neng-Medizin und fügt ihr die starke Komponente der Heilung durch Seelenkraft hinzu. Jeder, der Krebs hat, kann aus diesem Programm Nutzen ziehen, ganz gleich, um welche Art und um welches Stadium es sich handelt. Viele Krebspatienten sind erschöpft und leiden unter schrecklichen Schmerzen, Depressionen, Wut, Traurigkeit und Angst. Viele andere sind verwirrt und fühlen sich spirituell verloren.

Dieses Heilungs-Programm kann Ihnen helfen, viele dieser schädlichen Aspekte des Krebses zu überwinden. Es kann Ihnen Hoffnung geben, die Schmerzen erleichtern und Ihre Heilung fördern.

Dieses Programm zur Genesung von Krebs unterstützt alle anderen Heilungsansätze. Nehmen Sie es als Ergänzung der Behandlung, der Sie sich unterziehen.

Ich möchte den Menschen zeigen, dass sie ihre Genesung von Krebs unterstützen können, indem sie die energetischen und spirituellen Blockaden aus ihrem Leben entfernen. Die Weisheit und die kraftvollen Heilweisen, die ich hier vorstelle, werden allen Krebspatienten und ihren Helfern eine Stütze sein.

Hier finden Sie ein leicht anzuwendendes und äußerst effektives vierwöchiges Genesungsprogramm. Es besteht aus vier Übungen, die jeden Tag durchgeführt werden sollten. Ich erkläre sie einzeln, damit Sie verstehen, wie sie funktionieren und wie sie angewendet werden sollen. In diesem vierwöchigen Programm praktizieren Sie jeden Tag zu bestimmten Zeiten die gleichen vier Übungen, und zwar von Woche zu Woche etwas länger.

- 1. Woche: Praktizieren Sie jede Übung mindestens fünf Minuten täglich.
- 2. Woche: Praktizieren Sie jede Übung mindestens zehn Minuten täglich.
- 3. Woche: Praktizieren Sie jede Übung mindestens zwanzig Minuten täglich.
- 4. Woche: Praktizieren Sie jede Übung mindestens dreißig Minuten täglich.

Wenn Sie diese Übungen vier Wochen lang durchgeführt haben, setzen Sie das Programm der vierten Woche so lange fort, bis Sie ganz geheilt sind. Denken Sie daran, dass die Genesung von Krebs Monate oder Jahre dauern kann. Seien Sie geduldig und zuversichtlich.

Wenn Sie genesen sind, praktizieren Sie das Übungsprogramm der ersten Woche, das heißt, jede der vier Übungen fünf Minuten täglich, also insgesamt zwanzig Minuten. Betrachten Sie das als vorbeugende Maßnahme. Es ist wichtig, dass Sie Ihre Gesundheit pflegen, Ihre Immunabwehr und Ihre Vitalität stärken und Ihre Energie und Ausdauer erhöhen, um Rückfällen vorzubeugen. Mögen Sie völlig genesen!

Tabelle 4. Vierwöchiges Genesungsprogramm für Krebskranke

Fahren Sie nach den ersten vier Wochen mit dem Programm für die 4. Woche fort, bis Sie völlig genesen sind. Nach der Genesung fahren Sie mit dem Programm der 1. Woche fort.			Tägliche Praxis in Minuten			
Übung	Tageszeit	Hinweise	1. Woche	2. Woche	3. Woche	4. Wo
Weng Ar Hong	Vor dem Frühstück	Zur Sonne gewandt, naturverbunden	5	10	20	30
Energie-verstärker	Halbe Stunde nach dem Frühstück	Zur Sonne gewandt, naturverbunden	5	10	20	30
3396815	Halbe Stunde nach dem Mittagessen	Zur Sonne gewandt (im Schatten), naturverbunden	5	10	20	30
Shas Goldene Heilkugel	Halbe Stunde nach dem Abendessen	Fördert die vertikalen und horizontalen Energie-Kreise	5	10	20	30
Gesamte tägliche Übungszeit in Minuten			20	40	80	120

1. Übung zur Genesung von Krebs: Weng Ar Hong

Praktizieren Sie fleißig das Weng Ar Hong (siehe Kapitel 4) und machen Sie es zu Ihrer täglichen Morgenroutine. Sie werden feststellen, dass Sie mehr Energie haben und Ihr Tag sich harmonischer gestalten wird.

Wann: Früh am Morgen, vor dem Frühstück.

Wo: Der beste Platz dafür ist im Freien mit dem Gesicht zur Sonne. Wenn es regnet, kalt ist oder Sie zu krank sind, um nach draußen zu gehen, dann üben Sie eben zu Hause. Vielleicht können Sie ein Fenster öffnen und sich so der Sonne zuwenden. Es ist wichtig, sich der Sonne zuzuwenden, denn die Sonne enthält enorme heilende und stärkende Kräfte für das Entfernen der energetischen und spirituellen Blockaden. Das Üben in einer natürlichen Umgebung ist ebenfalls wichtig, um den Segen der Natur aufzunehmen.

Wie lange: Üben Sie in der ersten Woche täglich fünf Minuten, in der zweiten zehn, in der dritten zwanzig und in der vierten Woche dreißig Minuten täglich. Längeres Praktizieren bringt mehr Heilung.

Wie: Wenden Sie die Vier Kraft-Techniken an:

Körperkraft. Stellen Sie sich entspannt und im Gleichgewicht mit etwa schulterbreit aufgestellten Füßen hin. Lassen Sie die Knie leicht gebeugt. Wenn Sie nicht stehen können, setzen Sie sich oder legen Sie sich hin. Halten Sie Ihren Rücken gerade. Legen Sie die Zungenspitze fast an den Gaumen, ohne dass sie ihn berührt. Ziehen Sie den Anus leicht zusammen.

Halten Sie Ihre rechte Hand mit der Handfläche nach oben ein paar Zentimeter oberhalb des Nabels. Halten Sie Ihre linke Hand mit der Handfläche nach oben ein paar Zentimeter unterhalb des Nabels (siehe Abb. 8). Ihre Hände sollten nahe am Körper sein, ohne ihn zu berühren, um den Energiefluss und die Heilung zu verstärken. Die Handhaltung bleibt gleich, ob Sie stehen, sitzen oder liegen. Am besten ist es jedoch, Weng Ar Hong im Stehen zu praktizieren. Wenn Sie unter Hypertonie, grünem Star, Kopfschmerzen, Hirntumor oder Hirnkrebs leiden, sollte die rechte Handfläche nach unten weisen.

Seelenkraft. Begrüßen Sie die inneren und äußeren Seelen und bitten Sie sie um Heilung: *Liebe Seelen, lieber Geist und liebe Körper all meiner Systeme, Zellen und Organe, meiner DNS und RNS und der Räume zwischen den Zellen und Organen, ich liebe euch. Ihr habt die Macht, euch selbst zu heilen. Bitte macht eure Sache gut. Danke.*

Liebe Seele, lieber Geist und lieber Körper der Sonne, bitte segnet mich mit Heilung. Ihr habt die Macht, mich zu heilen. Macht eure Sache gut. Danke.

Liebe Seele, lieber Geist und lieber Körper von Weng Ar Hong, ich liebe euch. Ihr habt die Macht, mich zu heilen. Bitte macht eure Sache gut. Danke. Ich fühle mich sehr geehrt und gesegnet. Danke. Danke. Danke.

Klangkraft und Geisteskraft. Atmen Sie tief ein, nachdem Sie die Seelen, den Geist und die Körper all Ihrer Systeme, Organe, Zellen, DNS und RNS, Zwischenräume, der Sonne und von Weng Ar Hong um Heilung gebeten haben. Beim Ausatmen chanten Sie Weng Ar Hong in einem langen Atemzug. Gleichzeitig stellen Sie sich während des Weng ein strahlend rotes Licht in Ihrem Kopf vor, während des Ar ein strahlend weißes Licht in Ihrer Brust und während des Hong ein strahlend blaues Licht in Ihrem Bauch. Atmen Sie wieder tief ein und wiederholen Sie die Übung. Chanten Sie immer wieder Weng Ar Hong, während Sie ausatmen.

Stellen Sie sich während der Übung vor, dass Sie vollkommen gesund sind. Sie *können* vollständig genesen. Stellen Sie sich so oft wie möglich vor, ganz gesund zu sein, auch wenn Sie nicht üben.

Weng Ar Hong und der San Jiao

Wie gesagt, bezieht sich in der Traditionellen Chinesischen Medizin der San Jiao auf die drei Hauptbereiche des Körpers und auf die Organe und die Zwischenräume. Wenn man den San Jiao als virtuelles Organ betrachtet, ist er das größte Yang-Organ des Körpers.

Der Obere Jiao ist der Bereich des Körpers oberhalb des Zwerchfells. Er enthält das Herz, die Lungen und das Gehirn. Seine wesentlichen Funktionen sind der Blutkreislauf und die Atmung. Der Mittlere Jiao befindet sich zwischen dem Zwerchfell und dem Nabel.

Er enthält die Leber, die Gallenblase, den Magen, die Bauchspeicheldrüse und die Milz. Seine wesentliche Funktion ist die Verdauung. Der Untere Jiao ist der Bauchbereich unterhalb des Nabels. Er umfasst die Blase, den Dünn- und Dickdarm, die Nieren und die Fortpflanzungsorgane. Seine wesentlichen Funktionen sind die der Niere und des Wasserhaushalts. In Tabelle 5 wird der San Jiao zusammengefasst.

Tabelle 5. Der San Jiao

San Jiao	Bereich	Organe	Wesentliche Funktionen
Oberer Jiao	Oberhalb des Zwerchfells	Herz, Lungen, Gehirn	Kreislauf, Chi-Fluss und Atmung
Mittlerer Jiao	Zwischen Zwerchfell und Nabel	Leber, Magen, Gallenblase, Bauchspeicheldrüse, Milz	Verdauung
Unterer Jiao	Zwischen Nabel und Genitalbereich	Dünn- und Dickdarm, Blase, Nieren, Adrenalindrüsen, Fortpflanzungsorgane	Wasserhaushalt

Der San Jiao umfasst alle wichtigen Organe des Körpers und dient als Weg für das Chi und die Körperflüssigkeiten. Die Förderung des Chi-Flusses und der Körperflüssigkeiten im San Jiao entfernt energetische Blockaden aus den Organen und Zellen und stärkt die gesunden Organfunktionen. Dies wird durch das Chanten von *Weng Ar Hong* bewirkt, denn diese Klänge öffnen den San Jiao, indem sie all seine Organe und Zellen anregen. *Weng* stimuliert die Zellschwingung im Gehirn, *Ar* stimuliert die Zellschwingung in der gesamten Brust, inklusive Lungen und Herz, und *Hong* stimuliert die Zellschwingung im ganzen Bauch, darunter auch in der Leber, im Magen, in der Galle, in der Milz, im Darm, in den Nieren, in der Blase und in den Fortpflanzungsorganen.

Weil das Weng Ar Hong den San Jiao öffnet, ist es wichtig für das Auflösen blockierter Energie in den Zwischenräumen. Dies wiederum stimuliert die Auflösung von materiellen Blockaden in den Zellen. Das fortgesetzte Chanten von Weng Ar Hong kann also Krebszellen und präcanceröse Zellen wieder in normale Zellen verwandeln. Weng Ar Hong ist für die Heilung aller Krankheiten von großer Bedeutung, nicht nur bei Krebs.

2. Übung zur Genesung von Krebs: Energieverstärker

Diese Technik wird Ihre Ausdauer fördern, Ihre Vitalität und Ihr Immunsystem stärken und Ihnen mehr Energie verleihen. Üben Sie regelmäßig und fleißig.

Wann: Eine halbe Stunde nach dem Frühstück.

Wo: Der beste Platz dafür ist im Freien mit dem Gesicht zur Sonne. Wenn es regnet, kalt ist oder Sie zu krank sind, um nach draußen zu gehen, dann üben Sie bei sich zu Hause. Ob daheim oder im Freien, versuchen Sie immer, Ihr Gesicht der Sonne zuzuwenden.

Wie lange: Üben Sie in der ersten Woche täglich fünf Minuten, in der zweiten zehn, in der dritten zwanzig und in der vierten Woche dreißig Minuten täglich. Längeres Praktizieren bringt mehr Heilung.

Wie: Wenden Sie die Vier Kraft-Techniken an:

Körperkraft. Setzen Sie sich in den halben oder ganzen Lotussitz oder mit natürlich gekreuzten Beinen auf den Boden. Sie können auch auf einem Stuhl sitzen, aber halten Sie den Rücken gerade und lehnen Sie sich nicht an. Legen Sie die Zungenspitze fast an den Gaumen, aber berühren Sie ihn nicht. Ziehen Sie den Anus leicht zusammen.

Halten Sie die Hände in der Yin/Yang-Haltung (siehe Abb. 1). Halten Sie gut fest (setzen Sie etwa 80 Prozent Ihrer Kraft ein). Legen Sie die Hände in dieser Haltung vor Ihren Unterbauch.

Seelenkraft. Begrüßen Sie die inneren und äußeren Seelen und bitten Sie sie um Heilung: *Liebe Seele, lieber Geist und lieber Körper meines Unteren Dan Tien, ich liebe euch. Ihr seid das grundlegende Energie-*

zentrum meines Körpers, der Schlüssel zu meiner Immunabwehr, meiner Ausdauer, Vitalität und Langlebigkeit und der Sitz meiner Seele. Ihr seid für meine Genesung so wichtig. Bitte baut die Kraft meines Unteren Dan Tien gut wieder auf. Ich fühle mich geehrt und gesegnet.

Liebe Seelen, lieber Geist und liebe Körper aller Planeten, Galaxien und Universen, auch von dir, Mutter Erde, bitte sendet mir aus allen Richtungen euer heilendes Licht. Lasst es durch meine Haut in jeden Teil meines Körpers zu meinem Unteren Dan Tien durchdringen und dort eine Lichtkugel bilden. Ich fühle mich geehrt und gesegnet. Danke. Danke. Danke.

Klangkraft und Geisteskraft. Chanten Sie immer wieder die Zahl Neun auf Chinesisch: *Jiu, Jiu, Jiu, Jiu.* Stellen Sie sich vor, wie das hellste goldene, weiße oder regenbogenfarbene Licht aus dem Universum in jede Pore Ihrer Haut dringt. Das Licht durchdringt Ihre Haut, Ihre Muskeln, Sehnen, Organe, Knochen und Zellen und konzentriert sich dann im Unteren Dan Tien. Konzentrieren Sie immer mehr von diesem Licht aus dem Universum in Ihrem Unteren Dan Tien, bis es dort eine feste, goldene Kugel bildet. Visualisieren Sie, wie diese universale Lichtkugel heilende, nährende Wellen der Liebe und des Mitgefühls in alle Ihre Zellen fließen lässt.

Der Energieverstärker und das Untere Dan Tien

Das Untere Dan Tien ist das wesentliche Zentrum für die Immunabwehr. Je mehr Sie diese Kraft entwickeln, desto mehr Energie, Abwehrkraft und Lebenskraft haben Sie. Das Erhöhen Ihrer Energie und die Stärkung Ihrer Immunabwehr sind für Ihre Genesung sehr wichtig. Indem Sie die Vier Kraft-Techniken in der Übung zur Energieverstärkung einsetzen, können Sie fünf, zehn, zwanzig, dreißig oder mehr Minuten damit verbringen, Ihre Energie zu stärken und Ihr Unteres Dan Tien aufzubauen. Schon nach fünf Minuten können Sie sich warm, kribbelig, energetisiert und wacher fühlen als zuvor.

Das unendliche Licht des Universums, das Sie in der Geisteskraft-Technik dieser Übung einsetzen, schenkt Ihnen unglaublichen Segen. Das universale Licht dringt durch alle Ihre Poren und spült sie durch.

Es nährt alle Ihre Organe und Zellen, bevor es sich in Ihrem Unteren Dan Tien konzentriert und eine Lichtkugel bildet. Konzentrieren Sie es immer mehr in eine feste Energie- und Lebenskraftkugel. Spüren Sie, wie sie sich in Ihrem Unteren Dan Tien entwickelt. Ihr Bauch kann sich dabei schwer und voll anfühlen.

Seit Jahrtausenden ist diese feste Lichtkugel Teil von vielen tiefgreifenden energetischen und spirituellen Praktiken. Sie können diese Lichtkugel zu jedem Teil Ihres Körpers bewegen, der Heilung und Segen braucht. Auch wenn es für diese Übung nicht wichtig ist, sollen Sie wissen, dass die Lichtkugel mehr Weisheit als Heilung vermittelt und dass ihr Segen nicht auf das Untere Dan Tien beschränkt bleibt. Der Segen aus dem ganzen Universum kann Ihnen in dieser einfachen, aber kraftvollen Praxis zuteil werden. Die Erfahrung wird Sie überzeugen.

Üben Sie den Energieverstärker fleißig und er wird Ihre Kraft und Immunabwehr steigern – wesentliche Elemente zu Ihrer Genesung.

3. Übung zur Genesung von Krebs: 3396815

Seit Dr. Zhi Chen Guo aus der spirituellen Welt das Geschenk der 3396815 erhielt, hat er die Verwendung dieser speziellen Zahlenreihe als geheimes Mantra der Heilung und des spirituellen Segens gelehrt. Auf Chinesisch heißt 3396815 *San San Jiu Liu Ba Yao Wu.* Aus der Anwendung dieses Mantras sind viele Wunder hervorgegangen. Üben Sie *San San Jiu Liu Ba Yao Wu* fleißig und ausdauernd, um Ihre Gesundheit wieder herzustellen.

Wann: Eine halbe Stunde nach dem Mittagessen.

Wo: Der beste Platz dafür ist im Freien mit dem Gesicht zur Sonne. Wenn es regnet, kalt ist oder Sie zu krank sind, um nach draußen zu gehen, dann üben Sie bei sich zu Hause. Ob daheim oder im Freien, es ist wichtig, sich der Sonne zuzuwenden. Wenn die Sonneneinstrahlung zu intensiv ist, üben Sie im Schatten.

Wie lang: Üben Sie in der ersten Woche täglich fünf Minuten, in der zweiten zehn, in der dritten zwanzig und in der vierten Woche dreißig Minuten täglich. Längeres Praktizieren bringt mehr Heilung.

Wie: Wenden Sie die Vier Kraft-Techniken an:

Körperkraft. Setzen Sie sich in den halben oder ganzen Lotussitz oder mit natürlich gekreuzten Beinen auf den Boden. Sie können auch auf einem Stuhl sitzen, aber halten Sie den Rücken gerade und lehnen Sie sich nicht an. Legen Sie die Zungenspitze fast an den Gaumen, aber berühren Sie ihn nicht. Ziehen Sie den Anus leicht zusammen. Wenden Sie die Nahe-Hand-Ferne-Hand-Heiltechnik an. Die nahe Handfläche weist aus etwa 10 bis 15 Zentimeter Entfernung auf den Bereich, in dem der Krebs ist. Nehmen Sie die Hand, mit der es am bequemsten ist. Wenn Ihr Arm ermüdet, wechseln Sie die Hände. Wenn es Metastasen gibt, wiederholen Sie die Übung mit der nahen Hand in Richtung auf die anderen Krebsbereiche. Die nahe Hand weist immer auf den Krebs. Die ferne Handfläche kann auf den Unterbauch, den unteren Rücken oder die seitliche Hüfte weisen. Wenn der Krebs im Unterbauch ist, halten Sie die ferne Hand 40 bis 50 Zentimeter entfernt zu Ihrem Rücken weisend. Wenn der Krebs im unteren Rücken ist, halten Sie die ferne Hand 40 bis 50 Zentimeter entfernt zu Ihrer seitlichen Hüfte gewandt.

Seelenkraft. Begrüßen Sie die inneren und äußeren Seelen und bitten Sie sie um Heilung: *Liebe Seelen, lieber Geist und liebe Körper meiner Krebszellen, ich liebe euch. Ihr seid abnormal geworden. Bitte verwandelt euch wieder in normale Zellen. Ihr habt die Macht, euch selbst zu heilen. Bitte macht eure Sache gut. Danke. Danke. Danke.*

Liebe Seele, lieber Geist und lieber Körper von 3396815, San San Jiu Liu Ba Yao Wu, ich liebe euch. Ihr habt die Macht, meine Gesundheit wieder herzustellen. Bitte schenkt mir Heilungssegen. Danke. Danke. Danke.

Klangkraft. Chanten Sie das besondere Heilungsmantra 3396815, *San San Jiu Liu Ba Yao Wu.*

Geisteskraft. Chanten Sie während der ganzen Übung wiederholt *San San Jiu Liu Ba Yao Wu.* Stellen Sie sich gleichzeitig vor, wie helles Licht unaufhörlich aus dem Krebsbereich in den Bereich fließt, auf den Ihre ferne Hand weist. Das wird meistens das Untere Dan Tien in Ihrem Unterbauch sein.

3396815, Energiefluss und Heilung

Wie funktioniert die 3396815, *San San Jiu Liu Ba Yao Wu*? Warum ist diese Zahlenreihe für die Heilung so wichtig? Wie gesagt, der Klang jeder Zahl stimuliert die Zellschwingung in einem bestimmten Bereich des Körpers. San (3, 3) stimuliert die Zellschwingung in den beiden Lungenflügeln und in der Brust, Jiu (9) im Unterbauch, Liu (6) in den Rippen, Ba (8) im Nabel, Yao (1) im Kopf und Wu (5) im Magen (siehe Abb. 19).

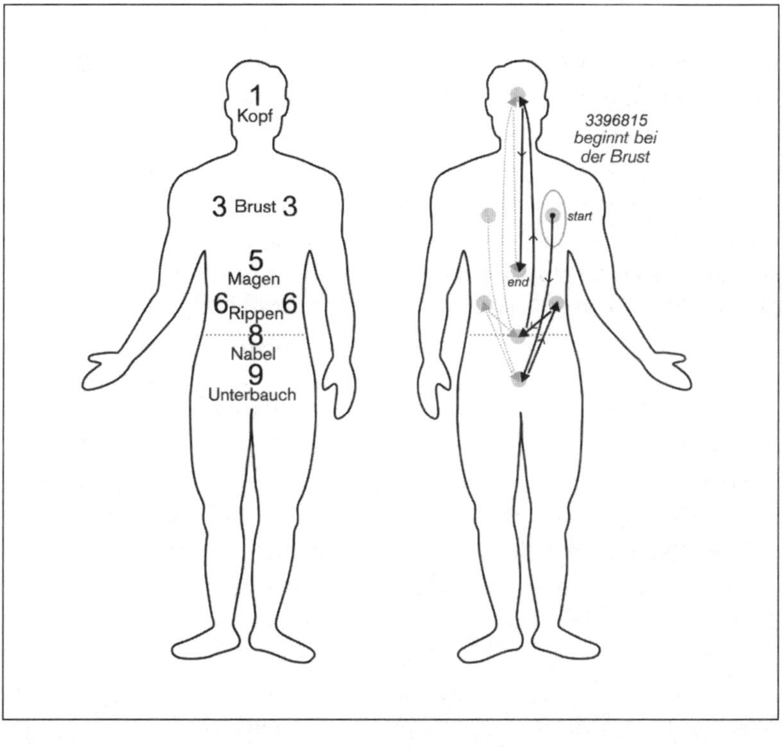

Abb. 19.
3396815 und Energiefluss

Das Chanten von *3396815* bewirkt, dass die Energie auf eine bestimmte, gesunde Weise durch den Körper fließt: Brust → Unterbauch → Rippen → Nabel → Kopf → Magen → Brust und so weiter. Alle wichtigen Organe werden in der richtigen Reihenfolge stimuliert. Durch fortwährendes Chanten wird *San San Jiu Liu Ba Yao Wu* Ihre Organe ins Gleichgewicht bringen, energetische und spirituelle Blockaden entfernen und die Zwischenräume in Ihrem Körper öffnen.

Üben Sie *San San Jiu Liu Ba Yao Wu* mit Hingabe. Je mehr Sie üben, umso besser. In jeder Minute, die Sie dieses kraftvolle Mantra chanten, geschieht Heilung. Ein gesunder, guter Energiefluss lässt Sie viel schneller gesunden.

4. Übung zur Genesung von Krebs: Shas Goldene Heilkugel

Im vierten Kapitel habe ich erzählt, wie ich das göttliche Geschenk der Goldenen Heilkugel erhielt. Was auch immer Sie glauben mögen, dieses Geschenk dient jedem, der seinen Segen erbittet und anwendet. Hunderttausende haben dieses Geschenk schon zu ihrer Heilung und ihrem Segen verwendet. Ich fühle mich sehr geehrt und gesegnet, dass ich Ihnen dieses Geschenk übermitteln darf, auf dass es Ihrer Seele, Ihrem Geist und Ihrem Körper bei Ihrer Heilung von Krebs dienlich sein möge. Üben Sie ernsthaft mit Shas Goldener Heilkugel, um Ihre Genesung zu fördern.

Wann: Eine halbe Stunde nach dem Abendessen.

Wo: Im Haus.

Wie lang: Üben Sie in der ersten Woche täglich fünf Minuten, in der zweiten zehn, in der dritten zwanzig und in der vierten Woche dreißig Minuten täglich. Längeres Praktizieren bringt mehr Heilung.

Wie: Wenden Sie die Vier Kraft-Techniken an. Diese Übung setzt Shas Goldene Heilkugel zur Übung mit dem vertikalen Energie-Kreis ein.

Körperkraft. Setzen Sie sich für die folgenden Übungen in den halben oder ganzen Lotussitz oder mit natürlich gekreuzten Beinen auf den Boden. Sie können auch auf einem Stuhl sitzen, aber stellen Sie beide Füße flach auf den Boden. Halten Sie den Rücken gerade und lehnen Sie sich nicht an. Legen Sie die Zungenspitze fast an den Gaumen, aber berühren Sie ihn nicht. Ziehen Sie den Anus leicht zusammen.

Bilden Sie mit Daumen und Zeigefinger jeder Hand einen offenen Kreis. Halten Sie die Spitzen dieser Finger nahe beieinander, ohne dass sie sich berühren. Die anderen Finger sind locker gekrümmt. Legen Sie die Hände in dieser Haltung *rückwärts* gewandt unter die Ohren (siehe Abb. 11). Diese Handhaltung fördert den vertikalen Fluss im Körper.

Seelenkraft. Begrüßen Sie die inneren und äußeren Seelen und bitten Sie sie um Heilung: *Liebe Seele, lieber Geist und lieber Körper meines vertikalen Energiekreises. Ich liebe euch. Euer Energiefluss ist eines der tiefsten Geheimnisse der Heilung. Bitte macht eure Sache gut. Danke. Danke. Danke.*

Liebe Seele, lieber Geist und lieber Körper von Shas Goldener Heilkugel. Ich liebe euch. Bitte segnet mich mit einer Heilung, um den Energiefluss in meinem vertikalen Energie-Kreis zu fördern. Ich fühle mich geehrt und gesegnet. Danke. Danke. Danke.

Klangkraft und Geisteskraft. Chanten Sie die Zahl Null auf Chinesisch: *Dong, Dong, Dong, Dong.* Chanten Sie während der ganzen Übung so schnell Sie können *Dong.* Visualisieren Sie dabei Shas Goldene Heilkugel, wie sie beginnt, in Ihrem Schneeberg-Bereich vor Ihrer Wirbelsäule der Mittellinie entlang nach oben bis zum Schädeldach zu wandern, um dann entlang der hinteren Mittellinie zum Schneeberg-Bereich zurückzukehren. Visualisieren Sie, wie die Kugel diesen vertikalen Energie-Kreis entlangwandert. Je länger Sie diesen vertikalen Fluss in Gang halten können, desto mehr Blockaden werden entfernt, die Ihrer Gesundheit im Weg stehen.

Der vertikale Energie-Kreis ist ein wesentlicher Energiefluss im Körper. Solange seine Energie ausgeglichen und unbehindert fließt, können alle Krankheiten des physischen, emotionalen, mentalen und spirituellen Körpers geheilt werden.

Zu dieser Übung gehören verschiedene wichtige Heilweisen. Die Handhaltung ist das Geheimnis der Körperkraft und der Klang von *Dong,* der Zahl Null, ist das Geheimnis der Klangkraft. Beide fördern den Energiefluss im vertikalen Energie-Kreis. Das Geheimnis der Geisteskraft ist das Visualisieren von Shas Goldener Heilkugel im vertikalen Energie-Kreis und das Geheimnis der Seelenkraft liegt darin, mit Hilfe von Shas Goldener Heilkugel die Gesundheit wieder herzustellen. Wie bereits gesagt, ist die gemeinsame Anwendung dieser vier Geheimnisse wesentlich kraftvoller als der einzelne Einsatz der Techniken.

Sie haben jetzt die vier wesentlichen Übungen des vierwöchigen Programms zur Genesung von Krebs kennen gelernt. Versuchen Sie, die Mantren ungefähr die Hälfte der Zeit laut und die Hälfte der Zeit leise zu chanten. Laut ist Yang-Chanten, es stimuliert die größeren Zellen des Körpers, und leise ist Yin-Chanten für die kleineren Körper-Zellen. Wenn Sie abwechselnd laut und leise chanten, wechseln Sie zwischen Yang- und Yin-Heilung der Zellen hin und her.

Schenken Sie Ihren Krebszellen immer wieder Liebe. Sie können sich wirklich wieder in normale Zellen zurückverwandeln. Begrüßen Sie Ihre Krebszellen mit der folgenden Botschaft der Seelenkraft: *Liebe Seelen, lieber Geist und liebe Körper meiner Krebszellen, ich liebe euch. Ihr seid in die Irre gegangen. Bitte kehrt um. Krebszellen, werdet wieder zu normalen Zellen. Ihr könnt das. Macht eure Sache gut. Danke sehr.*

Erinnern Sie Ihre Krebszellen daran, dass sie nicht die richtige Gestalt haben. Sie werden die Botschaft verstehen und anfangen, mit Ihnen zu kooperieren, wenn Sie sie lieben können.

Fahren Sie mit dem Genesungsprogramm Woche für Woche den Richtlinien entsprechend fort, bis Sie wieder gesund sind. Bei manchen Menschen dauert das ein paar Monate, aber bei den meisten eher ein paar Jahre. Seien Sie geduldig und zuversichtlich. Fahren Sie mit den anderen Behandlungen fort, denen Sie sich unterziehen, aber üben Sie jeden Tag, bis Sie gesund sind.

HEILUNG VON ZUSTÄNDEN EMOTIONALEN UNGLEICHGEWICHTS

Wie wir bereits wissen, bestehen Menschen aus vier miteinander verbundenen Körpern: dem physischen, dem emotionalen, dem mentalen und dem spirituellen Körper. Ungleichgewichte und Krankheiten in einem dieser Körper können Krankheiten in einem der anderen Körper hervorrufen.

Schon vor Tausenden von Jahren erkannten die Chinesen die Verbindung zwischen dem physischen Körper und dem Emotionalkörper. Durch genaue Beobachtungen wussten die alten chinesischen Heiler, dass Lebererkrankungen im physischen Körper Wut und Ärger im Emotionalkörper bewirken und umgekehrt. Ungelöster Ärger im Emotionalkörper kann zu Fehlfunktionen der Leber führen, was wiederum andere Probleme hervorrufen kann. Die Seele-Geist-Körper-Medizin hält Wut und Ärger für die am meisten verbreitete Ursache von Krebs.

Ähnliche Verbindungen wurden auch zwischen anderen Emotionen und physischen Organen beobachtet, die sich noch heute bestätigen. Menschen mit Herzproblemen neigen zur Ängstlichkeit, zur Depression, Anspannung oder zu überschwänglicher Euphorie. Lang andauernde Ängstlichkeit, Depression oder zu große Anspannung oder Begeisterung kann daher auch zu Herzproblemen führen. Milz- und Magenprobleme erzeugen oft Besorgtheit, und umgekehrt kann auch zu viel Besorgtheit zu Milz- und Magenproblemen führen.

Die gegenseitige Beeinflussung des physischen Körpers und des Emotionalkörpers betrifft auch Kummer und Angst. Menschen mit Lungenkrankheiten neigen zu Traurigkeit und Kummer, und umgekehrt führen Traurigkeit und Kummer leicht zu Lungenproblemen. Nierenbeschwerden stehen mit Angst in Verbindung. Das zeigt sich zum Beispiel darin, dass Menschen, die plötzlich große Angst haben, leicht etwas Urin verlieren.

Bevor wir fortfahren, sollten Sie wissen, dass die Traditionelle Chinesische Medizin und die westliche Medizin unterschiedliche Konzepte der Hauptorgane des Körpers haben. Die Chinesen sehen ein Organ nicht nur in seinen anatomischen und physiologischen Funktionen, wie es die westliche Medizin tut.

Eine Krankheit in einem der wichtigen Organe führt nach chinesischem Verständnis zu unausgeglichenen Emotionen im Emotionalkörper und umgekehrt. Durch den physischen Körper kann man den Emotionalkörper heilen und umgekehrt. So sahen die alten chinesischen Heiler die Beziehung zwischen dem physischen Körper und dem Emotionalkörper. Diese Beziehung habe ich in Tabelle 6 zusammengefasst.

Tabelle 6. Beziehungen zwischen dem physischen Körper und dem Emotionalkörper	
Hauptorgane des physischen Körpers	Ungleichgewicht des Emotionalkörpers
Leber und Gallenblase	Wut und Ärger
Herz und Dünndarm	Depression, Ängstlichkeit, Übererregung, übermäßige Euphorie
Milz und Magen	Besorgtheit
Lungen und Dickdarm	Traurigkeit, Kummer
Nieren und Blase	Angst

Die Seele-Geist-Körper-Medizin erkennt Beziehungen zwischen allen vier existierenden Körpern an. Der physische, der emotionale, der mentale und der spirituelle Körper sind voneinander abhängig. Die Erkrankung eines dieser Körper beeinflusst die Gesundheit und das Gleichgewicht der drei anderen.

Die vier Körper sind jedoch nicht gleich wichtig, auch wenn sie voneinander abhängig sind. Aus der Sicht der Seele-Geist-Körper-Medizin ist der spirituelle Körper die steuernde Einheit. In Ihrem Leben geschieht nichts ohne das stillschweigende Einverständnis der Seele. Die Seele dominiert alles im Leben: Gesundheit, Liebe, Tod, Finanzen – alles. Dieses universale Gesetz ist die Grundlage für das Leitprinzip der Seele-Geist-Körper-Medizin. Ich wiederhole es noch einmal: *Heile zuerst die Seele, dann wird die Heilung von Körper und Geist folgen.*

In den nächsten Abschnitten erkläre ich, wie Sie emotionale Ungleichgewichte wie Wut, Depression, Übererregung, Besorgtheit oder Angst mit den Vier Kraft-Techniken heilen können. Mit Hilfe von Körperkraft, Klangkraft, Geisteskraft und Seelenkraft werden Sie Energieblockaden entfernen und damit den Emotionalkörper heilen.

Die Heilung von Ärger und Wut

Ärger und Wut sind die mit der Leber verbundenen Gefühle. Menschen mit Leberbeschwerden wie Hepatitis, Zirrhosen oder Tumoren sind in der Regel leicht aufgebracht. Auch das Umgekehrte trifft zu. Wer sich oft ärgert oder beim kleinsten Anlass einen Wutanfall bekommt, blockiert die Energie seiner Leber.

Erinnern Sie sich daran, wie Sie sich das letzte Mal so über ein Familienmitglied oder einen Kollegen aufgeregt haben, dass Sie die Fassung verloren? Haben Sie gemerkt, wie Ihnen das den Appetit verschlug? Jeder kennt das. Wenn wir uns aufregen, stimuliert der Ärger die Leberzellen und überaktiviert sie. Dadurch strahlt die Leber mehr Energie als gewöhnlich aus, was auf den Magen drückt, weshalb man dann keinen Appetit mehr hat. Mangelnder Appetit ist nur eines der ersten Anzeichen für eine durch Ärger gestresste Leber. Andere Symptome sind schlechte Verdauung, Leberbeschwerden und Krebs. Wenn jemand ständig grollt oder bei jedem Anlass in die Luft geht, strahlt die Leber ständig zu viel Energie aus. Wenn die umliegenden Organe und Gewebe diese Energie nicht schnell genug ableiten können, baut sich um die Leber eine energetische Blockade auf. Im Laufe der Zeit wird diese Blockade zu Funktionsstörungen der Leber und zu anderen Leberbeschwerden führen, auch zu Krebs.

Um sich selbst und andere von Ärger zu heilen, gilt es einfach die energetische Blockade im Leberbereich zu entfernen.

Wenden Sie die Vier Kraft-Techniken an, um Ihren unausgeglichenen Emotionalkörper von Ärger zu heilen.

KÖRPERKRAFT. Wenden Sie die Nahe-Hand-Ferne-Hand-Heiltechnik an. Die nahe Handfläche zeigt aus etwa 10 bis 15 Zentimeter Entfernung auf die Leber, die ferne Handfläche weist aus etwa 40 bis 50 Zentimeter Entfernung auf den Unterbauch (siehe Abb. 20). Die nahe Hand erzeugt an der Leber ein Feld hoher Dichte während die ferne Hand im Unterbauch ein Feld geringer Dichte erzeugt. Die Energie fließt von dem Feld hoher Dichte zu dem Feld geringer Dichte. In diesem Fall bedeutet das, die Energie fließt von der Leber zum Unterbauch und löst damit die energetische Blockade im Leberbereich auf.

Seelenkraft. Begrüßen Sie die Seele Ihrer Leber und bitten Sie sie um Heilung: *Liebe Seele, lieber Geist und lieber Körper meiner Leber, ich liebe euch. Eure Energie ist blockiert. Ihr habt die Macht, euch selbst zu heilen. Macht eure Sache gut. Danke.*

Liebe Seele, lieber Geist und lieber Körper von Chi (die Zahl Sieben auf Chinesisch) *und Jiu* (die Zahl Neun auf Chinesisch), *ich liebe euch. Ihr habt die Macht, meinen Ärger und meine Wut zu heilen. Macht eure Sache gut. Danke.*

Klangkraft. Chanten Sie die Zahl Sieben, auf Chinesisch »Chi«, und die Zahl Neun, auf Chinesisch »Jiu«. *Chi* versetzt die Leberzellen in Schwingung, *Jiu* die Zellen des Unterbauchs. Chanten Sie immer wieder *Chi Jiu, Chi Jiu, Chi Jiu, Chi Jiu.* Wenn Sie *Chi Jiu* chanten, unterstützen Sie den Energietransfer von der Leber in den Unterbauch. Chanten Sie laut oder leise so schnell Sie können. Chanten Sie ab und zu auch: *Ich liebe meine Leber, ich liebe meine Leber, ich liebe meine Leber.*

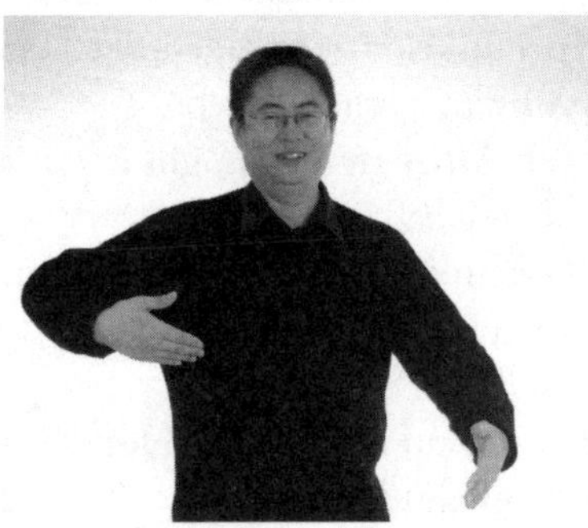

Abb. 20. *Körperkraft zur Heilung von Ärger*

Geisteskraft. Visualisieren Sie einen Strom goldenen Lichts, der von Ihrer Leber zu Ihrem Unterbauch fließt. Das Licht überträgt kontinuierlich blockierte Energie von der Leber zum Unterbauch. Stellen Sie sich vor, wie Ihre Leber hellgrün leuchtet und frei von allen Einschränkungen ist. (Nach der Fünf-Elemente-Lehre der Traditionellen Chinesischen Medizin gehört die Farbe Grün zum Holz-Element und zur Leber.

Üben Sie mehrmals täglich jeweils drei bis fünf Minuten lang. Halten Sie die Hände während der ganzen Übung in der Körperkraft-Haltung.

Diese kraftvolle Heiltechnik bewirkt, dass die Energie von der Leber zum Unterbauch fließt. Je mehr Sie üben, desto mehr energetische Blockaden lösen Sie auf. Fahren Sie mit der Übung fort, bis Ihr Ärger geheilt ist. Während Sie heil werden, bemerken Sie vielleicht auch andere Verbesserungen, zum Beispiel, dass Ihre Bänder und Augen besser werden, dass Sie mehr Energie haben, Ihre Verdauung besser ist, dass Sie sich glücklicher fühlen und sich vielleicht sogar von Krebs erholen. Das alles ist möglich. Sie können Ihren Ärger und Ihre Leber heilen.

Die Heilung von Depression, Ängstlichkeit, Übererregung und übermäßiger Begeisterung

Freude hat eine starke Wirkung auf das Herz. Lachen ist ein wundervoller Heiler, doch zu viel Lachen und Freude sind nicht gut für das Herz. Zu viel Begeisterung und Erregung kann sogar zu einem Herzinfarkt führen.

Vielleicht haben Sie Menschen in Ihrem Bekanntenkreis, die sich so sehr aufgeregt haben, dass sie einen Herzinfarkt bekamen. Warum? Weil das Herz so erregt war, dass die gestaute Energie den Blutkreislauf blockiert hat. Durch Übererregung schlägt das Herz sehr schnell, manchmal zu schnell für die Blut- und Sauerstoffmenge, die es empfängt. Ein Herzinfarkt passiert, wenn das Herz den Körper nicht mit genug Blut versorgen kann.

Auch Ängstlichkeit und Depression sind Gefühle, die mit dem Herzen verbunden sind. Jeder war schon einmal ängstlich oder niedergeschlagen, aber zu viel Ängstlichkeit kann zu Paranoia und zu viel Niedergeschlagenheit zu tiefer Depression bis hin zur Selbstzerstörung führen. Beide Zustände mindern die Lebensqualität erheblich.

In all meinen Jahren des Forschens und Heilens habe ich folgendes Verständnis von Ängstlichkeit und Depression entwickelt: Es sind energetische Blockaden im Bereich des Herzens und des Botschaften-Zentrums. Das Botschaften-Zentrum oder Herzchakra ist, wie schon gesagt, ein etwa faustgroßes Energiezentrum, das in der Mitte der Brust hinter dem Brustbein sitzt. Es ist das spirituelle Kommunikationszentrum des Körpers. Durch seine Entwicklung können Sie direkt mit dem Göttlichen und den Seelen des Universums auf spiritueller Ebene kommunizieren. Blockaden im Botschaften-Zentrum behindern die Entwicklung des spirituellen, mentalen und emotionalen Körpers.

Die emotionalen Extreme der Übererregung, übermäßigen Begeisterung, Depression und Ängstlichkeit sind allesamt Blockaden des Botschaften-Zentrums. Heilen Sie diese Emotionen, indem Sie die energetischen und spirituellen Blockaden vom Botschaften-Zentrum entfernen. Wenden Sie die Vier Kraft-Techniken an, um eine emotionale Unausgeglichenheit des Herzens zu heilen.

Körperkraft. Wenden Sie die Nahe-Hand-Ferne-Hand-Heiltechnik an. Die nahe Handfläche weist aus etwa 10 bis 15 Zentimeter Entfernung auf die Mitte der Brust. Die ferne Handfläche weist aus etwa 40 bis 50 Zentimeter Entfernung auf den Unterbauch (siehe Abb. 21). Die nahe Hand erzeugt am Botschaften-Zentrum ein Feld hoher Dichte, während die ferne Hand im Unterbauch ein Feld geringer Dichte erzeugt. Die Energie fließt von dem Feld mit hoher Dichte zu dem Feld mit geringer Dichte. In diesem Fall bedeutet das, dass Energie vom Botschaften-Zentrum zum Unterbauch fließt und damit die energetische Blockade im Botschaften-Zentrum auflöst.

Seelenkraft. Begrüßen Sie die Seelen Ihres Botschaften-Zentrums und andere und bitten Sie sie um Heilung: *Liebe Seelen, lieber Geist und liebe Körper meines Botschaften-Zentrums, meines Unterbauchs, meiner nahen und meiner fernen Hand,* San *und* Jiu, *ich liebe euch alle. Ihr habt die Macht, meine Depressionen, meine Ängstlichkeit, meine Übererregung und/oder meine übermäßige Begeisterung zu heilen. Macht eure Sache gut. Danke.*

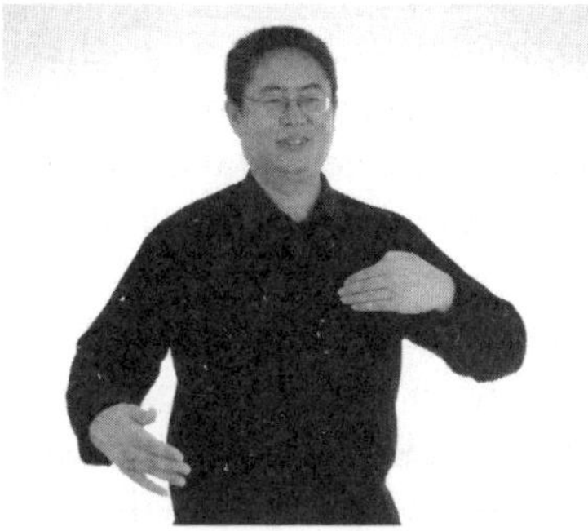

Abb. 21.
Körperkraft zur Heilung von Depression und Ängstlichkeit

Die Seelenkraft all dieser Seelen wird sich aktiv vereinen, um den Emotionalkörper Ihres Botschaften-Zentrums zu heilen.

Klangkraft. Chanten Sie die Zahlen Drei (San) und Neun (Jiu) auf Chinesisch. *San* versetzt die Zellen des Botschaften-Zentrums in Schwingung und *Jiu* die Zellen des Unterbauchs. Chanten Sie immer wieder *San Jiu, San Jiu, San Jiu, San Jiu.* Das unterstützt den Energietransfer vom Botschaften-Zentrum zum Unterbauch. Chanten Sie so schnell Sie können, laut oder leise. Chanten Sie auch ab und zu: *Offenes Botschaften-Zentrum, offenes Botschaften-Zentrum, offenes Botschaften-Zentrum.*

Geisteskraft. Visualisieren Sie einen strahlenden Strom goldenen Lichts, der vom Botschaften-Zentrum zum Unterbauch fließt. Dieses Licht überträgt kontinuierlich blockierte Energie vom Botschaften-Zentrum zum Unterbauch. Stellen Sie sich vor, wie Ihr Botschaften-Zentrum frei von allen Einschränkungen ist. Üben Sie dies mehrmals täglich jeweils drei bis fünf Minuten lang. Halten Sie die Hände die ganze Zeit in der Körperkraft-Haltung. Es ist möglich. Sie können Ihre Depression, Ihre Ängstlichkeit, Übererregung und übermäßige Begeisterung heilen, und auch Ihr Herz.

Die Heilung von Sorgen

In der Traditionellen Chinesischen Medizin ist die Milz das wichtigste Organ für die Verdauung. Sie steuert auch den Kreislauf und die Blutgefäße. Sie steht mit den Muskeln, dem Mund und den Lippen und mit dem Gefühl der Besorgtheit in Verbindung. Jede Fehlfunktion der Milz kann also zu Besorgnis, Muskelproblemen, Mundentzündungen und geschwollenen Lippen führen. Das Gleiche gilt auch umgekehrt. Jede dieser Beschwerden kann zu einer Blockade in der Milz führen.

Sich zu sorgen ist ein natürlicher Teil des Menschseins. Doch ein Übermaß an Besorgtheit ist ein Problem, das mit der Milz zu tun hat. In der Seele-Geist-Körper-Medizin ist die Lösung für zu viel Besorgtheit das Entfernen der energetischen Blockaden der Milz.

Wenden Sie die Vier Kraft-Techniken an, um den unausgeglichenen Emotionalkörper von Besorgtheit zu heilen.

Körperkraft. Wenden Sie die Nahe-Hand-Ferne-Hand-Heiltechnik an. Die nahe Handfläche zeigt aus etwa 10 bis 15 Zentimeter Entfernung auf die Milz. Die Milz sitzt unter den linken Rippenbögen direkt unterhalb des Zwerchfells. Die ferne Handfläche weist aus etwa 40 bis 50 Zentimeter Entfernung auf den Unterbauch (siehe Abb. 22). Die nahe Hand erzeugt an der Milz ein Feld hoher Dichte, während die ferne Hand im Unterbauch ein Feld geringer Dichte erzeugt. Die Energie fließt von dem Feld mit hoher Dichte zu dem Feld mit geringer Dichte. In diesem Fall bedeutet das, dass Energie von der Milz zum Unterbauch fließt und damit die energetische Blockade in der Milz auflöst.

Seelenkraft. Begrüßen Sie die Seele Ihrer Milz und bitten Sie sie um Heilung: *Liebe Seele, lieber Geist und lieber Körper meiner Milz, ich liebe euch. Eure Energie ist blockiert. Ihr habt die Macht, euch selbst zu heilen. Macht eure Sache gut. Danke.*
Liebe Seelen, lieber Geist und liebe Körper von Wu (der Zahl Fünf auf Chinesisch) *und* Jiu (der Zahl Neun auf Chinesisch), *meiner nahen und meiner fernen Hand, meines Unterbauchs und des strahlend goldenen Lichts, ich liebe euch. Ihr habt die Macht, meine Besorgtheit zu heilen. Macht eure Sache gut. Danke.*

Klangkraft. Chanten Sie die Zahl Fünf, auf Chinesisch »Wu«, und die Zahl Neun, auf Chinesisch »Jiu«. *Wu* versetzt die Zellen der Milz in Schwingung. *Jiu* lässt die Zellen des Unterbauchs vibrieren. Chanten Sie immer wieder *Wu Jiu Wu Jiu Wu Jiu,* das hilft, die Energie von der Milz zum Unterbauch fließen zu lassen. Chanten Sie laut oder leise so schnell Sie können. Chanten Sie auch ab und zu: *Ich liebe meine Milz, ich liebe meine Milz, ich liebe meine Milz.*

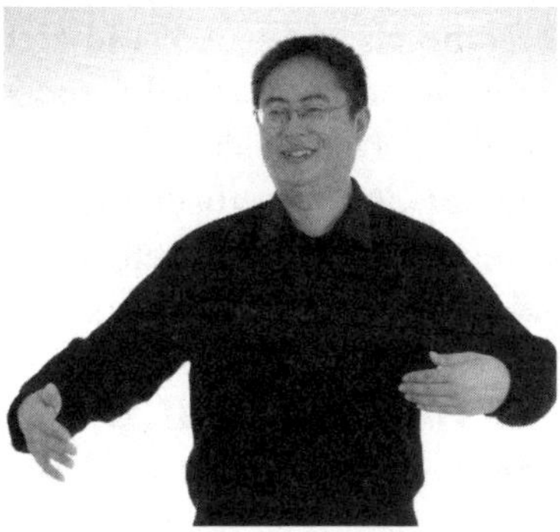

Abb. 22.
Körperkraft zur Heilung von Besorgtheit

GEISTESKRAFT. Visualisieren Sie einen Strom leuchtend goldenen Lichts, der von Ihrer Milz zu Ihrem Unterbauch fließt. Visualisieren Sie Ihre Milz als glücklich, gesund und frei von Blockaden. Üben Sie mehrmals täglich jeweils drei bis fünf Minuten lang. Halten Sie während der ganzen Übung die Hände in der Körperkraft-Haltung. Es ist möglich! Sie können Ihre Besorgtheit und Ihre Milz heilen.

Die Heilung von Kummer und Traurigkeit

In der westlichen Welt wird die Lunge hauptsächlich als ein Atmungsorgan betrachtet. In der Traditionellen Chinesischen Medizin sieht man dagegen eine Verbindung der Lungen mit dem Körper-Chi und dem Atmungs-Chi und der Nase. Die Lungen spielen auch für den Wasserstoffwechsel eine Rolle und sind mit den Emotionen Kummer und Traurigkeit assoziiert. (Denken Sie nur ans Seufzen.) In den östlichen spirituellen Praktiken gilt die Lunge als der Teil des Körpers, der zum Himmel gehört.

Die Seele-Geist-Körper-Medizin betrachtet Kummer und Traurigkeit als energetische Blockaden der Lunge. Der Verlust eines lieben Menschen kann jemanden so traurig machen, dass seine Lungen blockieren. Wenn seine Lungen blockiert sind, erkältet er sich leicht, ermüdet leicht und neigt noch mehr zur Traurigkeit. Die heilende Lösung für Kummer und Traurigkeit ist, die energetischen Blockaden aus der Lunge zu entfernen. Wenden Sie einfach die Vier Kraft-Techniken an:

Körperkraft. Wenden Sie die Nahe-Hand-Ferne-Hand-Heiltechnik an. Die nahe Handfläche zeigt aus etwa 10 bis 15 Zentimeter Entfernung auf die Lungen. Die ferne Handfläche weist aus etwa 40 bis 50 Zentimeter Entfernung auf den Unterbauch (siehe Abb. 23). Die nahe Hand erzeugt im Bereich der Lungen ein Feld hoher Dichte, während die ferne Hand im Unterbauch ein Feld geringer Dichte erzeugt. Die Energie fließt von dem Feld mit hoher Dichte zu dem Feld mit geringer Dichte. Die Energie fließt also von den Lungen zum Unterbauch und löst damit die energetische Blockade in den Lungen auf.

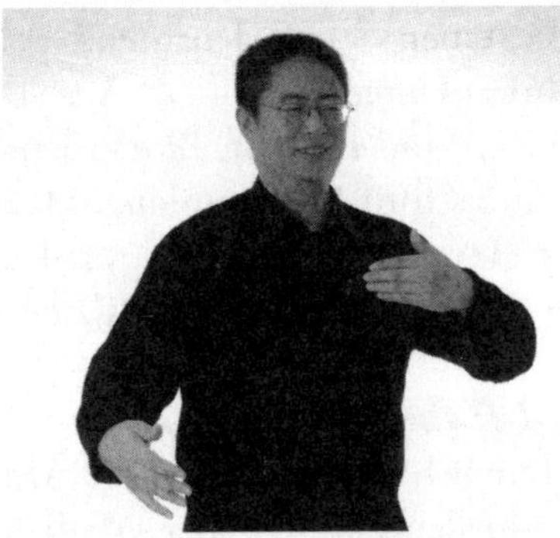

Abb. 23.
Körperkraft zur Heilung von Kummer und Traurigkeit

Seelenkraft. Begrüßen Sie die Seelen Ihrer Lungen und andere und bitten Sie sie um Heilung: *Liebe Seelen, lieber Geist und liebe Körper meiner Lungen, meines Unterbauchs, meiner nahen und meiner fernen Hand,* San *und* Jiu, *ich liebe euch alle. Ihr habt die Macht, meinen Kummer und meine Traurigkeit zu heilen. Macht eure Sache gut. Danke.*

Klangkraft. Chanten Sie die Zahlen Drei (San) und Neun (Jiu) auf Chinesisch. *San* versetzt die Zellen der Lungen und der Brust in

Schwingung und *Jiu* die Zellen des Unterbauchs. Chanten Sie immer wieder *San Jiu, San Jiu, San Jiu, San Jiu.* Das unterstützt den Energietransfer von den Lungen zum Unterbauch. Chanten Sie so schnell Sie können, laut oder leise.

Geisteskraft. Visualisieren Sie einen strahlenden Strom goldenen Lichts, der von den Lungen zum Unterbauch fließt. Nutzen Sie die Absicht Ihres Geistes und die Macht der kreativen Visualisierung, um die blockierte Energie von Ihren Lungen zum Unterbauch fließen zu lassen. Üben Sie dies mehrmals täglich jeweils drei bis fünf Minuten lang. Halten Sie die Hände die ganze Zeit in der Körperkraft-Haltung. Es ist möglich. Sie können Ihre Traurigkeit und Ihren Kummer heilen, und auch Ihre Lungen.

Die Heilung von Angst

Der Emotionalkörper der Angst steht mit den Nieren in Verbindung. Wenn Sie Angst haben, schwächt die Angst Ihre Nieren und umgekehrt: Wenn Ihre Nieren schwach sind, neigen Sie stärker dazu, ängstlich zu sein und im Extremfall paranoid zu werden. Die heilende Lösung gegen Angst ist, die energetische Blockade von den Nieren zu entfernen. Wenden Sie die Vier Kraft-Techniken an:

Körperkraft. Wenden Sie die Nahe-Hand-Ferne-Hand-Heiltechnik an. Halten Sie die nahe Hand hinter Ihrem Rücken in etwa 10 bis 15 Zentimeter Entfernung mit der Handfläche zu den Nieren. Die Nieren sitzen auf beiden Seiten des Rückens, gute fünf Zentimeter oberhalb der Taille. Die ferne Hand weist mit der Handfläche aus etwa 40 bis 50 Zentimeter Entfernung auf die Rippen der vorderen Körperseite (siehe Abb. 24). Die nahe Hand erzeugt im Bereich der Nieren ein Feld hoher Dichte, während die ferne Hand im Bereich der Rippen ein Feld geringer Dichte erzeugt. Die Energie fließt von dem Feld mit hoher Dichte zu dem Feld mit geringer Dichte. Die Energie fließt also von den Nieren zu dem Bereich der Rippen. Wenn Ihre Arme ermüden, wechseln Sie die Seiten, so dass jetzt die andere Hand auf die Nieren beziehungsweise die Rippen auf der anderen Seite zeigt.

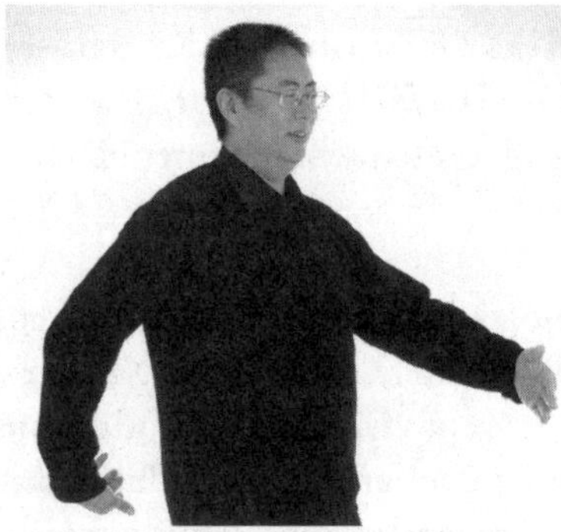

Abb. 24.
Körperkraft zur Heilung von Angst

Seelenkraft. Begrüßen Sie die Seelen Ihrer Nieren und andere Seelen und bitten Sie sie um Heilung: *Liebe Seelen, lieber Geist und liebe Körper meiner Nieren, meiner Rippen, meiner nahen und meiner fernen Hand,* Jiu *und* Liu *und des leuchtenden goldenen Lichts, ich liebe euch alle. Ihr habt die Macht, meine Angst zu heilen. Macht eure Sache gut. Danke.*

Die Seelenkraft all dieser Seelen wird sich aktiv vereinen, um Ihre Angst zu heilen.

Klangkraft. Chanten Sie die Zahlen Neun (Jiu) und Sechs (Liu) auf Chinesisch. *Jiu* versetzt die Zellen des Unterbauchs und der Nieren in Schwingung und *Liu* die Zellen im Bereich der Rippen. Chanten Sie immer wieder *Jiu Liu, Jiu Liu, Jiu Liu.* Das unterstützt den Energietransfer von den Nieren zum Bereich der Rippen. Chanten Sie so schnell Sie können, laut oder leise.

Geisteskraft. Visualisieren Sie, wie leuchtend goldenes Licht von den Nieren zum Bereich der Rippen fließt. Die Geisteskraft hilft, die energetische Blockade in den Nieren aufzulösen und Ihre Angst zu heilen. Üben Sie dies mehrmals täglich jeweils drei bis fünf Minuten lang. Halten Sie die Hände die ganze Zeit in der Körperkraft-Haltung. Es ist möglich. Sie können Ihre Angst und Ihre Nieren heilen.

WEITERE ANWENDUNGEN DER SEELE-GEIST-KÖRPER-MEDIZIN

Bis jetzt haben wir sehr spezifische Anwendungsmöglichkeiten der Seele-Geist-Körper-Medizin angesprochen, doch sie vermag noch viel mehr. Kann man die Seele-Geist-Körper-Medizin zur Heilung von Gruppen einsetzen? Kann man mit ihrer Hilfe jemanden heilen, der sich auf der anderen Seite der Welt befindet? Kann sie Ihnen helfen, sich vor Menschen zu schützen, die Sie stressen und Ihre Energie erschöpfen? Kann die Seele-Geist-Körper-Medizin Mutter Erde helfen? Die Antwort auf all diese Fragen lautet: Ja. Im weiteren werde ich zeigen, wie.

Gruppenheilung

Angenommen, vor Ihnen steht eine Gruppe von zwanzig, zweihundert, zweitausend, zwanzigtausend oder zwei Millionen Menschen. Jeder in dieser Gruppe hat seine eigenen Beschwerden oder gesundheitlichen Probleme. Sie können jedem in dieser Gruppe gleichzeitig Heilung anbieten.

In China konnte ich viele Erfahrungen damit sammeln, Ansammlungen von über zehntausend Menschen Gruppenheilungen anzubieten. Ich werde Ihnen jetzt ein paar Techniken dazu vorstellen. Das Wichtigste dabei ist: *Ich kann es. Ihr könnt es. Ich habe die Macht, mich selbst zu heilen. Ihr habt die Macht, euch selbst zu heilen. Gemeinsam haben wir die Macht, die Welt zu heilen.*

Die Gruppenheilung ist wirksam, unabhängig davon, welche Art von Krankheiten die Menschen in dieser Gruppe haben. Sie wirkt gleich gut bei einer Gruppe von Menschen mit den gleichen Problemen wie bei einer Gruppe von Menschen mit unterschiedlichen Problemen. Sie brauchen an die Heilung der spezifischen Beschwerden oder Sorgen der Teilnehmer keine Gedanken zu verschwenden. Sie brauchen noch nicht einmal zu wissen, welcher Art diese Beschwerden sind.

Wenn Sie eine Gruppenheilung anbieten, können Sie jeden bitten, seinen Heilungswunsch klar zu formulieren. Das kann laut und öffentlich oder ganz privat im Stillen geschehen. Wenn jeder seinen Heilungswunsch geäußert hat, können Sie in Bezug auf all diese Heilungswünsche eine Gruppenheilung anbieten. Sie dauert nur ein paar Minuten. Wenden Sie die Vier Kraft-Techniken an:

Seelenkraft. Beginnen Sie mit einer aufrichtigen Bitte an die Seelenwelt. Begrüßen Sie die Seelen von allen, denen Sie Heilung anbieten und bitten Sie sie, sich selbst zu heilen. Begrüßen Sie die Seelen der Heiligen und bitten Sie um Hilfe für die Heilung. Bitten Sie auch die Seelen der Natur und des Universums um Heilungssegen. Hier ein Beispiel für die Seelenheilung einer Gruppe. Sie können die folgenden Worte Ihren eigenen Wünschen und Bedürfnissen frei anpassen:

Liebe Seelen, lieber Geist und liebe Körper von jedem in der Gruppe, ich liebe euch. Ihr könnt eure eigene Seelen- und Geisteskraft nutzen, um euch zu helfen. Macht eure Sache gut, Die Kraft meiner Seele, meines Geistes und meines Körpers steht euch zu Diensten. Ich biete euch meine Heilung an.

Liebe Seelen, lieber Geist und liebe Körper all der Heilungsengel, Buddhas, Heiligen, Gurus, spirituellen Führer und Lehrer, wir lieben euch. Ihr habt unglaubliche Heilungskraft. Bitte segnet diese Gruppe, um ihre physischen, emotionalen, mentalen und spirituellen Körper zu heilen.

Liebe Seelen, lieber Geist und liebe Körper von Mutter Erde, allen Meeren, Bergen, Flüssen, Bäumen, Blumen, Städten und Ländern, wir lieben euch. Bitte kommt und segnet diese Gruppe mit Heilung.

Liebe Seelen, lieber Geist und liebe Körper der Sonne, des Mondes, aller Planeten, Sterne, Galaxien und Universen, wir lieben euch. Bitte segnet diese Gruppe mit Heilung ihrer Seelen, ihres Geistes und ihrer Körper.

Liebe Seele, lieber Geist und lieber Körper des universalen Lichts, wir lieben euch. Ihr habt die Macht, jeden zu heilen. Bitte strömt durch jeden dieser Gruppe, von Kopf bis Fuß, innen und außen, in jede Zelle. Bitte segnet sie mit Heilung, damit auf zellulärer Ebene die Blockaden aus jedermanns Seele, Geist und Körper verschwinden.

Wir bitten um vollständige Heilung der physischen, emotionalen, mentalen und spirituellen Körper. Wir sind tief geehrt und gesegnet. Danke. Danke. Danke.

Körperkraft. Eine Hand weist auf die Gruppe (siehe Abb. 25). Sie können auch beide Hände ausstrecken und die Gruppe mit dem Heilungssegen umfassen, den Sie herbeirufen. Bleiben Sie während der ganzen Heilung in dieser Haltung.

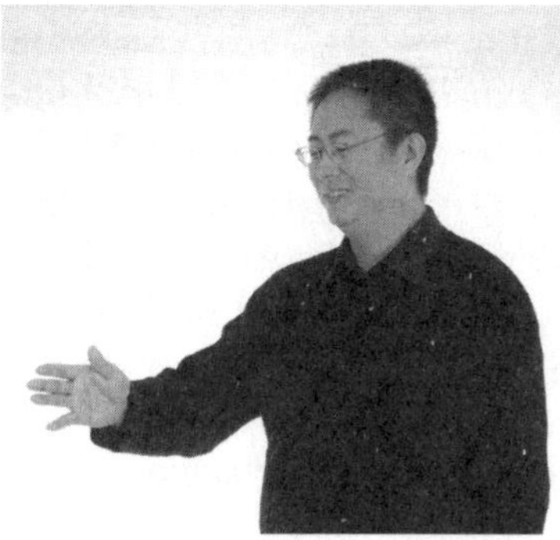

Abb. 25.
Eine-Hand-Heiltechnik

Klangkraft. Chanten Sie fortwährend: *Universales Licht, universales Licht, universales Licht, universales Licht.*

Geisteskraft. Visualisieren Sie, wie das leuchtendste goldene, violette oder regenbogenfarbene Licht des Universums durch jeden in der Gruppe strömt, von Kopf bis Fuß, innen und außen. Dieses universale Licht durchdringt alle Zellen und entfernt alle Blockaden auf zellulärer Ebene. Während alle in das heilende Licht des Universums getaucht sind, geschieht die Heilung.

Nach drei bis fünf Minuten beenden Sie die Gruppenheilung, indem Sie allen Seelen für ihren heilenden Segen danken: *Danke. Danke. Danke.* Dann schicken Sie die Seelen respektvoll wieder dorthin zurück, wo sie hergekommen sind: *Gong song. Gong song. Gong song.*

Diese Technik offenbart die einfachen, aber tiefgreifenden Geheimnisse der Gruppenheilung. Sie beruht auf einer tiefen, machtvollen Wahrheit, die schon vor langer Zeit erkannt wurde: *Das Universum ist Eins. Das Göttliche ist Eins.*

Alle sind Eins. Wenn Sie einen heilen, heilen Sie alle.

Fernheilung

Die Quantenphysik des zwanzigsten Jahrhunderts hat erkannt, dass es weder Zeit noch Raum gibt. Spirituelle Menschen wussten das schon seit Jahrtausenden. Die Universale Meditation der Seele-Geist-Körper-Medizin ist ein Beispiel für Laotses Spruch: »Bleibe daheim und du wirst das Universum erkennen.« Das Universum befindet sich in jeder Zelle Ihres Körpers, aber auch im Baum, in der Blume, selbst in einem Sandkorn. Und wie wir im vorigen Kapitel erfahren haben, lehren die Buddhisten: »Ein Sandkorn enthält dreitausend Universen«, das bedeutet, selbst das Winzigste in diesem Universum enthält das ganze Universum. Diese tiefe spirituelle Weisheit trifft auch auf die Heilung zu.

Vielleicht sind Sie gerade in Nordamerika, während der Mensch, um den Sie sich Sorgen machen, in Europa ist. Sie könnten in China sein und erfahren, dass Ihr Bruder in Südamerika krank ist. Sie befinden sich vielleicht an Ihrem Arbeitsplatz und sorgen sich um Ihren Vater, der einen Schlaganfall erlitten hat und gelähmt im Krankenhaus liegt. In all diesen Fällen können Sie mit Fernheilung helfen.

Fernheilung ist, wie der Name sagt, nicht von physischer Nähe abhängig. Es ist egal, wie fern oder nah das Objekt Ihrer Heilung ist. Denken Sie einfach an die Person, der Sie Heilung schicken möchten, und deren Seele wird sofort bei Ihnen sein. Sie können auf diese Weise jede Heilung anbieten, die Sie auch einer Person anbieten können, die direkt bei Ihnen ist. Fernheilung funktioniert genauso wie persönliches Heilen. Gedanken, Botschaften und Heilung bewegen sich schneller als Lichtgeschwindigkeit.

Angenommen, Sie wollen Ihrer Schwester auf der anderen Seite der Welt eine Heilung für deren Schulterschmerzen zukommen lassen. Sie können sie anrufen mit ihr eine Fernheilung durchführen, während Sie mit ihr telefonieren. Sie können ihr diese Fernheilung aber auch ohne telefonische Verbindung geben. In dem ersten Fall weiß Ihre Schwester, dass Sie ihr eine Heilung geben, im zweiten Fall nicht. Beides ist wirksam.

Manchmal sind Fernheilungen besser und kraftvoller als persönliche Heilungen. Die meisten Menschen bevorzugen jedoch die persönliche Berührung, weil sie daran gewöhnt sind. Die Energie einer Fernheilung kann sehr stark sein, es ist also am besten, wenn der Betroffene seine Augen schließt und sich entspannt oder schläft. Wenn Sie als Heiler am Abend oder morgens nach dem Aufwachen ein paar Minuten Zeit haben, können Sie ein oder zwei Minuten Fernheilung geben. Dadurch können für den Empfänger Wunder geschehen.

Alle in diesem Buch aufgeführten Heilweisen können als Fernheilung durchgeführt werden. Sie können die spirituelle Präsenz einer Person zu sich bitten, auch wenn die Person selbst nicht körperlich anwesend ist. Zum Beispiel können Sie die Seele Ihrer Schwester bitten: *Bitte komm und steh vor mir!* Sie können auch die Seele Ihrer Schwester bitten, sich vor Sie zu legen, während Sie die Heilung durchführen, oder Sie können einfach an Ihre Schwester denken, wo auch immer sie gerade sein mag. Sie schläft vielleicht gerade oder sie arbeitet oder sie ist unterwegs – es spielt keine Rolle. Solange Sie die Seele Ihrer Schwester rufen oder an sie denken, wird ihre Seele (genau genommen der für die Heilung wesentliche Teil ihrer Seele) vor Ihnen sein.

Sobald Sie die Seele Ihrer Schwester herbeigerufen haben, wenden Sie die Vier Kraft-Techniken an, um ihr eine Heilung anzubieten. Sie können mit Ihrer Hand auf die Seele Ihrer Schwester weisen, die heilenden Zahlen-Mantren chanten, Licht durch ihre Seele fließen lassen, um die Blockaden zu entfernen und die »Sag Hallo«-Heilung anwenden. Im Folgenden erläutere ich das Vorgehen ausführlich. Wie bei allen Techniken der Seele-Geist-Körper-Medizin sprechen Sie bei dieser Fernheilung die Seelenebene an. Gleichzeitig wird dabei auch der Geist, die Emotionen und der Körper Ihrer Schwester Heilung erfahren. Seelenheilung überträgt sich natürlicherweise auf die Heilung der physischen, emotionalen und mentalen Ebenen, weil Seele, Geist und Körper so innig miteinander verbunden sind, und die Seele ist immer der Boss.

»Sag Hallo«-Heilung

Rufen Sie die Macht der Seele auf, sich selbst zu heilen: *Liebe Seele, lieber Geist und lieber Körper meiner Schwester, ich liebe euch. Liebe Seele, lieber Geist und lieber Körper der Schulter meiner Schwester, ich liebe euch. Ihr habt die Macht, euch selbst zu heilen. Bitte macht eure Sache gut. Ich werde euch auch eine Heilung schicken.* Schon allein die Begrüßung der Seele Ihrer Schwester initiiert eine Heilreaktion in ihrem Körper. Diese Seelenheilung ist ein wesentlicher Faktor der Fernheilung.

Als Nächstes begrüßen Sie die heilenden Mantren oder die Seelen der Natur und bitten sie, Ihre Fernheilung durch ihren Heilungssegen zu unterstützen. Zum Beispiel: *Liebe Seele, lieber Geist und lieber Körper von* San San Jiu Liu Ba Yao Wu (3396815), *ich liebe euch. Bitte segnet die Schulter meiner Schwester mit Heilung.* Dann chanten Sie: *San San Jiu Liu Ba Yao Wu.* Oder: *Liebe Seele, lieber Geist und lieber Körper von* Weng Ar Hong, *bitte heilt meine Schwester.* Dann chanten Sie: *Weng Ar Hong.*

Heilung mit einer Hand

Strecken Sie eine Hand aus und richten Sie sie auf die Seele Ihrer Schwester, die Sie vor sich gerufen haben (Abb. 25). Visualisieren Sie – als Körperkraft-Anteil der Fernheilung – das Bild Ihrer Schwester vor sich. Die Heilungstechnik mit einer Hand verstärkt die Verbindung zwischen Ihnen und der Seele Ihrer Schwester.

Klangkraft

Chanten Sie die Mantren und die Heilungszahlen-Klänge, die Sie zuvor begrüßt haben. Chanten Sie laut oder leise mindestens eine Minute lang.

Visualisierung

Visualisieren Sie das leuchtend goldene Licht in der Schulter Ihrer Schwester. Sie können auch darum bitten, dass Shas Goldene Heilkugel sich in der Schulter Ihrer Schwester dreht oder einfach leuchtend goldenes Licht Ihre Schwester von Kopf bis Fuß durchströmt. Eine andere Möglichkeit besteht darin, die Universale Meditation anzuwenden, indem Sie sich Ihre Schwester in Ihrem Bauch vorstellen und sie mitsamt ihrer Schulter in die Liebe und das Licht des Universums hüllen.

Dauer der Heilung

Die Fernheilung kann eine Minute dauern, in Form der »Heilung-in-einer-Minute«. Alternativ können Sie die Fernheilung auch in drei bis fünf Minuten praktizieren, wie in Kapitel 7 ausgeführt wird. Natürlich können Sie die Fernheilung so lange durchführen, wie Sie wollen.

Vielleicht gelingt es Ihnen, die energetischen Blockaden in der Schulter Ihrer Schwester durch eine einzige Heilung aufzulösen. Fahren Sie jedoch mit der Fernheilung fort, solange das Problem besteht. Eines Tages wird Ihre Schwester merken, dass die Schmerzen in Ihrer Schulter verschwunden sind.

Danken

Sowohl bei der Fernheilung als auch bei allen anderen Methoden der Seele-Geist-Körper-Medizin ist das Danken ein notwendiges spirituelles Erfordernis. Sie können die Seelen der Heiligen, Buddhas und Heilungsengel, von Sonne, Mond und Sternen um deren Heilungssegen bitten, aber Sie müssen sich aufrichtig bei ihnen bedanken. Vergessen Sie nicht, sich für deren Bereitwilligkeit, auf Ihre Aufforderung hin zu kommen, zu bedanken. Beenden Sie Ihre Heilung, indem Sie sagen: *Danke, danke, danke. Gong song, gong song, gong song.*

Schutz

Haben Sie je bemerkt, wie Ihnen die Energie anderer Leute bisweilen schadet? Vielleicht stellen Sie fest, dass Sie dem schlechten Verhalten eines Freundes nacheifern oder Sie merken, dass Sie kritischer sind, nachdem Sie mit einer Freundin Zeit verbracht haben, die gerne über andere Leute herzieht. Vielleicht haben Sie schon festgestellt, wie erschöpft Sie jedes Mal sind, nachdem Sie mit jemandem telefoniert haben, dem es immer nur schlecht geht. Oder dass Sie aufpassen müssen, wenn Sie mit Leuten zusammenkommen, die Sie nicht mögen, weil Sie dann leicht traurig oder wütend werden oder einen Asthma-Anfall bekommen. Vielleicht wundern Sie sich auch, warum der Kontakt mit manchen Menschen Ihre schlechtesten Seiten zum Vorschein bringt. Manchmal bleiben Sie vielleicht lieber zu Hause, als bestimmten Leuten zu begegnen.

All diese Situationen können Ihre Lebensqualität beeinträchtigen – physisch, emotional, mental und spirituell. In manchen Fällen können Sie sogar Ihrer Gesundheit schaden oder die Sicherheit Ihrer Lieben gefährden. Wie können Sie sich schützen, damit die Energie anderer Menschen Sie nicht beeinträchtigt oder Ihrer Gesundheit schadet?

Die Seele-Geist-Körper-Medizin bietet dazu verschiedene wirksame Methoden an, mit denen Sie sich schützen können, bevor Sie in die Öffentlichkeit gehen oder mit Leuten zusammentreffen, die Sie nicht mögen. Wenden Sie einfach die »Sag Hallo«-Technik an und bitten Sie um den Schutz eines mächtigen Mantras, eines heiligen Wesens oder eines spirituellen Instruments wie *San San Jiu Liu Ba Yao Wu*, Kuan Yin, Jesus oder Shas Goldene Heilkugel: *Liebe Seele, lieber Geist und lieber Körper von Shas Goldener Heilkugel, ich liebe euch. Bitte bedeckt und schützt mich den ganzen Tag vollständig. Helft mir, die nächsten zwölf Stunden ruhig zu bleiben. Dreht euch um mich und in mir. Ich fühle mich sehr geehrt. Danke.* Shas Goldene Heilkugel wird Sie unmittelbar umgeben und vollständig schützen.

Sie können auch leise *San San Jiu Liu Ba Yao Wu* oder *Universales Licht* chanten. Sie können Mutter Maria, Shiva, Kuan Yin oder Gott um Schutz bitten. Wählen Sie ein Mantra oder ein heiliges Wesen und bitten Sie es um Schutz. Ihr Energiefeld wird durch das Göttliche geschützt werden. Sie werden feststellen, dass Sie sich nicht so leicht aufregen und nicht so emotional reagieren wie gewöhnlich und dass die Energie anderer Menschen Ihnen kaum noch etwas ausmacht. Wenn Sie einer unangenehmen Energie begegnen, kann Sie Ihnen nichts anhaben, weil Sie durch das Feld des göttlichen Schutzes abgeschirmt sind.

Sie können mit Hilfe dieser Technik auch andere schützen. Vielleicht machen Sie sich um Ihr kleines Kind Sorgen, das alleine zur Schule geht. Schützen Sie es auf die gleiche Weise, bevor es aus dem Haus geht. Wenden Sie die »Sag Hallo«-Heilung an und bitten Sie einen von Ihnen verehrten Heiligen oder Buddha oder ein bestimmtes Mantra um Schutz. Zum Beispiel können Sie Laotse bitten, Ihr Kind zu schützen: *Lieber Laotse, ich liebe dich. Bitte schütze mein Kind.* Sie können auch Shas Goldene Heilkugel um

Schutz bitten: *Liebe Goldene Heilkugel, bitte schütze mein Kind auf dem Weg zur Schule.*

Wenn Sie fürchten, dass sich Ihr Kind auf dem Schulhof verletzen könnte, können Sie darum bitten, dass Ihr Kind auch während der Pausen geschützt wird: *Liebe Goldene Heilkugel, meine Kinder spielen während der Schule im Schulhof. Bitte schütze sie dort. Danke.* Shas Goldene Heilkugel wird Ihre Kinder schützen.

Wie bei allen anderen Techniken in diesem Buch denken Sie daran, den heiligen Wesen, Mantren und Heilinstrumenten zu danken, die Sie um Heilung und Segen gebeten haben. Ihre Dankbarkeit zum Ausdruck zu bringen, gehört zur spirituellen Höflichkeit, und Sie sollten das nie vernachlässigen.

Heilung im großen Maßstab

Die Umweltverschmutzung ist für Mutter Erde und das ganze Universum ein riesiges Problem. Nahezu jedes Land erzeugt giftige Chemikalien, Abfälle und andere Formen der Umweltbelastung. Müll, Abgase, chemische Abfälle und verschmutzte Flüsse sind alles verschiedene Arten von Energie. Regierungen, Unternehmen und Wissenschaftler haben für Milliarden von Dollar die Umweltbedingungen weltweit studiert und versucht, Wege zu finden, damit umzugehen. Warum gibt es dann immer noch keine Lösung? Warum nimmt die Vergiftung ständig zu? Ist der Schaden noch zu beheben? Die Antwort liegt jenseits des Denkens der meisten Menschen. Die wahre Lösung für die Umweltverschmutzung liegt auf der Seelenebene.

Die Physiker verstehen das Energieerhaltungs-Gesetz, demzufolge Energie nie verschwindet oder zerstört werden kann. Energie wechselt nur die Form. Aus dieser Perspektive kann man Umweltverschmutzung und Abfall als eine Art Atrophie bezeichnen, einfach als eine andere Form von Energie. So wie Urin und Kot der Abfall des menschlichen Körpers sind, ist die Umweltverschmutzung der Abfall oder die Atrophie der Erde. Wenn man die Atrophie des menschlichen Körpers Pflanzen zugute kommen lässt, wird sie zu Dünger und versorgt Pflanzenorganismen mit Nährstoffen. So wird die Atrophie in Nährstoffe verwandelt.

Der menschliche Organismus wehrt sich gegen Atrophie, aber

er fördert die negative Atrophie. Krebszellen beispielweise sind das Ergebnis von Atrophie. Sie sind Teil des körperlichen Abfalls, doch sie können transformiert werden. Wenn Sie zum Beispiel Lungenkrebs haben, können Sie sich mit der Nahe-Hand-Ferne-Hand-Heiltechnik heilen. Chanten Sie wiederholt die Heilzahlen Drei und Neun (San Jiu) und visualisieren Sie, wie Licht von Ihren Lungen ausstrahlt. Stellen Sie sich innerlich vor, wie sich das Licht von Ihren Lungen zu Ihrem Unterbauch bewegt. Wenn Sie visualisieren, wie das Licht fließt, wird sich die Energie bewegen. Die Energie um die Krebszellen in den Lungen bedeutet Atrophie, doch wenn die Energie zum Unterbauch bewegt wird, verwandelt sie sich in negative Atrophie, die ein Nährstoff für die grundlegenden Energiezentren im Unterbauch ist.

Die Atrophie der Umweltverschmutzung kann also durch Seelenkraft transformiert werden. Wenden Sie einfach die »Sag Hallo«-Heilung an und bitten Sie mächtige Mantren, heilige Wesen, Unternehmen und die Umweltverschmutzung selbst, die Umweltverschmutzung zu heilen. Es wird jedoch eine große Anzahl von Seelen notwendig sein – die Seelen der Umweltverschmutzung, des Himmels, der Sterne, des Göttlichen, der Heilungsengel, der Buddhas, der Heiligen und die Seelen vieler irdischer Seelen –, um die globale Umweltverschmutzung zu transformieren. Wenn der richtige Zeitpunkt gekommen ist, werden alle notwendigen Seelen gemeinsam den Abfall und die Atrophie der Umweltverschmutzung in Nahrung für diesen Planeten verwandelt. Üben wir Geduld. Die Heilung wird kommen, wenn der richtige Zeitpunkt für diese globale Transformation gekommen ist.

7

Die Praktische Anwendung der Vier Kraft-Techniken

Sie haben jetzt die wesentlichen Theorien und Techniken der Seele-Geist-Körper-Medizin kennen gelernt. Sie haben die einfache, heilige Weisheit und das Wissen empfangen, die den Kern dieser neuen Medizin für das 21. Jahrhundert darstellen: Seelenkraft und die »Sag Hallo«-Heilung. Sie haben praktische Übungen zur Entwicklung der Geisteskraft gelernt. Ihnen liegen einige der mächtigsten Mantren unserer Zeit und der Geschichte vor. Sie haben gesehen, wie Sie die Vier Kraft-Techniken, die Heilung-in-einer-Minute, die Universale Meditation und andere einfache Heilweisen kombinieren können. Sie verfügen über genaue Anleitungen zum Gewichtabnehmen, zur Genesung von Krebs und zum Ausgleichen emotionalen Ungleichgewichts.

Das folgende Kapitel ist das am stärksten praxisorientierte. Es zeigt Ihnen, wie Sie die Vier Kraft-Techniken der Seele-Geist-Körper-Medizin einsetzen können, um über hundert weit verbreitete Beschwerden zu heilen. Dies ist ein Heilungs-Handbuch, in dem die Seele-Geist-Körper-Medizin ganz konkret angewendet wird. Verwenden Sie es oft – für sich selbst, für Ihre Lieben oder für Kollegen – je nach Bedarf. Nutzen Sie es täglich, um Seele, Geist und Körper zu heilen.

Die in diesem Kapitel beschriebenen Leiden sind: Kopfleiden, Augenleiden, Nasenleiden, Mundleiden, Ohrenleiden, Hals- und Nackenleiden, Lungenleiden, Erkältungen, Herzleiden, Milz- und Magenleiden, Leber- und Gallenleiden, Nieren- und Blasenleiden,

Unterleibsleiden, Frauenleiden, Blutgefäßleiden, Knochen- und Gelenkleiden und Hautleiden.

Jedem dieser Bereiche ist eine Abbildung zugeordnet, auf der die entsprechende Körperkraft-Haltung dargestellt ist. Dem folgt eine kurze Beschreibung der empfohlenen Körperkraft-, Seelenkraft-, Klangkraft- und Geisteskraft-Techniken.

Auf den nächsten Seiten möchte ich Ihr Verständnis der Vier Kraft-Techniken der Seele-Geist-Körper-Medizin durch ein paar zusätzliche Informationen vertiefen. Danach können Sie den Beispielen zu Ihrem Wohle und zum Wohle anderer leicht folgen. Die Vier Kraft-Techniken der Seele-Geist-Körper-Medizin fühlen sich geehrt, dass sie Ihnen dienen dürfen.

KÖRPERKRAFT

Die Körperkraft-Technik, die bei fast allen Leiden in diesem Kapitel zur Anwendung kommt, ist die Nahe-Hand-Ferne-Hand-Technik. Zur Wiederholung sei gesagt, dass die Nahe-Hand-Ferne-Hand-Technik darauf beruht, dass hohe Dichte oder hoher Druck natürlicherweise zu geringer Dichte oder niedrigem Druck hinfließt. Die nahe Hand befindet sich 10 bis 15 Zentimeter von dem Bereich des Körpers entfernt, in dem hohe Dichte herrscht, während die ferne Hand etwa 40 bis 50 Zentimeter vom Körper entfernt gehalten wird und damit eine unterschiedliche Dichte oder einen unterschiedlichen Druck zwischen den Energiefeldern erzeugt.

Das Energiefeld zwischen der nahen Hand und dem Körper wird eine hohe Dichte haben, während das Energiefeld zwischen der fernen Hand und dem Körper eine geringere Dichte aufweisen wird. Die Energie wird dann auf natürliche Weise von dem Feld mit höherer Dichte zu dem Feld mit geringer Dichte fließen. Überschüssige oder blockierte Energie im Bereich der nahen Hand kann sich auf diese Weise auflösen. So können die aus einer solchen Blockade resultierenden Schmerzen, Entzündungen, Zustände emotionaler Unausgeglichenheit, Zysten, Tumore oder andere Beschwerden verschwinden.

Die überschüssige Energie fließt zu dem Bereich, auf den die ferne Hand weist. Im Allgemeinen ist das der untere Bauch, der Bereich des

Unteren Dan Tien. Dies ist eines der wesentlichen Energiezentren des Körpers, das immer davon profitiert, wenn es mit mehr Energie versorgt wird. Wenn Sie in einem Bereich Schmerzen haben und sich in einem anderen schwach fühlen, können Sie die nahe Hand auf den schmerzhaften Bereich lenken und die ferne Hand auf den schwachen Bereich. Dann bewegt sich die überschüssige Energie von dem schmerzhaften Bereich weg zu dem schwachen, um diesen zu stärken.

Sie können die Nahe-Hand-Ferne-Hand-Technik noch verstärken, indem Sie mit den Fingern in die Richtung zeigen, in welche die Energie fließen soll. Angenommen, Sie haben Kopfschmerzen oder Halsweh, und Sie wollen, dass die blockierte Energie von diesem Bereich *abwärts* fließt, dann halten Sie die Fingerspitzen der nahen Hand nach unten. Das verstärkt den Energiefluss vom Kopf oder Hals zum Unterbauch. Weisen Sie mit den Fingern der nahen Hand nicht auf den Kopf oder Hals, denn das wird dem erwünschten Abwärtsfluss des Lichts und der Energie entgegenwirken.

Wenn Sie andererseits eine degenerative Erkrankung im Gehirn haben, zum Beispiel ein schwaches Gedächtnis, dann wollen Sie Energie aus den unteren Bereichen Ihres Körpers nach *oben* bringen. Die nahe Hand weist dann mit der Handfläche auf die Nieren oder den Schneeberg-Bereich im unteren Rücken, und die ferne Hand weist auf Ihren Kopf. Die Fingerspitzen der nahen Hand weisen in diesem Fall nach *oben*, denn das Licht und die Energie sollen nach oben fließen.

Die Nahe-Hand-Ferne-Hand-Technik ist sehr einfach, aber sie verlangt trotzdem Aufmerksamkeit. Durch die Handhaltungen ist es eine stark visuell geprägte Technik. Allein diese Körperkraft-Technik kann sofort zu Heilungen führen, indem sie die Energie oder die spirituellen Blockaden verringert oder auflöst.

Probieren Sie diese Technik einmal aus, wenn Sie das nächste Mal Kopfschmerzen haben oder sich erkälten. Es dauert nur ein paar Minuten. Praktizieren Sie fünf Mal am Tag. Sie werden überrascht sein, wie sehr sich Ihr Zustand verbessert. Am nächsten Tag bemerken Sie vielleicht schon einen großen Unterschied. Denken Sie nicht, dass diese Technik kraftlos wäre, weil sie so einfach ist. Sie ist einer von Meister Guos größten Beiträgen zur Heilung.

SEELENKRAFT

Seelenkraft ist die einfachste, aber die wichtigste der Vier Kraft-Techniken. Die Anwendung der Seelenkraft folgt der Formel, die in Kapitel 2 vorgestellt wurde. Sie besteht aus fünf einfachen Komponenten:

> *Begrüßung: Liebe Seele, lieber Geist und lieber Körper meines .....*
> *Lieben: Ich liebe euch.*
> *Bestätigung: Ihr habt die Macht, euch selbst zu heilen.*
> *Anweisung: Macht eure Sache gut!*
> *Dankbarkeit und Höflichkeit: Danke.*

Diese Formel lässt sich zur Selbstheilung und zur Heilung aller Situationen anwenden. In diesem Kapitel werden wir dieser Formel treu folgen, indem wir zuerst die inneren Seelen des kranken Bereichs und unserer Hände begrüßen. Sie können die Art der Begrüßung frei variieren, aber vergessen Sie niemals, zuerst Ihre inneren Seelen anzusprechen.

KLANGKRAFT

In den vorherigen Kapiteln habe ich verschiedene Instrumente der Klangkraft vorgestellt, darunter in Kapitel 4 mächtige Mantren wie *Weng Ar Hong* und *San San Jiu Liu Ba Yao Wu* (3396815) und in Kapitel 6 verschiedene Chinesische Zahlenklangkräfte. Klang ist Schwingung. Bestimmte Klänge stimulieren die Zellschwingung in bestimmten Körperteilen. Die Wirkung von 3396815 wurde in Abb. 9 auf Seite 75 ausführlich dargestellt.

Wenn Sie die Zahlen Eins bis Elf auf Chinesisch aussprechen, spüren Sie die Schwingung in verschiedenen Körperbereichen. Wenn Ihr Drittes Auge offen ist, können Sie die Schwingung in Ihrem Körper sehen. Die Zahl Yi zum Beispiel schwingt im Gehirn und im Kopf. Sie können das leicht nachvollziehen. Legen Sie eine Hand an den Kopf und chanten Sie yiiiiii, yiiiiiii, yiiiiii. Spüren Sie, wie es in Ihrem Kopf vibriert.

Tabelle 7. Zahlenklänge 1 bis 11			
Zahl	Chinesisch	Aussprache	Stimulierter Bereich
1	yi oder yao	jjh oder jao	Kopf, Gehirn
2	ar	ar	Herz
3	san	sahn	Brust, Lungen
4	si	sih	Speiseröhre
5	wu	wuh	Magen, Milz
6	liu	liu	Rippen
7	chi	tschi	Leber
8	ba	bah	Nabel
9	jiu	dschu	Unterbauch
10	shi	schih	Anus
11	shi-yi	schih-jih	Gliedmaßen

Die meisten Beispiele in diesem Kapitel wenden eine Kombination aus zwei Zahlen an, um die Energie aus einem Körperbereich in einen anderen fließen zu lassen. Manchmal wird auch eine Kombination aus drei Zahlen eingesetzt. Dieser Energietransfer unterstützt den Energiefluss, der durch die Nahe-Hand-Ferne-Hand-Technik und durch die im Folgenden beschriebene Visualisierung der Geisteskraft ausgelöst wird. Jede der Vier Kraft-Techniken ist für sich allein schon effektiv, aber gemeinsam eingesetzt sind sie noch wirksamer, vor allem durch die Einbeziehung der Seelenkraft.

In manchen Beispielen wird der Klang einer einzelnen Zahl verwendet, um die Energie in einem bestimmten Organ oder Körperbereich aufzubauen. Dies trifft besonders bei degenerativen Erkrankungen zu, die auf ungenügender Energie und Zellschwingung beruhen. In Tabelle 7 finden Sie die Zahlen Eins bis Elf auf Chinesisch, mit der Aussprache und den dazugehörigen Körperbereichen.

GEISTESKRAFT

Die wichtigste Geisteskraft-Technik ist das Visualisieren von goldenem oder weißem Licht. Wenn Sie Energie transferieren möchten, visualisieren Sie Licht, das sich durch den Körper bewegt – normalerweise von dem Bereich, dem die nahe Handfläche zugewandt ist, zu dem Bereich, dem die ferne Handfläche zugewandt ist. Die ferne Hand weist oft auf den Bereich des Unterbauchs, des Unteren Dan Tiens.

Licht zu visualisieren ist besser als Energie zu visualisieren. Es ist auch besser, das Licht in Ihrem Körper zu bewegen, meist zum Unteren Dan Tien hin, als Licht und Energie in das Universum auszustrahlen. Wir möchten die blockierte Energie bewahren und einer besseren Verwendung zuführen. Blockierte Energie ist nicht schlechte Energie – sie ist vielmehr eine positive Kraft, die, sobald sie nicht mehr in dem blockierten Bereich festgehalten wird, woanders sinnvoll eingesetzt werden kann.

Wenn ungenügend Energie die Ursache der Krankheit ist, was sich in Schwäche, Erschöpfung und degenerativen Veränderungen zeigen kann, stellen Sie sich vor, wie Licht aus dem Universum kommt und sich in diesem Organ oder Körperbereich konzentriert. Visualisieren Sie niemals, dass Sie Licht oder Energie aussenden, das erschöpft Sie bloß. Senden Sie weder Licht noch Energie aus Ihrem Körper, ganz gleich ob es um Ihre eigene Heilung oder um die Heilung anderer geht.

Es gibt immer Spielräume für Kreativität und Flexibilität. Zum Beispiel ist es völlig in Ordnung, wenn Sie statt goldenem oder weißem Licht lieber Regenbogenlicht visualisieren wollen.

Allgemeine Hinweise

Am besten praktizieren Sie alle Heilweisen der Seele-Geist-Körper-Medizin in einem ruhigen, entspannten Zustand und in einer ruhigen, entspannten Umgebung. Ein ruhiger, entspannter Zustand wird Ihre Seele, Ihren Geist, Ihre Systeme, Organe und Zellen öffnen, damit Sie die Heilung möglichst vollständig aufnehmen können. Schon das allein wird Ihre Zellschwingung und Ihren inneren Energiefluss ausgleichen. Eine ruhige, entspannte Umgebung erlaubt

Ihnen, sich noch weiter zu öffnen und sich ganz auf die Heilung zu konzentrieren. Hier noch ein paar Hinweise, die Ihnen bei der Heilung helfen können.

Eine-Hand-Heiltechnik

Bei manchen der Beschwerden in diesem Kapitel wenden wir die Eine-Hand-Heiltechnik an, die ich bereits in Kapitel 6 als Körperkraft-Technik für Gruppenheilungen und Fernheilungen vorgestellt habe (siehe Abb. 25, Seite 185). Zur Selbstheilung ist die Eine-Hand-Heiltechnik sehr einfach:

- Eine Hand ist auf den betroffenen Bereich gerichtet. Sie halten die Hand etwa 25 bis 50 cm vom Körper entfernt. (In manchen Fällen wird die Hand näher als 25 cm an den Körper gehalten, in manchen Fällen zeigt die Hand dabei auch in keine bestimmte Richtung.)
- Stellen Sie sich leuchtend goldenes oder weißes Licht vor, das in diesem Bereich strahlt. Visualisieren Sie diesen Bereich als frei, durchscheinend und gesund.
- Chanten Sie *San San Jiu Liu Ba Yao Wu* (3396815) oder den jeweiligen Zahlenklang, der dem Leiden zugewiesen ist.
- Üben Sie wie bei den Nahe-Hand-Ferne-Hand-Techniken drei bis fünf Mal täglich jeweils drei bis fünf Minuten lang.

Dauer der Anwendung

Im Allgemeinen gilt für alle diese Übungen: drei bis fünf Mal täglich jeweils drei bis fünf Minuten lang. Es ist nicht notwendig, länger bei einer Heilung zu verweilen. Wenn Sie jedoch unter chronischen Schmerzen oder an einer chronischen oder lebensbedrohlichen Krankheit leiden, kombinieren Sie Shas Goldene Heilkugel mit den Vier Kraft-Techniken. Begrüßen Sie Shas Goldene Heilkugel und lassen sie sich in dem erkrankten Bereich drehen. Bei ernsthaften Erkrankungen können Sie die Heilung ohne Probleme auch bis zu einer Stunde lang durchführen.

KOPFLEIDEN

Schwindel

Körperkraft. Nahe Hand: seitlich am Kopf. Ferne Hand: obere, entgegengesetzte Seite des Kopfes.

Seelenkraft. *Liebe Seele, lieber Geist und lieber Körper meines Kopfes, ich liebe euch. Ihr habt die Macht, euch selbst zu heilen. Liebe Seelen, lieber Geist und liebe Körper meiner Hände, von* yi *und dem Licht. Ich liebe euch alle. Ihr habt die Macht, mich zu heilen. Macht eure Sache gut. Danke. Danke. Danke.*

Klangkraft. Chanten Sie *yi* (Eins, ausgesprochen »jih«).

Geisteskraft. Stellen Sie sich vor, wie leuchtend goldenes oder weißes Licht in Ihrem Gehirn erstrahlt.

Anmerkung
Wechseln Sie die Handhaltungen, um diesen Prozess zu vollenden. Schwindel entsteht oft durch mangelnde Durchblutung im Gehirn.

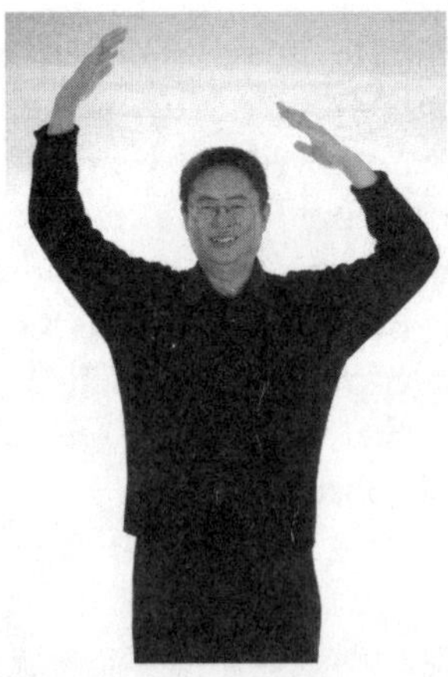

Kopfschmerzen, oben
(Schädeldach)

Körperkraft. Nahe Hand: über dem Schädeldach. Ferne Hand: Unterbauch (Unteres Dan Tien).

Seelenkraft. *Liebe Seele, lieber Geist und lieber Körper meines Kopfes, ich liebe euch. Ihr habt die Macht, euch selbst zu heilen. Liebe Seelen, lieber Geist und liebe Körper meiner Hände, von* yi-jiu *und dem Licht, ich liebe euch alle. Ihr habt die Macht, mich zu heilen. Macht eure Sache gut. Danke. Danke. Danke.*

Klangkraft. Chanten Sie *yi-jiu* (Eins-Neun, ausgesprochen »jjh-dschu«).

Geisteskraft. Stellen Sie sich vor, wie leuchtend goldenes oder weißes Licht von Ihrem Schädeldach zum Unterbauch fließt.

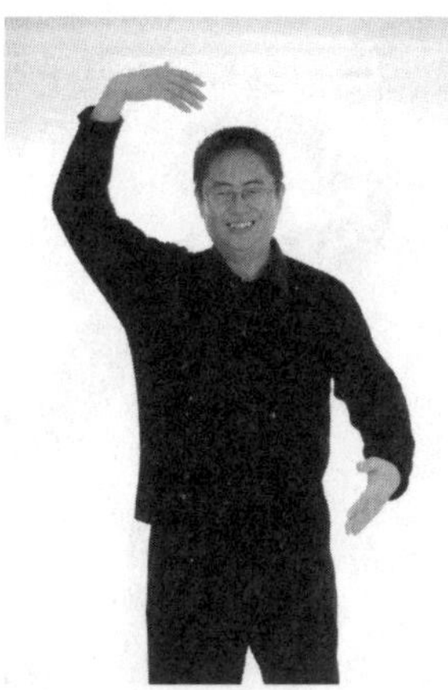

Kopfschmerzen, vorne

(Stirn)

Körperkraft. Nahe Hand: Stirn oder der Punkt zwischen den Augenbrauen (Yin-Tang-Akupunkturpunkt). Ferne Hand: Unterbauch (Unteres Dan Tien).

Seelenkraft. *Liebe Seele, lieber Geist und lieber Körper meines Kopfes, ich liebe euch. Ihr habt die Macht, euch selbst zu heilen. Liebe Seelen, lieber Geist und liebe Körper meiner Hände, von* yi-jiu *und dem Licht, ich liebe euch alle. Ihr habt die Macht, mich zu heilen. Macht eure Sache gut. Danke. Danke. Danke.*

Klangkraft. Chanten Sie *yi-jiu* (Eins-Neun, ausgesprochen »jjh-dschu«).

Geisteskraft. Stellen Sie sich vor, wie leuchtend goldenes oder weißes Licht von Ihrer Stirn zu Ihrem Unterbauch fließt.

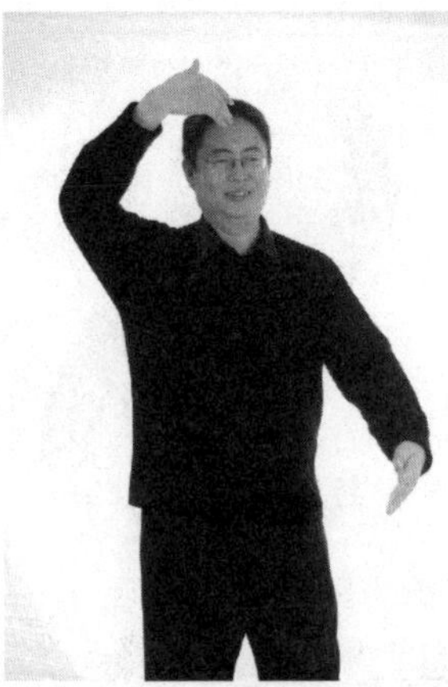

Kopfschmerzen, seitlich

(Schläfen)

Körperkraft. Nahe Hand: Vier Fingerspitzen weisen von den Schläfen abwärts. Ferne Hand: Unterbauch (Unteres Dan Tien).

Seelenkraft. *Liebe Seele, lieber Geist und lieber Körper meines Kopfes, ich liebe euch. Ihr habt die Macht, euch selbst zu heilen. Liebe Seelen, lieber Geist und liebe Körper meiner Hände, von* yi-jiu *und dem Licht, ich liebe euch alle. Ihr habt die Macht, mich zu heilen. Macht eure Sache gut. Danke. Danke. Danke.*

Klangkraft. Chanten Sie *yi-jiu* (Eins-Neun, ausgesprochen »jjhdschu«).

Geistekraft. Stellen Sie sich vor, wie leuchtend goldenes oder weißes Licht aus dem Bereich Ihrer Schläfen zum Unterbauch fließt.

Anmerkung

Die nahe Hand darf nicht nach oben weisen. Wechseln Sie die Seiten, wenn beide Schläfen schmerzen.

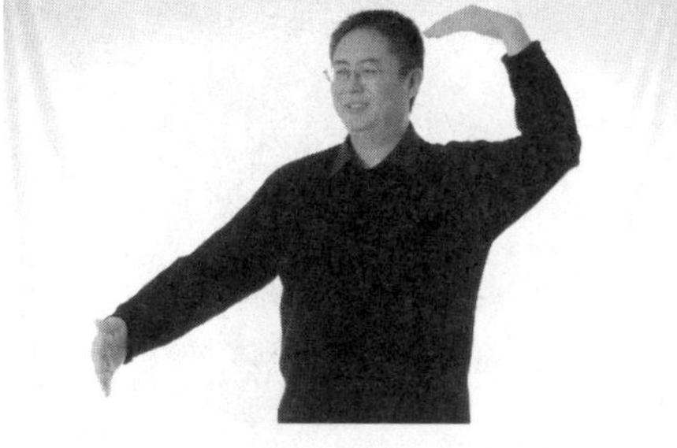

Kopfschmerzen, vom Nacken ausgehend

(Nacken)

Körperkraft. Nahe Hand: Vier Fingerspitzen weisen auf die Rückseite des Nackens. Ferne Hand: Unterbauch (Unteres Dan Tien).

Seelenkraft. *Liebe Seelen, lieber Geist und liebe Körper meines Kopfes und meines Nackens, ich liebe euch. Ihr habt die Macht, euch selbst zu heilen. Liebe Seelen, lieber Geist und liebe Körper meiner Hände, von* yi-jiu *und dem Licht, ich liebe euch alle. Ihr habt die Macht, mich zu heilen. Macht eure Sache gut. Danke. Danke. Danke.*

Klangkraft. Chanten Sie *yi-jiu* (Eins-Neun, ausgesprochen »jjhdschu«).

Geisteskraft. Stellen Sie sich vor, wie leuchtend goldenes oder weißes Licht von der Rückseite Ihres Kopfes zum Unterbauch fließt.

Anmerkung

Diese Beschwerden werden meist durch Verspannungen im Nacken ausgelöst.

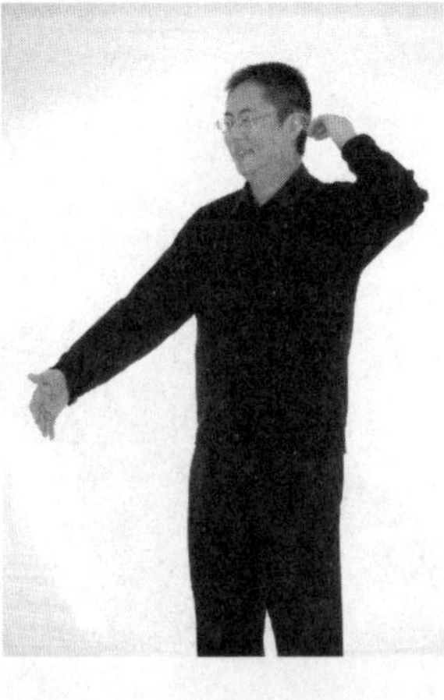

Bluthochdruck

(Hypertonie: Hohe Systole)

Körperkraft. Nahe Hand: über dem Schädeldach oder der Stirn zugewandt. Ferne Hand: Unterbauch (Unteres Dan Tien).

Seelenkraft. *Liebe Seelen, lieber Geist und liebe Körper meines Kopfes und meines Kreislaufs, ich liebe euch. Ihr habt die Macht, euch selbst zu heilen. Liebe Seelen, lieber Geist und liebe Körper meiner Hände, von* yi-jiu *und dem Licht, ich liebe euch alle. Ihr habt die Macht, mich zu heilen. Macht eure Sache gut. Danke. Danke. Danke.*

Klangkraft. Chanten Sie *yi-jiu* (Eins-Neun, ausgesprochen »jjh-dschu«).

Geistekraft. Stellen Sie sich leuchtend goldenes oder weißes Licht vor, das von Ihrem Kopf zum Unterbauch fließt.

Anmerkung

Sie können dieses Verfahren anwenden, wenn Sie einen hohen systolischen und einen hohen diastolischen Blutdruck oder einen hohen systolischen und einen normalen diastolischen Blutdruck haben.

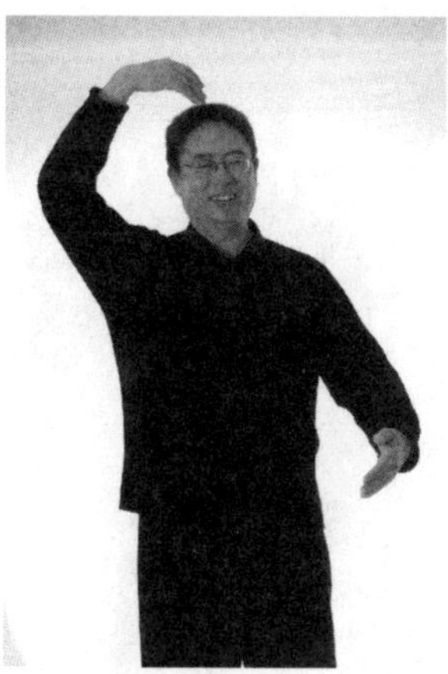

Bluthochdruck

(Normale Systole, hohe Diastole)

Körperkraft. Nahe Hand: Herz oder Mitte der Brust (Botschaften-Zentrum). Ferne Hand: Unterbauch (Unteres Dan Tien)

Seelenkraft. *Liebe Seele, lieber Geist und lieber Körper meines Kreislaufs, ich liebe euch. Ihr habt die Macht, euch selbst zu heilen. Liebe Seelen, lieber Geist und liebe Körper meiner Hände, von* ar-jiu *und dem Licht, ich liebe euch alle. Ihr habt die Macht, mich zu heilen. Macht eure Sache gut. Danke. Danke. Danke.*

Klangkraft. Chanten Sie *ar-jiu* (Zwei-Neun, ausgesprochen »ardschu«).

Geistekraft. Stellen Sie sich vor, wie leuchtend goldenes oder weißes Licht von Ihrem Herzen zum Unterbauch fließt.

Anmerkung

Dieses Vorgehen ist geeignet, wenn Sie eine normale Systole und eine hohe Diastole haben. Bluthochdruck entsteht durch zu viel Energie im Herzen.

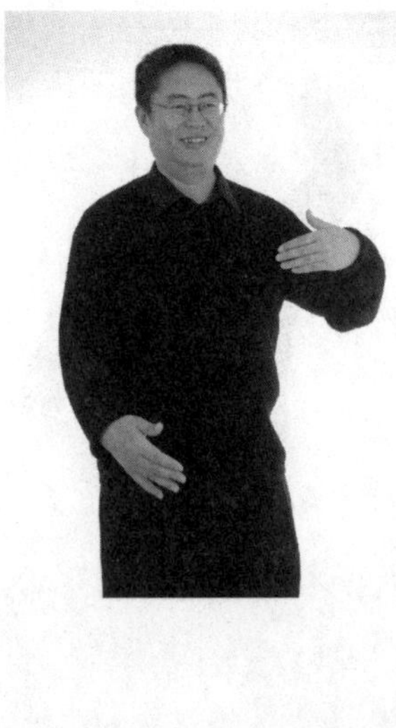

Niedriger Blutdruck

Körperkraft. Nahe Hand: Unterbauch (Unteres Dan Tien). Ferne Hand: Schädeldach, Stirn oder Punkt zwischen den Augenbrauen (Yin-Tang-Akupunkturpunkt).

Seelenkraft. *Liebe Seelen, lieber Geist und liebe Körper meines Unteren Dan Tien und meines Kreislaufs, ich liebe euch. Ihr habt die Macht, euch selbst zu heilen. Liebe Seelen, lieber Geist und liebe Körper meiner Hände, von jiu-yi und dem Licht, ich liebe euch alle. Ihr habt die Macht, mich zu heilen. Macht eure Sache gut. Danke. Danke. Danke.*

Klangkraft. Chanten Sie *jiu-yi* (Neun-Eins, ausgesprochen »dschujih«).

Geisteskraft. Stellen Sie sich leuchtend goldenes oder weißes Licht vor, das von Ihrem Unterbauch zum Kopf fließt.

Anmerkung
Wenden Sie diese Technik nicht an, wenn Sie grünen Star haben.

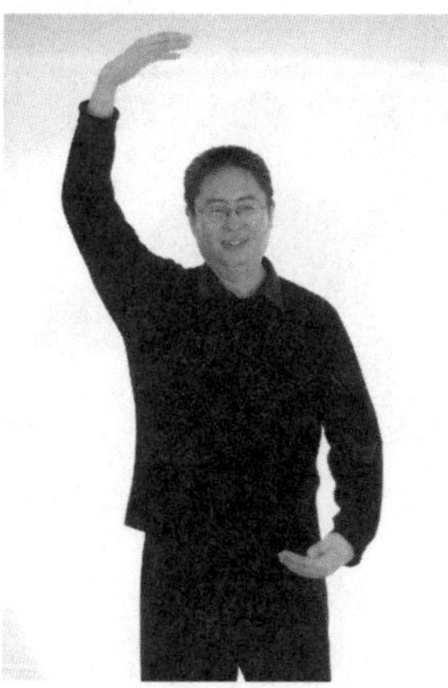

Schlaganfall

(linksseitige Lähmung)

Körperkraft. Nahe Hand: Die rechte Handfläche oder die Finger der rechten Hand weisen auf die rechte Seite des Gehirns. Ferne Hand: Die linke Hand ist der linken Körperseite zugewandt.

Seelenkraft. *Liebe Seelen, lieber Geist und liebe Körper meines Gehirns, meines Nervensystems und meines Kreislaufs, ich liebe euch. Ihr habt die Macht, euch selbst zu heilen. Liebe Seelen, lieber Geist und liebe Körper meiner Hände, von* yi-jiu *und dem Licht, ich liebe euch alle. Ihr habt die Macht, mich zu heilen. Macht eure Sache gut. Danke. Danke. Danke.*

Klangkraft. Chanten Sie *yi-jiu* (Eins-Neun, ausgesprochen »jjh-dschu«).

Geisteskraft. Stellen Sie sich vor, wie leuchtend goldenes oder weißes Licht von der rechten Seite des Kopfes zur linken Seite des Körpers fließt.

Anmerkung
Eine linksseitige Körperlähmung beruht auf einer Blutung oder einer Blutgerinnung (Energieblockade) in der rechten Gehirnhälfte. Versichern Sie sich also, dass Sie die Hände korrekt halten. Wenn Sie die Seiten vertauschen, kann das den Zustand noch verschlimmern.

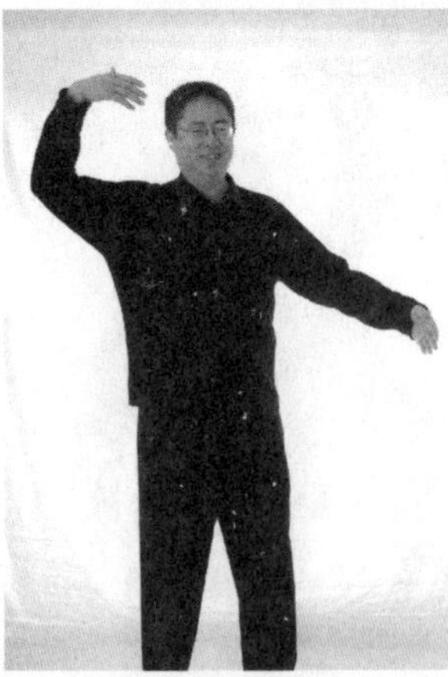

Schlaganfall

(rechtsseitige Lähmung)

Körperkraft. Nahe Hand: Die linke Handfläche oder die Finger der linken Hand weisen auf die linke Seite des Gehirns. Ferne Hand: Die rechte Hand ist der rechten Körperseite zugewandt.

Seelenkraft. *Liebe Seelen, lieber Geist und liebe Körper meines Gehirns, meines Nervensystems und meines Kreislaufs, ich liebe euch. Ihr habt die Macht, euch selbst zu heilen. Liebe Seelen, lieber Geist und liebe Körper meiner Hände, von* yi-jiu *und dem Licht, ich liebe euch alle. Ihr habt die Macht, mich zu heilen. Macht eure Sache gut. Danke. Danke. Danke.*

Klangkraft. Chanten Sie *yi-jiu* (Eins-Neun, ausgesprochen »jjh-dschu«).

Geisteskraft. Stellen Sie sich vor, wie leuchtend goldenes oder weißes Licht von der linken Seite Ihres Kopfes zur rechten Seite Ihres Körpers fließt.

Anmerkung

Eine rechtsseitige Körperlähmung beruht auf einer Blutung oder einer Blutgerinnung (Energieblockade) in der linken Gehirnhälfte. Versichern Sie sich also, dass Sie die Hände korrekt halten. Wenn Sie die Seiten vertauschen, kann das den Zustand noch verschlimmern.

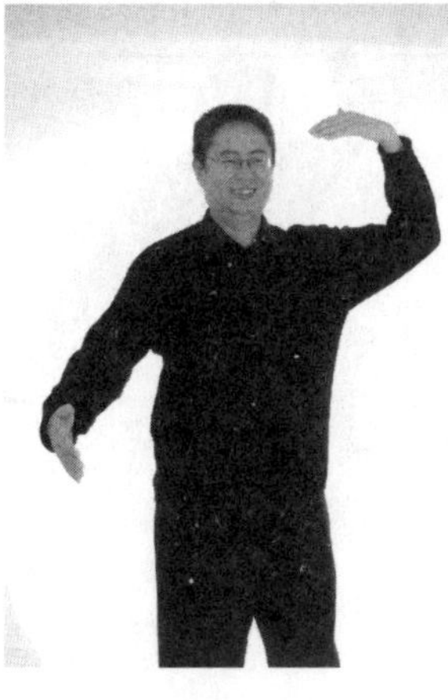

Arterienverkalkung

(Zerebrale Arteriosklerose)

Körperkraft. Nahe Hand: irgendwo an der Seite des Kopfes; schütteln Sie die Hand, so schnell Sie können. Ferne Hand: Unterbauch (Unteres Dan Tien).

Seelenkraft. *Liebe Seelen, lieber Geist und liebe Körper meines Gehirns und meines Kreislaufs, ich liebe euch. Ihr habt die Macht, euch selbst zu heilen. Liebe Seelen, lieber Geist und liebe Körper meiner Hände, von* yi-jiu *und dem Licht, ich liebe euch alle. Ihr habt die Macht, mich zu heilen. Macht eure Sache gut. Danke. Danke. Danke.*

Klangkraft. Chanten Sie *yi-jiu* (Eins-Neun, ausgesprochen »jjhdschu«).

Geisteskraft. Stellen Sie sich vor, wie leuchtend goldenes oder weißes Licht vom Kopf zum Unterbauch fließt oder durch das Gehirn strahlt.

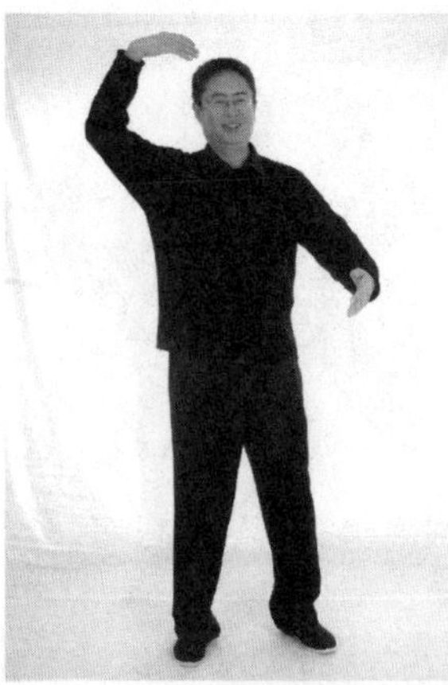

Hirntumor

(oder Krebs)

Körperkraft. Nahe Hand: Weisen Sie mit dem Mittelfinger aus etwa fünf Zentimeter Entfernung auf den Tumor und schütteln Sie den Finger. Ferne Hand: Unterbauch (Unteres Dan Tien).

Seelenkraft. *Liebe Seelen, lieber Geist und liebe Körper meiner Tumorzellen (oder Krebszellen), ich liebe euch. Ihr seid auf einen Irrweg geraten. Ihr habt die Macht, euch selbst zu heilen. Ihr habt die Macht, wieder zu normalen Zellen zu werden. Liebe Seelen, lieber Geist und liebe Körper meiner Hände, von* yi-jiu *und dem Licht, ich liebe euch alle. Ihr habt die Macht, mich zu heilen. Macht eure Sache gut. Danke. Danke. Danke.*

Klangkraft. Chanten Sie *yi-jiu* (Eins-Neun, ausgesprochen »jjh-dschu«).

Geisteskraft. Stellen Sie sich vor, wie leuchtend goldenes oder weißes Licht aus dem Bereich des Tumors in den Unterbauch fließt.

Anmerkung

Denken Sie nicht an den Tumor, sondern denken Sie lieber, dass der Bereich des Tumors gesund ist und voller Licht. Senden Sie dem Tumor oder den Krebszellen und all Ihren Gehirnzellen Ihre größte Liebe.

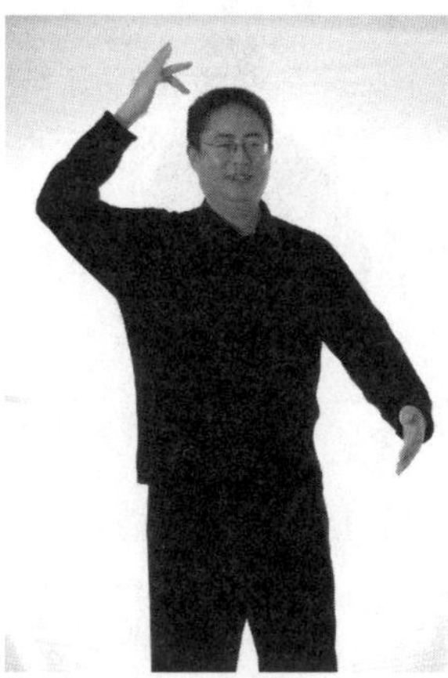

Senilität, Demenz, Alzheimer

1. Schritt:

Körperkraft. Halten Sie beide Hände hinter sich, mit den Handflächen zum Schneeberg-Bereich gewandt.

Seelenkraft. *Liebe Seele, lieber Geist und lieber Körper meines Schneeberg-Bereichs, ich liebe euch. Ihr habt die Macht, eure Energie zu verstärken. Liebe Seelen, lieber Geist und liebe Körper meiner Hände, von* jiu *und dem Licht, ich liebe euch alle. Ihr habt die Macht, meinen Schneeberg-Bereich zu stärken. Macht eure Sache gut. Danke. Danke. Danke.*

Klangkraft. Chanten Sie *jiu* (Neun, ausgesprochen »dschu«).

Geisteskraft. Visualisieren Sie in Ihrem Schneeberg-Bereich einen schneebedeckten Berg. Stellen Sie sich vor, wie eine starke, heiße Sonne auf diesen Berg scheint. Der Schnee schmilzt, und in Form von Dampf steigt Energie auf und fließt zu jedem Bereich Ihres Körpers, den Sie nähren oder heilen wollen.

Anmerkung

Senilität und Alzheimer beruhen auf einer schwachen Nierenfunktion. Wenn Sie den Schneeberg-Bereich stärken, werden auch die Nieren gestärkt. Dann können Sie die Nieren-Energie nach oben schicken, um das Gehirn zu stärken.

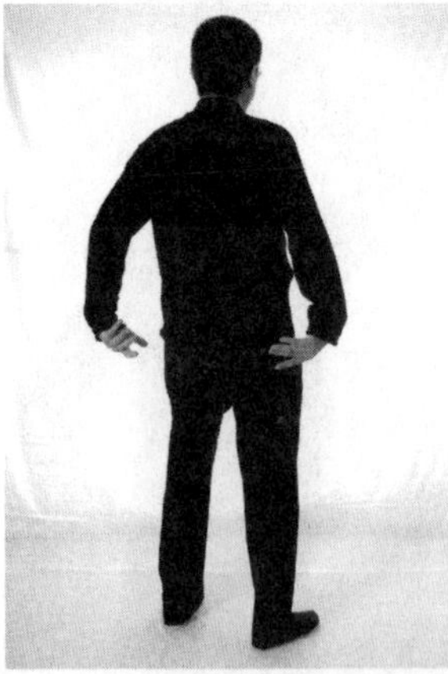

2. Schritt

Körperkraft. Nahe Hand: zu einer Niere oder dem Schneeberg-Bereich. Ferne Hand: über dem Schädeldach.

Seelenkraft. *Liebe Seele, lieber Geist und lieber Körper meines Gehirns, ich liebe euch. Ihr habt die Macht, euch selbst zu heilen. Liebe Seelen, lieber Geist und liebe Körper meiner Hände, von jiu-yi und dem Licht, ich liebe euch alle. Ihr habt die Macht, mich zu heilen. Macht eure Sache gut. Danke. Danke. Danke.*

Klangkraft. Chanten Sie jiu-yi (Neun-Eins, ausgesprochen »dschu-jih«).

Geisteskraft. Stellen Sie sich leuchtend goldenes oder weißes Licht vor, das vom Schneeberg-Bereich die Wirbelsäule hinauf zum Scheitelpunkt (Bai-Hui-Akupunkturpunkt) fließt und das Gehirn nährt.

Anmerkung

Wenden Sie diese Technik nicht an, wenn Sie unter hohem Blutdruck, einem Gehirntumor oder Gehirnkrebs leiden.

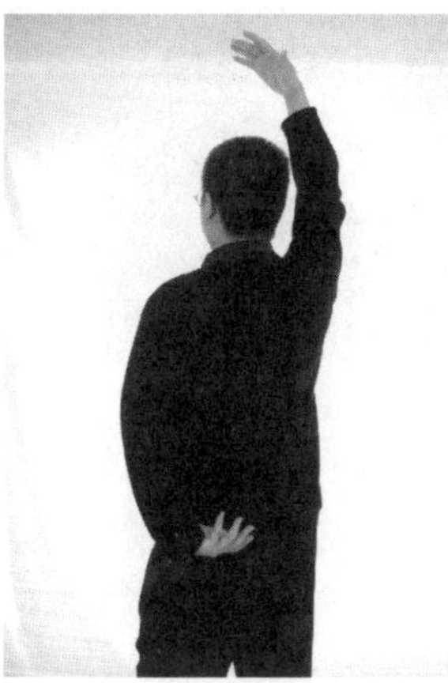

Hyperaktivität
(bei Kindern)

Körperkraft. Wenden Sie bei Kindern die Eine-Hand-Heiltechnik an. Klopfen Sie dem Kind sanft auf den Kopf oder schütteln Sie über seinem Kopf in ungefähr fünf Zentimeter Abstand die Hand.

Seelenkraft. *Liebe Seele, lieber Geist und lieber Körper von* ... (Name) *Gehirn, ich liebe euch. Ihr habt die Macht, euch selbst zu heilen. Liebe Seele, lieber Geist und lieber Körper meiner Hand, von* yi *und dem Licht, ich liebe euch alle. Ihr habt die Macht,* ... (Name) *Gehirn zu heilen. Macht eure Sache gut. Danke. Danke. Danke.*

Klangkraft. Chanten Sie *yi* (Eins, ausgesprochen »jih«).

Geisteskraft. Stellen Sie sich leuchtend goldenes oder weißes Licht vor, das vom Universum in das Gehirn des Kindes strömt. Denken Sie sich das Kind mit klarem Geist und hoher Intelligenz.

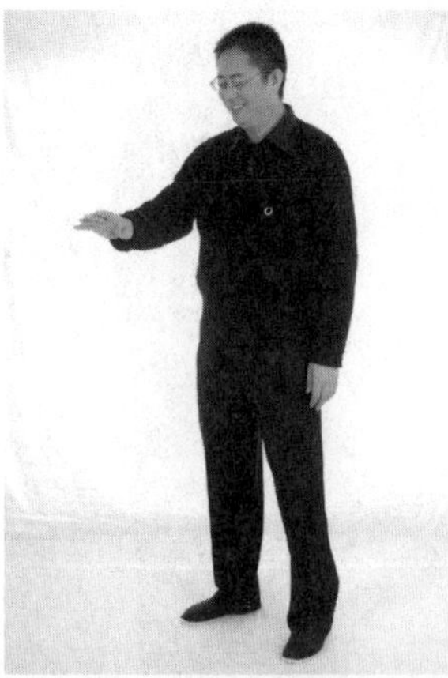

AUGENLEIDEN

Kurzsichtigkeit

(erst seit kurzer Zeit aufgetreten)

Körperkraft. Nahe Hand: Die rechte Handfläche weist diagonal zur Leber. Schütteln Sie die rechte Hand. Ferne Hand: Stirn oder der Punkt zwischen den Augenbrauen (Yin-Tang-Akupunkturpunkt). Wenn die Leber schwach ist, weist die linke Hand auf den Unterbauch (Unteres Dan Tien).

Seelenkraft. *Liebe Seelen, lieber Geist und liebe Körper meiner Augen und meiner Leber, ich liebe euch. Ihr habt die Macht, euch selbst zu heilen. Liebe Seelen, lieber Geist und liebe Körper meiner Hände, von* chi-yi *und dem Licht, ich liebe euch alle. Ihr habt die Macht, mich zu heilen. Macht eure Sache gut. Danke. Danke. Danke.*

Klangkraft. Chanten Sie *chi-yi* (Sieben-Eins, ausgesprochen »tschi-jih«) oder *chi-jiu* (Sieben-Neun, ausgesprochen »tschi-dschu«), wenn die linke Hand auf den Unterbauch weist.

Geisteskraft. Stellen Sie sich leuchtend goldenes oder weißes Licht vor, das von der Leber zu dem Punkt zwischen den Augenbrauen fließt.

Anmerkung

»Die Leber öffnet die Augen«. Aus der Sicht der Traditionellen Chinesischen Medizin ist das Auge mit dem Leber-Meridian verbunden. Die Augen sind oft ein Spiegel des Zustands der Leber.

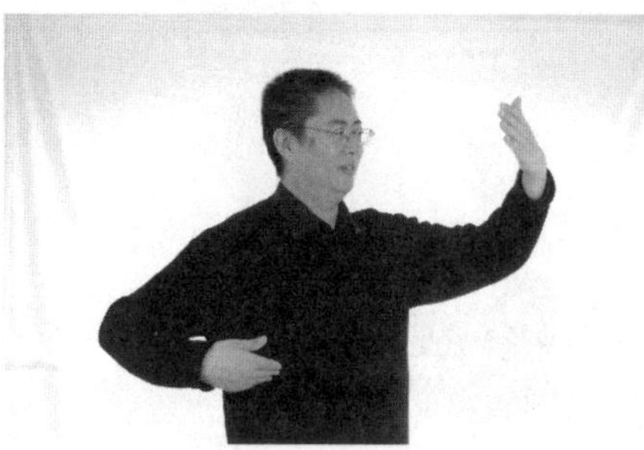

Grauer Star

Körperkraft. Wenden Sie die Eine-Hand-Heiltechnik an. Bilden Sie mit den Fingern ungefähr 10 bis 15 Zentimeter vom Auge entfernt eine Schale (als würden Sie einen Augapfel in der Hand halten).

Seelenkraft. *Liebe Seelen, lieber Geist und liebe Körper meiner Augen, ich liebe euch. Ihr habt die Macht, euch selbst zu heilen. Liebe Seele, lieber Geist und lieber Körper meiner Hand, von* yi *und dem Licht, ich liebe euch alle. Ihr habt die Macht, mich zu heilen. Macht eure Sache gut. Danke. Danke. Danke.*

Klangkraft. Chanten Sie *yi* (Eins, ausgesprochen »jih«).

Geisteskraft. Stellen Sie sich leuchtend goldenes oder weißes Licht vor, das von Ihrem Auge ausgeht. Stellen Sie sich vor, wie die obersten Zellen Ihres Augapfels vibrieren. Sehen Sie Ihren Augapfel innerlich als klar, glänzend und rein vor sich.

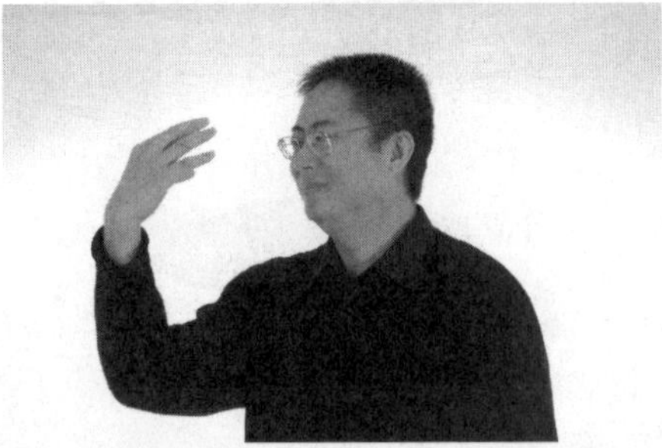

Grüner Star

Körperkraft. Nahe Hand: Stirn oder der Punkt zwischen den Augenbrauen (Yin-Tang-Akupunkturpunkt). Ferne Hand: Handfläche weist diagonal auf die Leber.

Seelenkraft. *Liebe Seelen, lieber Geist und liebe Körper meiner Augen und meiner Leber, ich liebe euch. Ihr habt die Macht, euch selbst zu heilen. Liebe Seelen, lieber Geist und liebe Körper meiner Hände, von* yi-chi *und dem Licht, ich liebe euch alle. Ihr habt die Macht, mich zu heilen. Macht eure Sache gut. Danke. Danke. Danke.*

Klangkraft. Chanten Sie *yi-chi* (Eins-Sieben, ausgesprochen »jih-tschi«).

Geisteskraft. Stellen Sie sich leuchtend goldenes oder weißes Licht vor, das von dem Punkt zwischen den Augenbrauen zur Leber fließt.

Anmerkung
Weisen Sie mit der Hand nicht direkt auf die Augen. Zu viel Energie kann dem zarten Gewebe der Augen schaden.

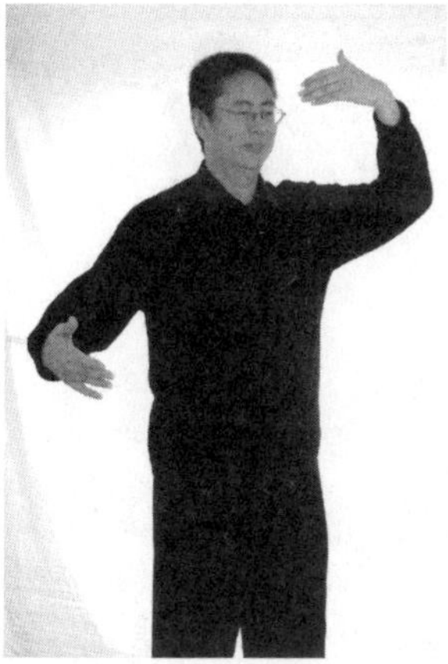

Netzhautatrophie

Körperkraft. Nahe Hand: Mitte des unteren Rückens (Schneeberg-Bereich). Ferne Hand: Stirn oder der Mittelpunkt zwischen den Augenbrauen (Yin-Tang-Akupunkturpunkt).

Seelenkraft. *Liebe Seelen, lieber Geist und liebe Körper meiner Augen, ich liebe euch. Ihr habt die Macht, euch selbst zu heilen. Liebe Seelen, lieber Geist und liebe Körper meiner Hände, von* jiu-yi *und dem Licht, ich liebe euch alle. Ihr habt die Macht, mich zu heilen. Macht eure Sache gut. Danke. Danke. Danke.*

Klangkraft. Chanten Sie *jiu-yi* (Neun-Eins, ausgesprochen »dschu-jih«).

Geisteskraft. Stellen Sie sich leuchtend goldenes oder weißes Licht vor, das von Ihrem unteren Rücken (Schneeberg-Bereich) zu dem Punkt zwischen den Augenbrauen fließt.

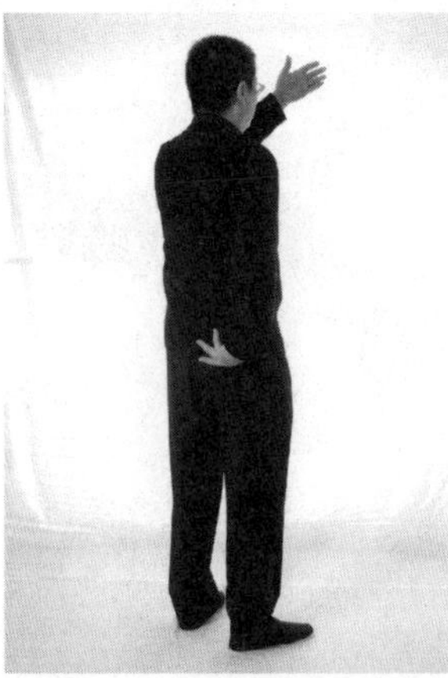

Augenlidentzündung (Gerstenkorn) und Bindehautentzündung (Ophthalmie, Conjunctivitis)

Körperkraft. Nahe Hand: Stirn oder der Punkt zwischen den Augenbrauen (Yin-Tang-Akupunkturpunkt). Ferne Hand: Unterbauch (Unteres Dan Tien).

Seelenkraft. *Liebe Seelen, lieber Geist und liebe Körper meiner Augen, ich liebe euch. Ihr habt die Macht, euch selbst zu heilen. Liebe Seelen, lieber Geist und liebe Körper meiner Hände, von* yi-jiu *und dem Licht, ich liebe euch alle. Ihr habt die Macht, mich zu heilen. Macht eure Sache gut. Danke. Danke. Danke.*

Klangkraft. Chanten Sie *yi-jiu* (Eins-Neun, ausgesprochen »jihdschu«).

Geisteskraft. Stellen Sie sich vor, wie leuchtend goldenes oder weißes Licht von dem Punkt zwischen Ihren Augenbrauen zum Unterbauch fließt.

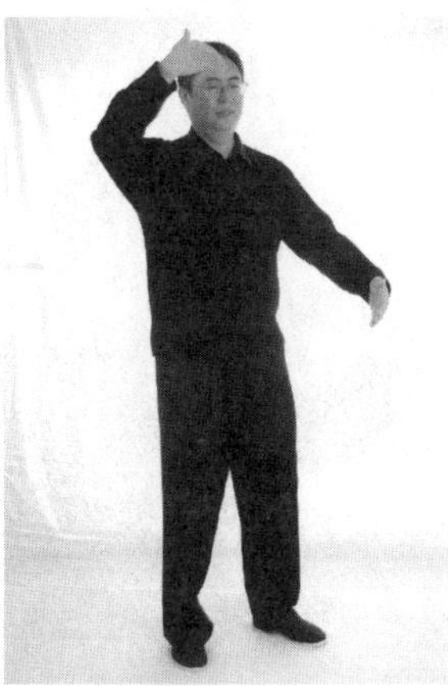

Chronische Tränensackentzündung

(Dacryocystitis)

Körperkraft. Wenden Sie die Eine-Hand-Heiltechnik an. Halten Sie die Handfläche gleichmäßig in 25 bis 35 Zentimeter Abstand von dem betroffenen Auge.

Seelenkraft. *Liebe Seelen, lieber Geist und liebe Körper meiner Augen, ich liebe euch. Ihr habt die Macht, euch selbst zu heilen. Liebe Seele, lieber Geist und lieber Körper meiner Hand, von* yi *und dem Licht, ich liebe euch alle. Ihr habt die Macht, mich zu heilen. Macht eure Sache gut. Danke. Danke. Danke.*

Klangkraft. Chanten Sie *yi* (Eins, ausgesprochen »jih«).

Geisteskraft. Schauen Sie ohne zu blinzeln auf Ihre Handfläche, damit die Augen anfangen, zu tränen.

Anmerkung

Chronisches Augentränen beruht auf blockierten Tränendrüsen. Wenn Sie nicht blinzeln, stimuliert das die Tränenproduktion und hilft so, die Tränendrüsen zu reinigen und die Blockaden zu entfernen.

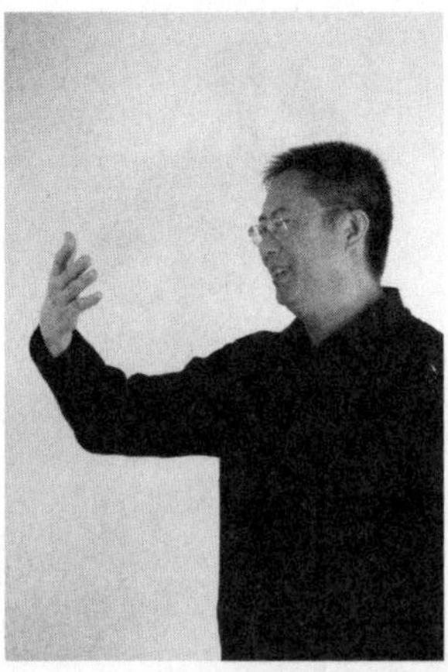

Flecken oder Linien im Blickfeld

Körperkraft. Nahe Hand: unterer Rücken/Nieren (Schneeberg-Bereich). Ferne Hand: Augen.

Seelenkraft. *Liebe Seelen, lieber Geist und liebe Körper meiner Augen und Nieren, ich liebe euch. Ihr habt die Macht, euch selbst zu heilen. Liebe Seelen, lieber Geist und liebe Körper meiner Hände, von* jiu-yi *und dem Licht, ich liebe euch alle. Ihr habt die Macht, mich zu heilen. Macht eure Sache gut. Danke. Danke. Danke.*

Klangkraft. Chanten Sie jiu-yi (Neun-Eins, ausgesprochen »dschu-jih«).

Geisteskraft. Stellen Sie sich leuchtend goldenes oder weißes Licht vor, das vom Bereich der Nieren (Schneeberg-Bereich) zu dem Punkt zwischen den Augenbrauen fließt (Yin-Tang-Akupunkturpunkt).

Anmerkung
Wenn Ihre Nieren schwach sind, wenden Sie zuerst die Technik für Nierenbecken-Entzündung an (siehe Seite 284).

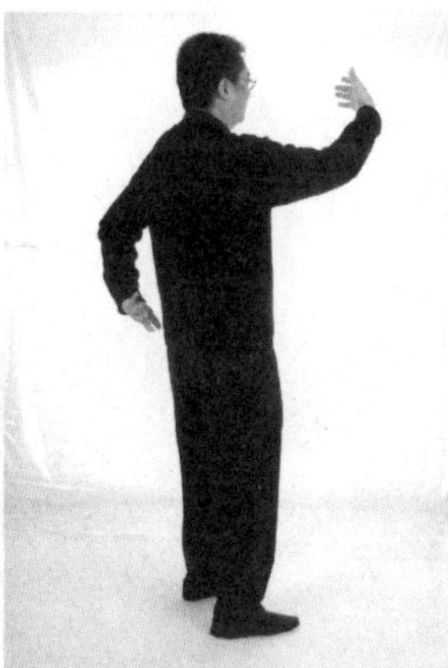

Schielen
(Strabismus)

Körperkraft. Legen Sie Ihre Handrücken aneinander und ziehen Sie sie allmählich vor Ihren Augen auseinander.

Seelenkraft. *Liebe Seelen, lieber Geist und liebe Körper meiner Augen, ich liebe euch. Ihr habt die Macht, euch selbst zu heilen. Liebe Seelen, lieber Geist und liebe Körper meiner Hände, von* yi *und dem Licht, ich liebe euch alle. Ihr habt die Macht, mich zu heilen. Macht eure Sache gut. Danke. Danke. Danke.*

Klangkraft. Chanten Sie *yi* (Eins, ausgesprochen »jih«).

Geisteskraft. Visualisieren Sie, wie Ihre Augen die natürliche Ausrichtung annehmen.

Anmerkung

Es dauert eine Zeit lang, um schielende Augen zu korrigieren, Sie müssen diesen Prozess also oft wiederholen. Wenn nur ein Auge schielt, bewegen Sie nur eine Hand, als ob Sie das Auge korrigieren würden. Bei einem auseinandergehenden Fokus (dem Gegenteil von Schielen) beginnen Sie mit den Handrücken weit auseinander und bringen sie langsam zusammen.

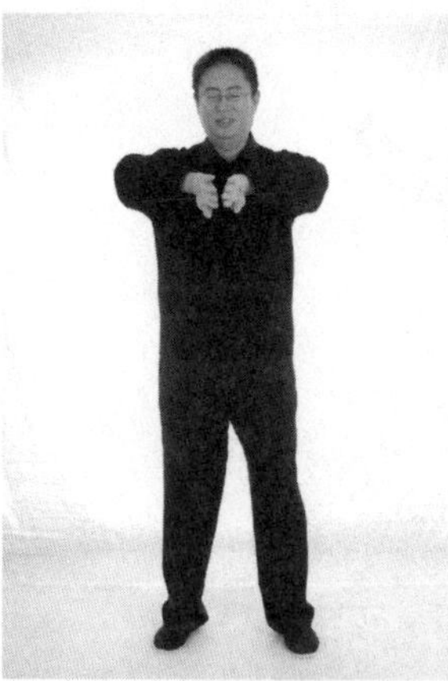

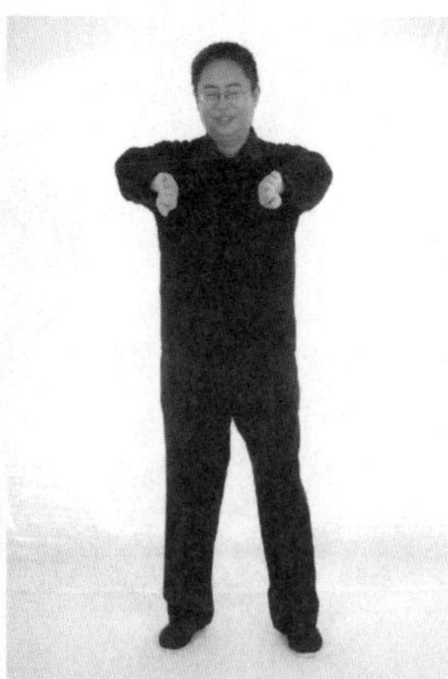

NASENLEIDEN

Schnupfen, einseitig

(Nasale Sinusitis und Rhinitis)

1. Schritt

Körperkraft. Wenden Sie die Eine-Hand-Heiltechnik an und schütteln Sie die Hand vor Ihrem verstopften Nasenloch.

Seelenkraft. *Liebe Seele, lieber Geist und lieber Körper meines Nasenlochs, ich liebe euch. Ihr habt die Macht, euch selbst zu heilen. Liebe Seele, lieber Geist und lieber Körper meiner Hand, von* san-wu *und dem Licht, ich liebe euch alle. Ihr habt die Macht, mich zu heilen. Macht eure Sache gut. Danke. Danke. Danke.*

Klangkraft. Chanten Sie *san-wu* (Drei-Fünf, ausgesprochen »sahnwuh«).

Geisteskraft. Stellen Sie sich leuchtend goldenes oder weißes Licht vor, das aus dem blockierten Nasenloch fließt.

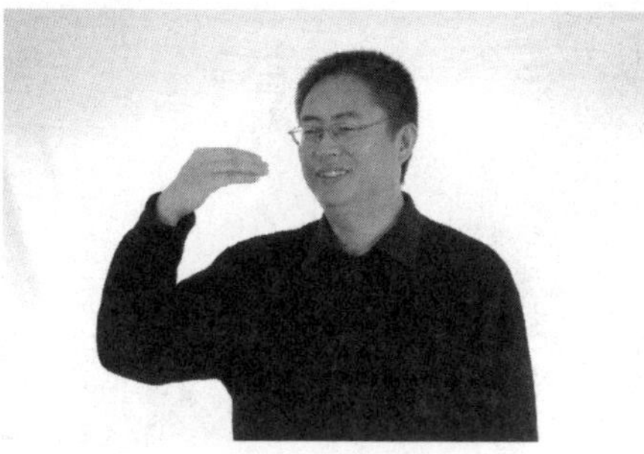

Schnupfen, einseitig
(Nasale Sinusitis und Rhinitis)

2. Schritt

Körperkraft. Wenden Sie die Eine-Hand-Heiltechnik an. Zeigen Sie mit dem Zeigefinger aus etwa zehn Zentimeter Entfernung auf das blockierte Nasenloch.

Seelenkraft. *Liebe Seele, lieber Geist und lieber Körper meines Nasenlochs, ich liebe euch. Ihr habt die Macht, euch selbst zu heilen. Liebe Seele, lieber Geist und lieber Körper meiner Hand, von* yi-san-wu-jiu *und dem Licht, ich liebe euch alle. Ihr habt die Macht, mich zu heilen. Macht eure Sache gut. Danke. Danke. Danke.*

Klangkraft. Chanten Sie *yi-san-wu-jiu* (Eins-Drei-Fünf-Neun, ausgesprochen »jih-sahn-wuh-dschu«).

Geisteskraft. Stellen Sie sich leuchtend goldenes oder weißes Licht vor, das von dem blockierten Nasenloch durch die Lungen und durch den Magen zum Unteren Dan Tien (Unterbauch) fließt.

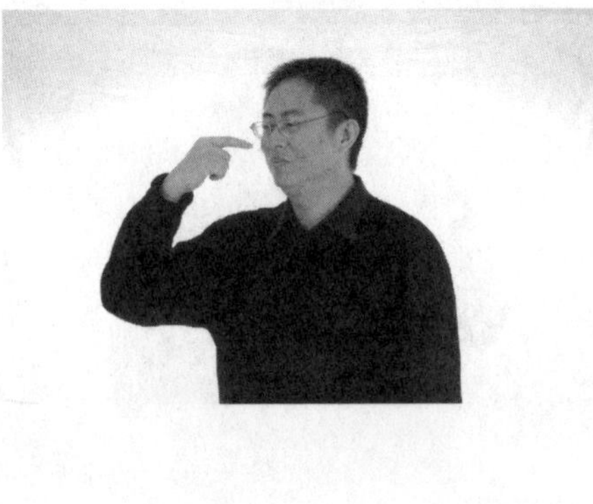

Schnupfen, beidseitig

(Nasale Sinusitis und Rhinitis)

1. Schritt

Körperkraft. Nahe Hand: Spreizen Sie den Zeigefinger und den Mittelfinger zu einem V und zeigen Sie damit auf beide Nasenlöcher. Ferne Hand: Unterbauch (Unteres Dan Tien), schütteln Sie die Hand.

Seelenkraft. *Liebe Seelen, lieber Geist und liebe Körper meiner Nasenlöcher, ich liebe euch. Ihr habt die Macht, euch selbst zu heilen. Liebe Seelen, lieber Geist und liebe Körper meiner Hände, von* ar *und dem Licht, ich liebe euch alle. Ihr habt die Macht, mich zu heilen. Macht eure Sache gut. Danke. Danke. Danke.*

Klangkraft. Chanten Sie *ar* (Zwei).

Geisteskraft. Stellen Sie sich in Ihrer Nase leuchtend goldenes oder weißes Licht vor.

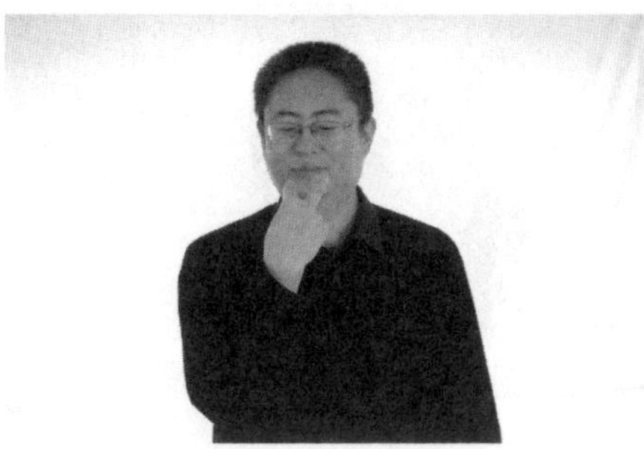

Schnupfen, beidseitig

(Nasale Sinusitis und Rhinitis)

2. Schritt

Körperkraft. Nahe Hand: Zeigen Sie mit dem Zeigefinger und dem Mittelfinger aus 10 bis 15 Zentimeter Entfernung auf den Punkt zwischen den Augenbrauen (Yin-Tang-Akupunkturpunkt). Die Finger sollten leicht nach unten gerichtet sein. Ferne Hand: Magen.

Seelenkraft. *Liebe Seelen, lieber Geist und liebe Körper meiner Nasenlöcher, ich liebe euch. Ihr habt die Macht, euch selbst zu heilen. Liebe Seelen, lieber Geist und liebe Körper meiner Hände, von* yi-san-wu *und dem Licht, ich liebe euch alle. Ihr habt die Macht, mich zu heilen. Macht eure Sache gut. Danke. Danke. Danke.*

Klangkraft. Chanten Sie *yi-san-wu* (Eins-Drei-Fünf, ausgesprochen »jih-sahn-wuh«).

Geisteskraft. Stellen Sie sich vor, wie leuchtend goldenes oder weißes Licht aus der Nase durch die Lungen zum Magen fließt.

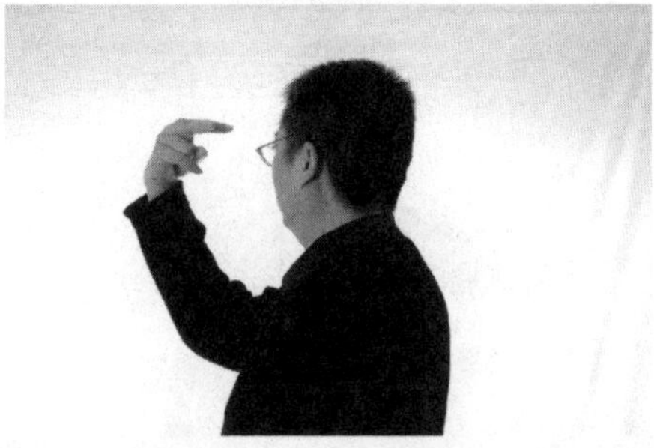

Verstopfte oder laufende Nase

(auf Grund von Erkältung, Allergie oder Entzündung)

Körperkraft. Nahe Hand: Mitte der Brust, oberhalb der Brustwarzen. Ferne Hand: auf Brusthöhe seitlich des Körpers.

Seelenkraft. *Liebe Seele, lieber Geist und lieber Körper meiner Nase, ich liebe euch. Ihr habt die Macht, euch selbst zu heilen. Liebe Seelen, lieber Geist und liebe Körper meiner Hände, von* san-wu *und dem Licht, ich liebe euch alle. Ihr habt die Macht, mich zu heilen. Macht eure Sache gut. Danke. Danke. Danke.*

Klangkraft. Chanten Sie *san-wu* (Drei-Fünf).

Geisteskraft. Stellen Sie sich leuchtend goldenes oder weißes Licht vor, das von den Lungen zum Magen fließt.

Anmerkung

Dieses Leiden beruht darauf, dass die Energie in den Lungen nicht richtig fließen kann.

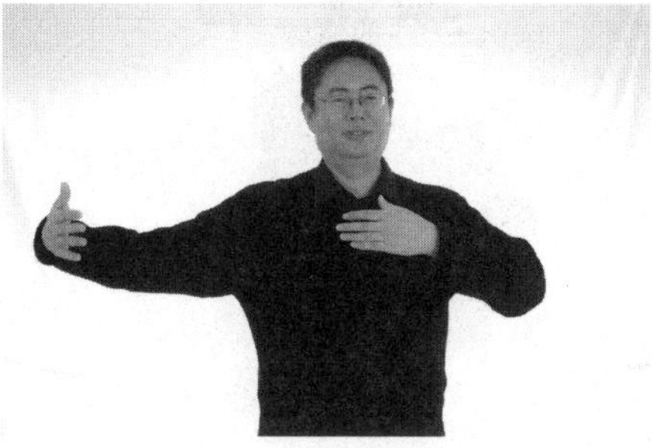

Verstopfte Nase und Nebenhöhlen mit Fieber

(akute Rhinitis und Sinusitis)

Körperkraft. Nahe Hand: Brustbereich. Ferne Hand: Strecken Sie den Arm auf Brusthöhe aus. Die Finger weisen geradeaus vom Körper weg.

Seelenkraft. *Liebe Seele, lieber Geist und lieber Körper meiner Nase, ich liebe euch. Ihr habt die Macht, euch selbst zu heilen. Liebe Seelen, lieber Geist und liebe Körper meiner Hände, von* san-wu *und dem Licht, ich liebe euch alle. Ihr habt die Macht, mich zu heilen. Macht eure Sache gut. Danke. Danke. Danke.*

Klangkraft. Chanten Sie *san-wu* (Drei-Fünf).

Geisteskraft. Stellen Sie sich vor, wie leuchtend goldenes oder weißes Licht von den Lungen zum Magen fließt.

Anmerkung
Wenden Sie diese Technik höchstens zwei Minuten lang an, sonst verlieren Sie durch die vom Körper weg weisenden Finger zu viel Energie.

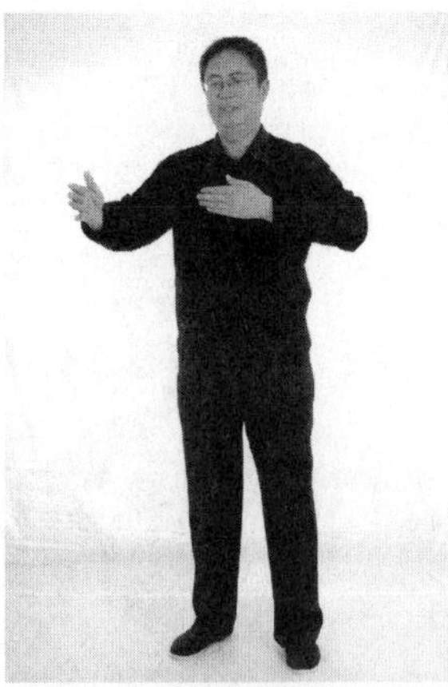

Chronisch laufende Nase

Körperkraft. Verwenden Sie die Eine-Hand-Heiltechnik. Drehen Sie die Handfläche leicht nach oben, so dass sie auf die Nase oder den Punkt zwischen den Augenbrauen weist (Yin-Tang-Akupunkturpunkt).

Seelenkraft. *Liebe Seele, lieber Geist und lieber Körper meiner Nase, ich liebe euch. Ihr habt die Macht, euch selbst zu heilen. Liebe Seele, lieber Geist und lieber Körper meiner Hand, von* san-yi *und dem Licht, ich liebe euch alle. Ihr habt die Macht, mich zu heilen. Macht eure Sache gut. Danke. Danke. Danke.*

Klangkraft. Chanten Sie *san-yi* (Drei-Eins, ausgesprochen »sahnjih«).

Geisteskraft. Stellen Sie sich vor, wie leuchtend goldenes oder weißes Licht von der Lunge zur Nase fließt.

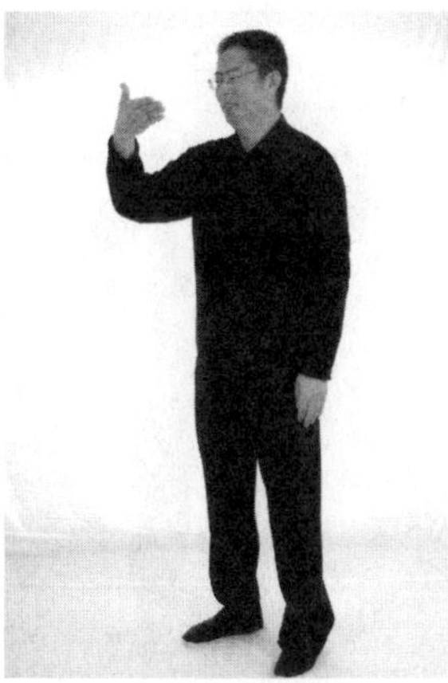

MUNDLEIDEN

Lippenherpes, der Vertiefungen bildet

(Aphten, Herpes simplex 1)

Körperkraft. Nahe Hand: Mittelfinger zeigt auf die Entzündungen. Ferne Hand: Magen; drehen Sie die Hand leicht nach unten.

Seelenkraft. *Liebe Seelen, lieber Geist und liebe Körper meiner Entzündungen, ich liebe euch. Ihr habt die Macht, euch selbst zu heilen. Liebe Seelen, lieber Geist und liebe Körper meiner Hände, von* yi-wu-jiu *und dem Licht, ich liebe euch alle. Ihr habt die Macht, mich zu heilen. Macht eure Sache gut. Danke. Danke. Danke.*

Klangkraft. Chanten Sie *yi-wu-jiu* (Eins-Fünf-Neun, ausgesprochen »jih-wuh-dschu«).

Geisteskraft. Stellen Sie sich leuchtend goldenes oder weißes Licht vor, das von den Entzündungen durch den Magen in den Unterbauch fließt.

Anmerkung

Diese Technik ist für Herpes-Infektionen geeignet, die Vertiefungen bilden.

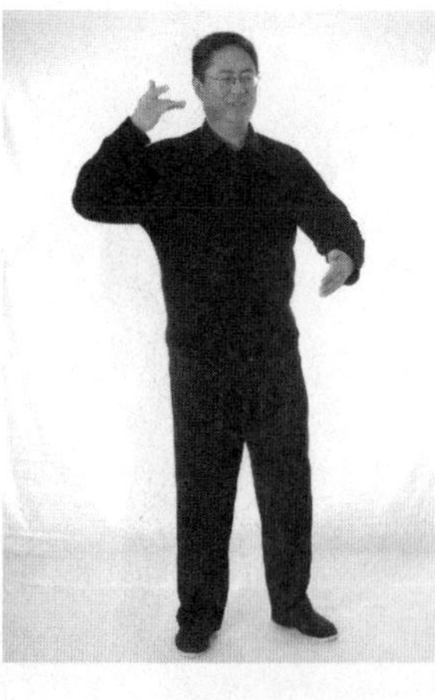

Lippenherpes, der Bläschen bildet

(Herpes simplex 2)

Körperkraft. Nahe Hand: Magen. Ferne Hand: Unterbauch (Unteres Dan Tien).

Seelenkraft. *Liebe Seelen, lieber Geist und liebe Körper meiner Bläschen, ich liebe euch. Ihr habt die Macht, euch selbst zu heilen. Liebe Seelen, lieber Geist und liebe Körper meiner Hände, von* wu-jiu *und dem Licht, ich liebe euch alle. Ihr habt die Macht, mich zu heilen. Macht eure Sache gut. Danke. Danke. Danke.*

Klangkraft. Chanten Sie *wu-jiu* (Fünf-Neun, ausgesprochen »wuhdschu«).

Geisteskraft. Stellen Sie sich leuchtend goldenes oder weißes Licht vor, das von den Bläschen durch den Magen zum Unterbauch fließt.

Anmerkung

Wenden Sie diese Technik bei Herpes-Infektionen an, die im Bereich des Mundes Bläschen oder Erhebungen bilden.

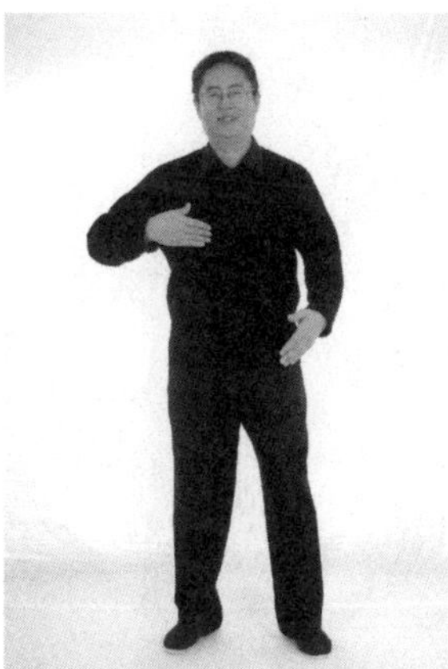

Vergrößerte Zunge

Körperkraft. Nahe Hand: rechte Handfläche nach oben, oberhalb des Nabels. Ferne Hand: linke Handfläche nach oben, unterhalb des Nabels.

Seelenkraft. *Liebe Seele, lieber Geist und lieber Körper meines San Jiao, ich liebe euch. Ihr habt die Macht, euch zu heilen und ins Gleichgewicht zu bringen. Liebe Seelen, lieber Geist und liebe Körper meiner Hände, von 3396815 und dem Licht, ich liebe euch alle. Ihr habt die Macht, mich zu heilen. Macht eure Sache gut. Danke. Danke. Danke.*

Klangkraft. Chanten Sie *san san jiu liu ba yao wu* (3396815, ausgesprochen »sahn sahn dschu liu bah jao wuh«).

Geisteskraft. Visualisieren Sie die Zahl 3396815 in einer leuchtend goldenen Lichtkugel in Ihrem Unteren Dan Tien.

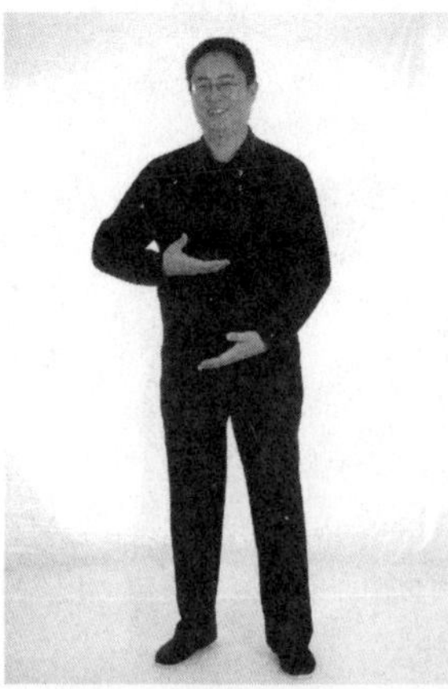

Zahnschmerzen, geschwollenes Zahnfleisch

(Gingivitis)

Körperkraft. Nahe Hand: Vier Finger weisen auf den betroffenen Bereich. Ferne Hand: Oberbauch, Magen.

Seelenkraft. *Liebe Seelen, lieber Geist und liebe Körper meiner Zähne und meines Zahnfleischs, ich liebe euch. Ihr habt die Macht, euch selbst zu heilen. Liebe Seelen, lieber Geist und liebe Körper meiner Hände, von* yi-wu-jiu *und dem Licht, ich liebe euch alle. Ihr habt die Macht, mich zu heilen. Macht eure Sache gut. Danke. Danke. Danke.*

Klangkraft. Chanten Sie *yi-wu-jiu* (Eins-Fünf-Neun, ausgesprochen »jih-wuh-dschu«).

Geisteskraft. Stellen Sie sich vor, wie leuchtend goldenes oder weißes Licht von dem betroffenen Bereich durch den Magen in den Unterbauch fließt.

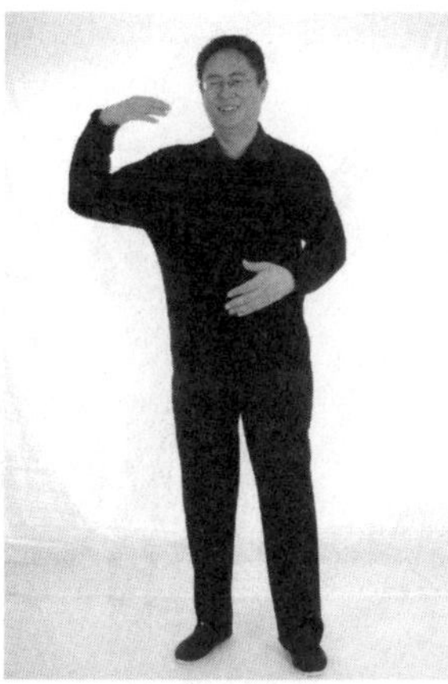

Zahnfleischrückbildung, Zahnfleischentzündung, Parodontose

Körperkraft. Nahe Hand: Unterbauch (Unteres Dan Tien). Ferne Hand: Mund und Zahnfleisch.

Seelenkraft. *Liebe Seelen, lieber Geist und liebe Körper meines Mundes und meines Zahnfleischs, ich liebe euch. Ihr habt die Macht, euch selbst zu heilen. Liebe Seelen, lieber Geist und liebe Körper meiner Hände, von* jiu-yi *und dem Licht, ich liebe euch alle. Ihr habt die Macht, mich zu heilen. Macht eure Sache gut. Danke. Danke. Danke. Danke.*

Klangkraft. Chanten Sie *jiu-yi* (Neun-Eins, ausgesprochen »dschujih«).

Geisteskraft. Visualisieren Sie, wie Licht vom Unterbauch zum Zahnfleisch fließt.

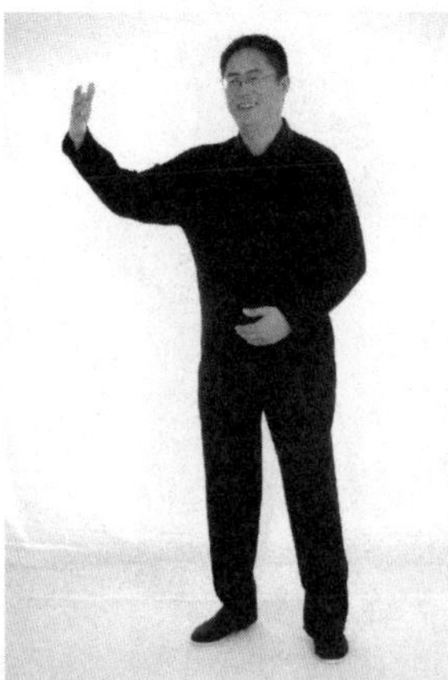

Gesichtslähmung mit nach links verzerrtem Mund

Körperkraft. Nahe Hand: linke Gesichtsseite (die verzerrte Seite). Ferne Hand: rechte Gesichtsseite (die normale Seite).

Seelenkraft. *Liebe Seelen, lieber Geist und liebe Körper meines Gesichts und meiner Nerven, ich liebe euch. Ihr habt die Macht, euch selbst zu heilen. Liebe Seelen, lieber Geist und liebe Körper meiner Hände, von* yi *und dem Licht, ich liebe euch alle. Ihr habt die Macht, mich zu heilen. Macht eure Sache gut. Danke. Danke. Danke.*

Klangkraft. Chanten Sie *yi* (Eins, ausgesprochen »jih«).

Geisteskraft. Stellen Sie sich vor, wie leuchtend goldenes oder weißes Licht von der linken, verzerrten Seite des Gesichts zur rechten, normalen Seite fließt.

Anmerkung
Die linksseitige Verzerrung des Mundes beruht auf einer Lähmung des Gesichtsnervs auf der rechten Seite. Die normale Seite ist die schwache Seite. Ihre Muskeln sind schwach, senden Sie also hier Energie hin.

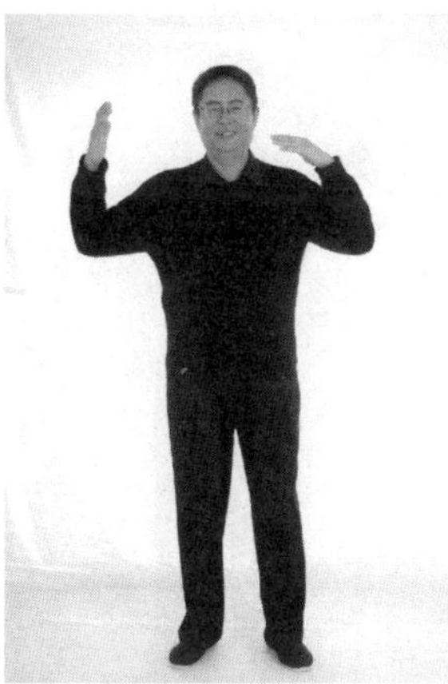

Gesichtslähmung mit nach rechts verzerrtem Mund

Körperkraft. Nahe Hand: rechte Gesichtsseite (die verzerrte Seite). Ferne Hand: linke Gesichtsseite (die normale Seite).

Seelenkraft. *Liebe Seelen, lieber Geist und liebe Körper meines Gesichts und meiner Nerven, ich liebe euch. Ihr habt die Macht, euch selbst zu heilen. Liebe Seelen, lieber Geist und liebe Körper meiner Hände, von* yi *und dem Licht, ich liebe euch alle. Ihr habt die Macht, mich zu heilen. Macht eure Sache gut. Danke. Danke. Danke.*

Klangkraft. Chanten Sie *yi* (Eins, ausgesprochen »jih«).

Geisteskraft. Stellen Sie sich vor, wie leuchtend goldenes oder weißes Licht von der rechten, verzerrten Seite des Gesichts zur linken, normalen Seite fließt.

Anmerkung
Die rechtsseitige Verzerrung des Mundes beruht auf einer Lähmung des linken Gesichtsnervs. Die normale Seite ist die schwache. Die Muskeln sind schwach, senden Sie also Energie zu ihnen.

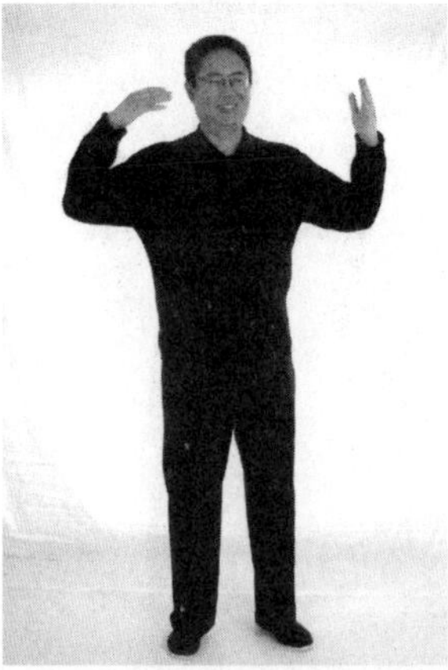

OHRENLEIDEN

Ohrgeräusche

(Tinnitus)

1. Schritt

Körperkraft. Nahe Hand: unterer Rücken (Schneeberg-Bereich). Ferne Hand: unterer Rücken.

Seelenkraft. *Liebe Seele, lieber Geist und lieber Körper meines Schneeberg-Bereichs, ich liebe euch. Ihr habt die Macht, euch selbst zu stärken. Liebe Seelen, lieber Geist und liebe Körper meiner Hände, von* jiu *und dem Licht, ich liebe euch alle. Ihr habt die Macht, meinen Schneeberg-Bereich zu stärken. Macht eure Sache gut. Danke. Danke. Danke.*

Klangkraft. Chanten Sie *jiu* (Neun, ausgesprochen »dschu«).

Geisteskraft. Stellen Sie sich vor, wie leuchtend goldenes oder weißes Licht in Ihrem unteren Rücken (Schneeberg-Bereich) strahlt.

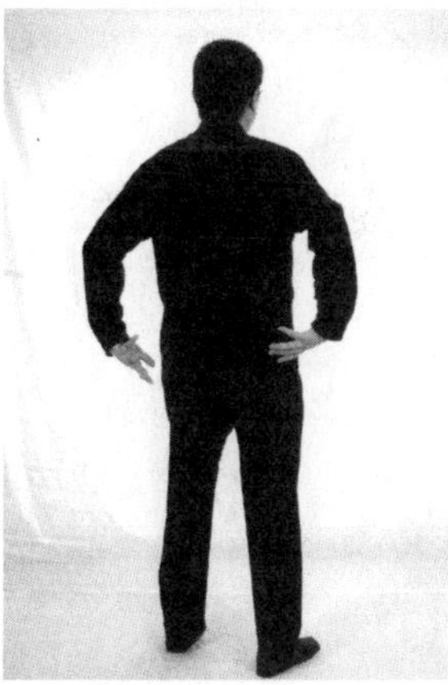

Ohrgeräusche
(Tinnitus)

2. Schritt

Körperkraft. Nahe Hand: eine Niere. Ferne Hand: das betroffene Ohr.

Seelenkraft. *Liebe Seele, lieber Geist und lieber Körper meines Ohres, ich liebe euch. Ihr habt die Macht, euch selbst zu heilen. Liebe Seelen, lieber Geist und liebe Körper meiner Hände, von* jiu-yi *und dem Licht, Ich liebe euch alle. Ihr habt die Macht, mich zu heilen. Macht eure Sache gut. Danke. Danke. Danke.*

Klangkraft. Chanten Sie *jiu-yi* (Neun-Eins, ausgesprochen »dschujih«).

Geisteskraft. Stellen Sie sich vor, wie leuchtend goldenes oder weißes Licht von der Niere zu dem betroffenen Ohr fließt.

Anmerkung

Tinnitus entsteht durch schwache Nieren. Der erste Schritt stärkt die Energie im Schneeberg-Bereich, um das Nieren-Chi zu unterstützen. Wenn dieses Leiden chronisch ist, dauert es lange, um zu heilen.

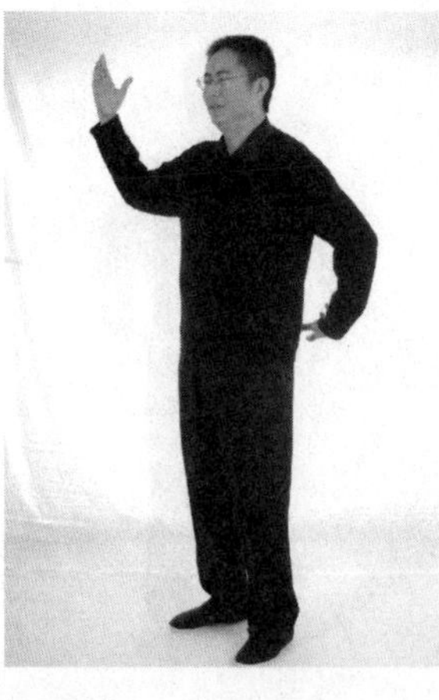

Taubheit

Körperkraft. Nahe Hand: das betroffene Ohr. Ferne Hand: das andere Ohr.

Seelenkraft. *Liebe Seelen, lieber Geist und liebe Körper meiner Ohren, ich liebe euch. Ihr habt die Macht, euch selbst zu heilen. Liebe Seelen, lieber Geist und liebe Körper meiner Hände, von* yi *und dem Licht, Ich liebe euch alle. Ihr habt die Macht, mich zu heilen. Macht eure Sache gut. Danke. Danke. Danke.*

Klangkraft. Chanten Sie *yi* (Eins, ausgesprochen »jih«).

Geisteskraft. Stellen Sie sich vor, wie leuchtend goldenes oder weißes Licht von dem betroffenen Ohr zu dem anderen Ohr fließt.

Anmerkung
Wenn beide Ohren betroffen sind, wechseln Sie die Hände ab.

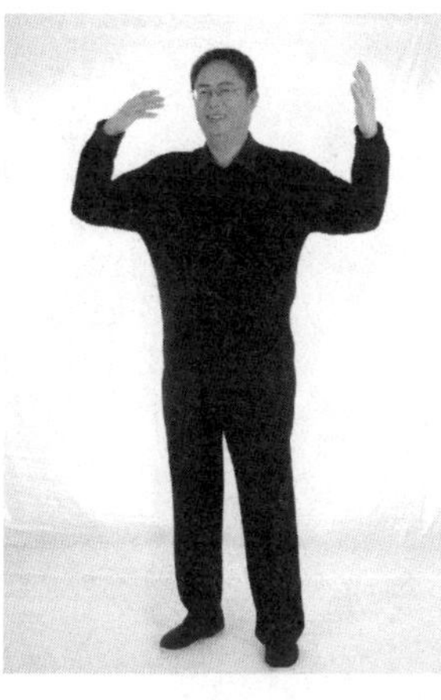

Schwerhörigkeit

Körperkraft. Nahe Hand: betroffenes Ohr (schalenförmig gewölbt, aber ohne das Ohr zu berühren). Ferne Hand: anderes Ohr.

Seelenkraft. *Liebe Seelen, lieber Geist und liebe Körper meiner Ohren, ich liebe euch. Ihr habt die Macht, euch selbst zu heilen. Liebe Seelen, lieber Geist und liebe Körper meiner Hände, von* yi *und dem Licht, ich liebe euch alle. Ihr habt die Macht, mich zu heilen. Macht eure Sache gut. Danke. Danke. Danke.*

Klangkraft. Chanten Sie *yi* (Eins, ausgesprochen »jih«).

Geisteskraft. Stellen Sie sich vor, wie leuchtend goldenes oder weißes Licht von dem betroffenen Ohr zum anderen fließt.

Anmerkung
Wechseln Sie die Handhaltungen ab, wenn beide Ohren betroffen sind. Sie werden etwas Ausdauer brauchen, denn die Heilung von Schwerhörigkeit ist ein langsamer Prozess.

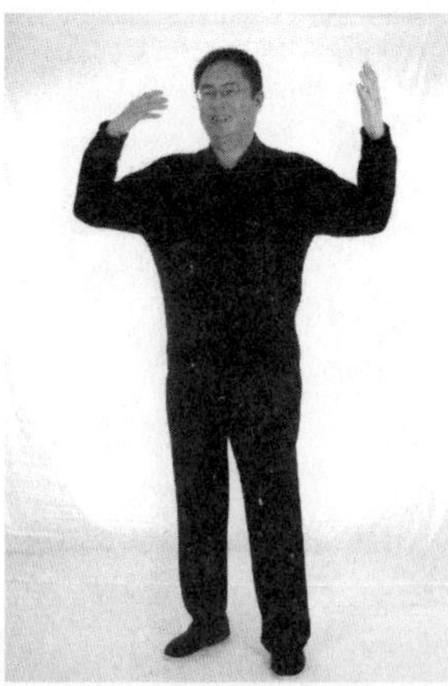

Taubheit durch Medikamente

Körperkraft. Nahe Hand: betroffenes Ohr. Ferne Hand: anderes Ohr.

Seelenkraft. *Liebe Seelen, lieber Geist und liebe Körper meiner Ohren, ich liebe euch. Ihr habt die Macht, euch selbst zu heilen. Liebe Seelen, lieber Geist und liebe Körper meiner Hände, von* yi *und dem Licht, ich liebe euch alle. Ihr habt die Macht, mich zu heilen. Macht eure Sache gut. Danke. Danke. Danke.*

Klangkraft. Chanten Sie *yi* (Eins, ausgesprochen »jih«).

Geisteskraft. Stellen Sie sich vor, wie leuchtend goldenes oder weißes Licht von dem betroffenen Ohr zum anderen fließt.

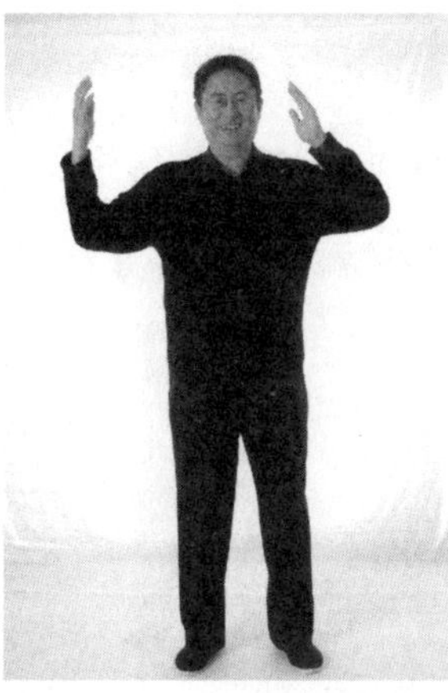

Ohrenschmerzen durch Mittelohrentzündung
(Otitis media)

Körperkraft. Nahe Hand: Mittelfinger zeigt auf das betroffene Ohr. Ferne Hand: Unterbauch (Unteres Dan Tien).

Seelenkraft. *Liebe Seele, lieber Geist und lieber Körper meines Ohres, ich liebe euch. Ihr habt die Macht, euch selbst zu heilen. Liebe Seelen, lieber Geist und liebe Körper meiner Hände, von* yi-jiu *und dem Licht, ich liebe euch alle. Ihr habt die Macht, mich zu heilen. Macht eure Sache gut. Danke. Danke. Danke.*

Klangkraft. Chanten Sie *yi-jiu* (Eins-Neun, ausgesprochen »jihdschu«).

Geisteskraft. Stellen Sie sich vor, wie leuchtend goldenes oder weißes Licht von dem betroffenen Ohr zum Unterbauch fließt.

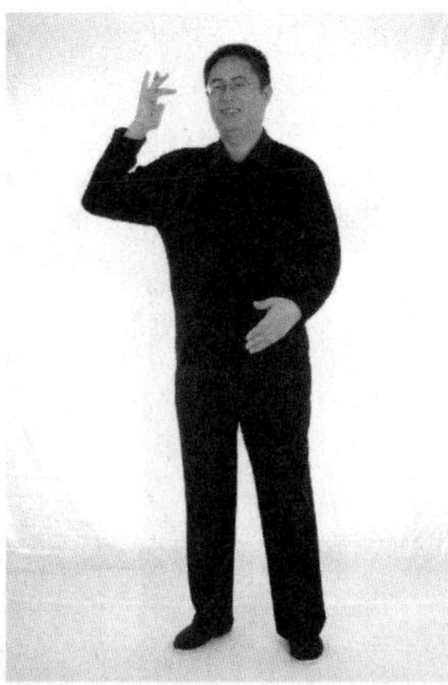

HALSLEIDEN

Chronische Rachen- und Mandel- oder Kehlkopfentzündung

(Pharyngitis, Tonsillitis, Laryngitis)

Körperkraft. Wenden Sie die Eine-Hand-Heiltechnik an und zeigen Sie mit den Fingerspitzen und dem Daumen auf den Hals. Öffnen und schließen Sie sie langsam.

Seelenkraft. *Liebe Seele, lieber Geist und lieber Körper meines Halses, ich liebe euch. Ihr habt die Macht, euch selbst zu heilen. Liebe Seele, lieber Geist und lieber Körper meiner Hand, von* yi *und dem Licht, ich liebe euch alle. Ihr habt die Macht, mich zu heilen. Macht eure Sache gut. Danke. Danke. Danke.*

Klangkraft. Chanten Sie *yi* (Eins, ausgesprochen »jih«).

Geisteskraft. Visualisieren Sie, wie sich die Schleimhaut des Halses streckt und lockert, leuchtend goldenes oder weißes Licht ausstrahlt und weich und elastisch wird.

Anmerkung

Heiserkeit, chronische Halsentzündungen und raue, angespannte Schleimhäute sind Symptome, die mit dem Mittleren Dan Tien in Verbindung stehen. Wenn der Zustand länger als zwei bis drei Wochen anhält, gehen Sie bitte zum Arzt, denn es könnte ein ernsteres Problem dahinterstehen.

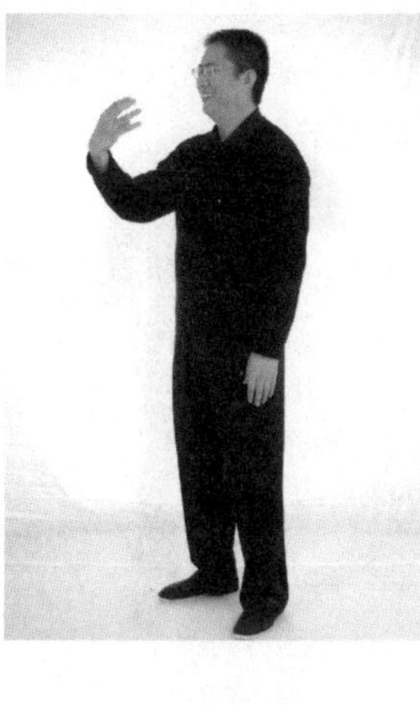

Akute Halsentzündung

Körperkraft. Nahe Hand: Zeigen Sie mit dem Mittelfinger auf den Hals. Ferne Hand: Unterbauch (Unteres Dan Tien).

Seelenkraft. *Liebe Seele, lieber Geist und lieber Körper meines Halses, ich liebe euch. Ihr habt die Macht, euch selbst zu heilen. Liebe Seelen, lieber Geist und liebe Körper meiner Hände, von* yi-jiu *und dem Licht, ich liebe euch alle. Ihr habt die Macht, mich zu heilen. Macht eure Sache gut. Danke. Danke. Danke.*

Klangkraft. Chanten Sie *yi-jiu* (Eins-Neun, ausgesprochen »jihdschu«).

Geisteskraft. Stellen Sie sich vor, wie leuchtend goldenes oder weißes Licht von Ihrer Kehle zum Unterbauch fließt.

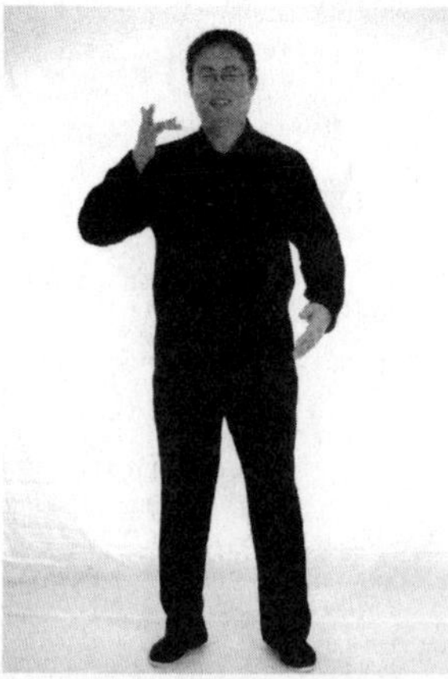

Mumps
(geschwollene Ohrspeicheldrüsen)

Körperkraft. Nahe Hand: Magen. Ferne Hand: Lungen. Die Hände zeigen leicht nach außen, um die Energie des Magens zu reduzieren.

Seelenkraft. *Liebe Seelen, lieber Geist und liebe Körper meines Magens und meiner Lungen, ich liebe euch. Ihr habt die Macht, euch selbst zu heilen. Liebe Seelen, lieber Geist und liebe Körper meiner Hände, von* wu-san *und dem Licht, ich liebe euch alle. Ihr habt die Macht, mich zu heilen. Macht eure Sache gut. Danke. Danke. Danke.*

Klangkraft. Chanten Sie *wu-san* (Fünf-Drei).

Geisteskraft. Stellen Sie sich vor, wie leuchtend goldenes oder weißes Licht aus Ihren Lungen ausstrahlt und sich zerstreut.

Anmerkung
Mumps entsteht aus einem Übermaß an Energie in der Lunge und im Magen. Die Handhaltungen lösen die Energieblockaden in der Lunge und im Magen auf. Führen Sie diesen Prozess nur drei Minuten lang und nicht öfter als zwei Mal täglich durch, sonst könnten Sie zu viel Energie verlieren. Nehmen Sie keine kalten Nahrungsmittel wie Eis oder gekühlte Getränke zu sich.

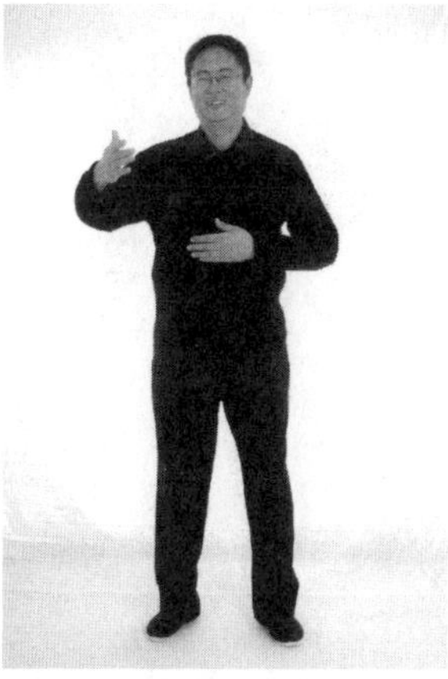

Schilddrüsentumor

Körperkraft. Nahe Hand: Weisen Sie mit dem Mittelfinger auf den Schilddrüsentumor. Ferne Hand: rechter Herz-Vorhof (von vorne gesehen im oberen linken Quadranten des Herzens).

Seelenkraft. *Liebe Seele, lieber Geist und lieber Körper meiner Schilddrüse, ich liebe euch. Ihr habt die Macht, euch selbst zu heilen. Liebe Seelen, lieber Geist und liebe Körper meiner Hände, von* yi-ar *und dem Licht, ich liebe euch alle. Ihr habt die Macht, mich zu heilen. Macht eure Sache gut. Danke. Danke. Danke.*

Klangkraft. Chanten Sie *yi-ar* (Eins-Zwei, ausgesprochen »jih-ar«).

Geisteskraft. Stellen Sie sich vor, wie leuchtend goldenes oder weißes Licht von dem Bereich des Tumors ausstrahlt und sich zerstreut.

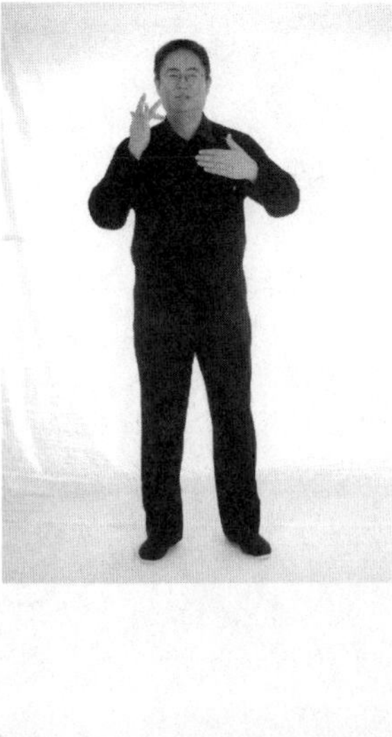

Schilddrüsenüberfunktion

Körperkraft. Nahe Hand: Weisen Sie mit dem Mittelfinger auf die Schilddrüse. Ferne Hand: rechter Herz-Vorhof (von vorne gesehen der obere linke Quadrant des Herzens).

Seelenkraft. *Liebe Seele, lieber Geist und lieber Körper meiner Schilddrüse, ich liebe euch. Ihr habt die Macht, euch selbst zu heilen. Liebe Seelen, lieber Geist und liebe Körper meiner Hände, von* yi-ar *und dem Licht, ich liebe euch alle. Ihr habt die Macht, mich zu heilen. Macht eure Sache gut. Danke. Danke. Danke.*

Klangkraft. Chanten Sie *yi-ar* (Eins-Zwei, ausgesprochen »jih-ar«).

Geisteskraft. Stellen Sie sich vor, wie leuchtend goldenes oder weißes Licht aus der Schilddrüse zum rechten Herz-Vorhof fließt.

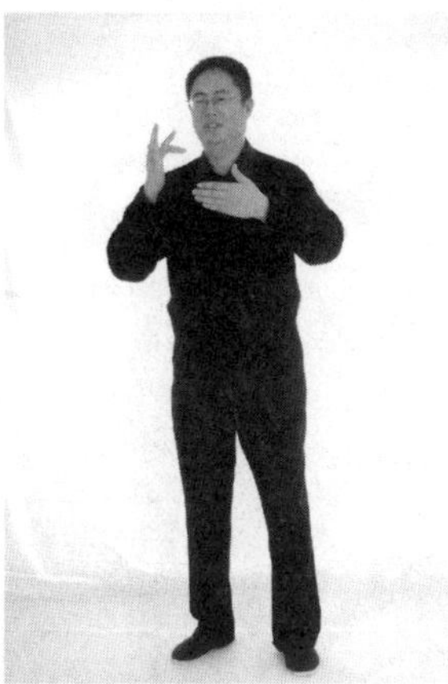

LUNGENLEIDEN

Bronchitis, Tracheitis, Lungenemphysem

Körperkraft. Nahe Hand: betroffener Lungenflügel. Ferne Hand: anderer Lungenflügel.

Seelenkraft. *Liebe Seelen, lieber Geist und liebe Körper meiner Lungen, ich liebe euch. Ihr habt die Macht, euch selbst zu heilen. Liebe Seelen, lieber Geist und liebe Körper meiner Hände, von* san *und dem Licht, ich liebe euch alle. Ihr habt die Macht, mich zu heilen. Macht eure Sache gut. Danke. Danke. Danke.*

Klangkraft. Chanten Sie *san* (Drei).

Geisteskraft. Visualisieren Sie, wie Ihre Lungen ganz klar sind und wie goldenes oder weißes Licht aus dem betroffenen Lungenflügel ausstrahlt und sich zerstreut.

Anmerkung
Wenn beide Lungenflügel betroffen sind, wechseln Sie mit den Handhaltungen ab.

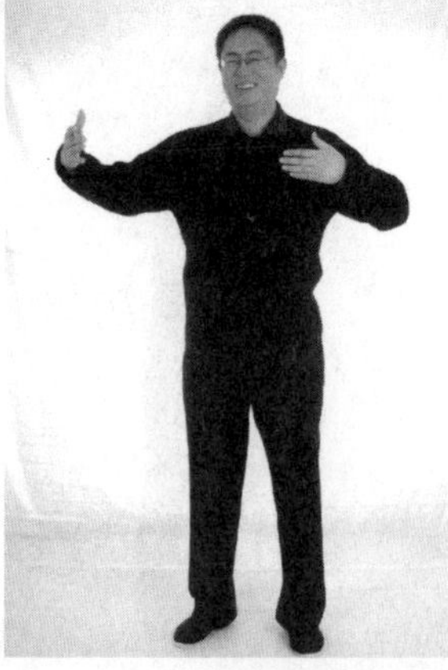

Asthma

1. Schritt

Körperkraft. Nahe Hand: Lunge. Ferne Hand: unterer Rücken (Schneeberg-Bereich).

Seelenkraft. *Liebe Seelen, lieber Geist und liebe Körper meiner Lungen, ich liebe euch. Ihr habt die Macht, euch selbst zu heilen. Liebe Seelen, lieber Geist und liebe Körper meiner Hände, von* san-jiu *und dem Licht, ich liebe euch alle. Ihr habt die Macht, mich zu heilen. Macht eure Sache gut. Danke. Danke. Danke.*

Klangkraft. Chanten Sie *san-jiu* (Drei-Neun, ausgesprochen »sahndschu«).

Geisteskraft. Stellen Sie sich vor, wie leuchtend goldenes oder weißes Licht aus den Lungen zum Schneeberg-Bereich fließt.

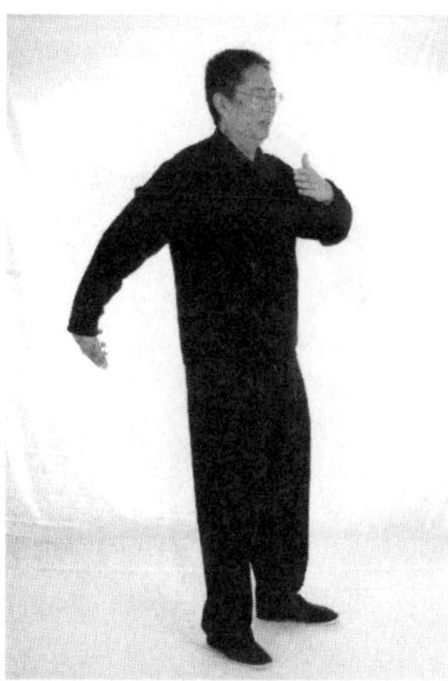

2. Schritt

Körperkraft. Nahe Hand: unterer Rücken (Schneeberg-Bereich). Ferne Hand: Lunge.

Seelenkraft. *Liebe Seelen, lieber Geist und liebe Körper meiner Lungen, ich liebe euch. Ihr habt die Macht, euch selbst zu heilen. Liebe Seelen, lieber Geist und liebe Körper meiner Hände, von* jiu-san *und dem Licht, ich liebe euch alle. Ihr habt die Macht, mich zu heilen. Macht eure Sache gut. Danke. Danke. Danke.*

Klangkraft. Chanten Sie *jiu-san* (Neun-Drei, ausgesprochen »dschu-sahn«).

Geisteskraft. Stellen Sie sich vor, wie leuchtend goldenes oder weißes Licht vom Schneeberg-Bereich zu den Lungen fließt. Visualisieren Sie Ihre Lungen als völlig frei und gesund.

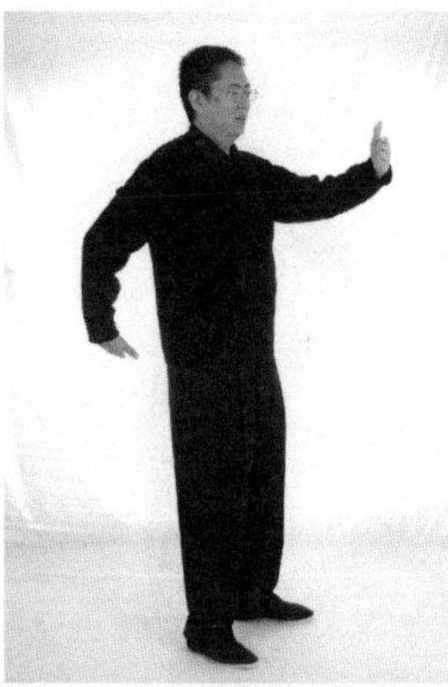

Tuberkulose

1. Schritt

Körperkraft. Nahe Hand: Nieren-Bereich. Ferne Hand: unterer Rücken (Schneeberg-Bereich).

Seelenkraft. *Liebe Seelen, lieber Geist und liebe Körper meiner Lungen und meiner Nieren, ich liebe euch. Ihr habt die Macht, euch selbst zu heilen. Liebe Seelen, lieber Geist und liebe Körper meiner Hände, von* jiu *und dem Licht, ich liebe euch alle. Ihr habt die Macht, mich zu heilen. Macht eure Sache gut. Danke. Danke. Danke.*

Klangkraft. Chanten Sie *jiu* (Neun, ausgesprochen »dschu«).

Geisteskraft. Stellen Sie sich vor, wie leuchtend goldenes oder weißes Licht in beiden Nieren strahlt.

Anmerkung

Tuberkulose ist meist ein Zeichen für erschöpfte Yin-Energie. Der 1. Schritt baut die Energie in den Nieren wieder auf.

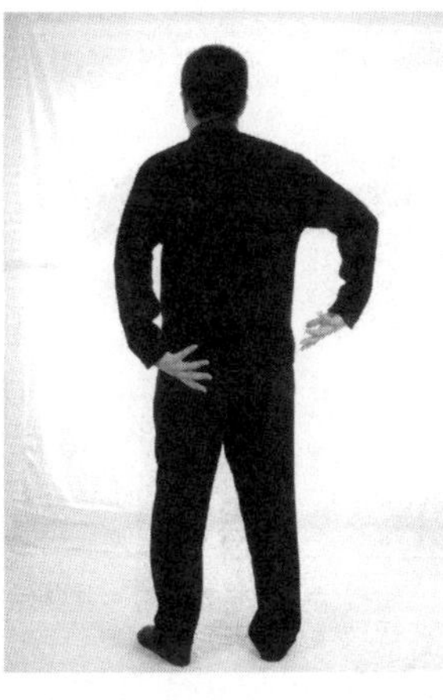

2. Schritt

Körperkraft. Nahe Hand: Lungen. Ferne Hand: seitlich des Körpers.

Seelenkraft. *Liebe Seelen, lieber Geist und liebe Körper meiner Lungen, ich liebe euch. Ihr habt die Macht, euch selbst zu heilen. Liebe Seelen, lieber Geist und liebe Körper meiner Hände, von* san *und dem Licht, ich liebe euch alle. Ihr habt die Macht, mich zu heilen. Macht eure Sache gut. Danke. Danke. Danke.*

Klangkraft. Chanten Sie *san* (Drei).

Geisteskraft. Visualisieren Sie Ihre Lungen als völlig frei und gesund. Stellen Sie sich vor, wie goldenes oder weißes Licht aus Ihren Lungen strahlt und sich zerstreut.

Anmerkung

Wechseln Sie die Hände ab.

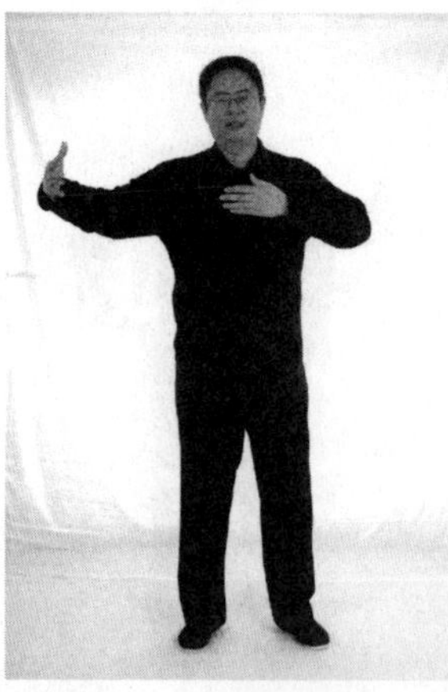

Lungenverschleimung

Körperkraft. Nahe Hand: auf der Mitte der Brust. Ferne Hand: seitlich der Brust.

Seelenkraft. *Liebe Seelen, lieber Geist und liebe Körper meiner Lungen, ich liebe euch. Ihr habt die Macht, euch selbst zu heilen. Liebe Seelen, lieber Geist und liebe Körper meiner Hände, von* san *und dem Licht, ich liebe euch alle. Ihr habt die Macht, mich zu heilen. Macht eure Sache gut. Danke. Danke. Danke.*

Klangkraft. Chanten Sie *san* (Drei).

Geisteskraft. Visualisieren Sie Ihre Lungen als völlig frei und gesund. Stellen Sie sich vor, wie goldenes oder weißes Licht aus Ihrer Brust strahlt und sich zerstreut.

Anmerkung
Eine Verschleimung entsteht durch ein Übermaß an Lungen-Energie.

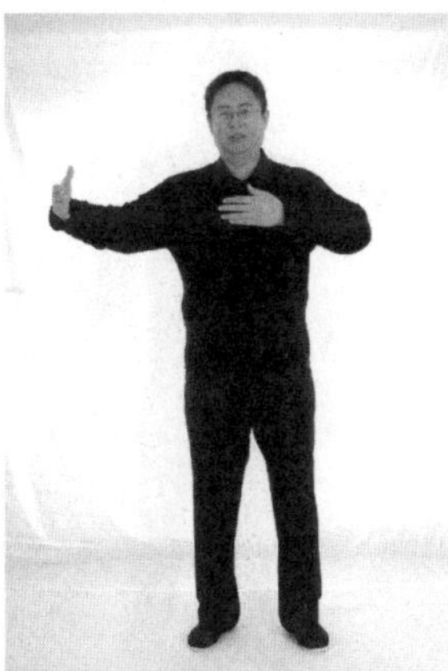

Keuchhusten
(Pertussis)

Körperkraft. Nahe Hand: Magen. Ferne Hand: Unterbauch (seitlich).

Seelenkraft. *Liebe Seelen, lieber Geist und liebe Körper meines Magens und meiner Brust, ich liebe euch. Ihr habt die Macht, euch selbst zu heilen. Liebe Seelen, lieber Geist und liebe Körper meiner Hände, von* wu-jiu *und dem Licht, ich liebe euch alle. Ihr habt die Macht, mich zu heilen. Macht eure Sache gut. Danke. Danke. Danke.*

Klangkraft. Chanten Sie *wu-jiu* (Fünf-Neun, ausgesprochen »wuhdschu«).

Geisteskraft. Stellen Sie sich vor, wie leuchtend goldenes oder weißes Licht von Ihrem Magen zum Unterbauch fließt.

Anmerkung

In der westlichen Medizin meint man, alle Arten von Husten stammten aus der Lunge. In der Traditionellen Chinesischen Medizin betrachtet man Keuchhusten als einen »Magenhusten«, der durch kalte Luft im Magen verursacht wird.

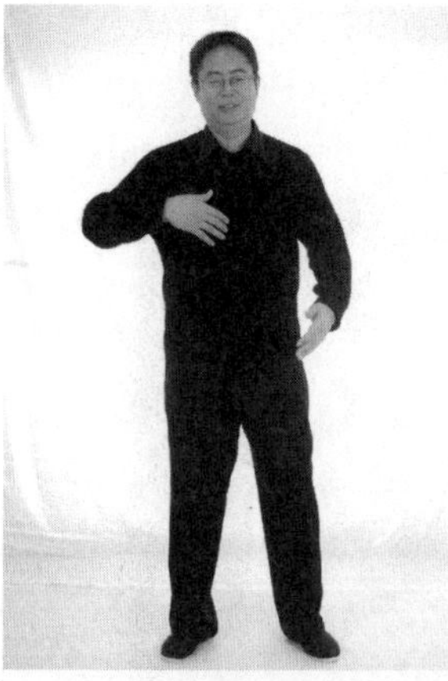

Lungenentzündung

Körperkraft. Nahe Hand: Lungen. Ferne Hand: Unterbauch (Unteres Dan Tien).

Seelenkraft. *Liebe Seelen, lieber Geist und liebe Körper meiner Lungen, ich liebe euch. Ihr habt die Macht, euch selbst zu heilen. Liebe Seelen, lieber Geist und liebe Körper meiner Hände, von* san-jiu *und dem Licht, ich liebe euch alle. Ihr habt die Macht, mich zu heilen. Macht eure Sache gut. Danke. Danke. Danke.*

Klangkraft. Chanten Sie *san-jiu* (Drei-Neun, ausgesprochen »sahndschu«).

Geisteskraft. Visualisieren Sie Ihre Lungen als völlig gesund und frei. Stellen Sie sich vor, wie Ihre Lungen in goldenem oder weißem Licht erstrahlen.

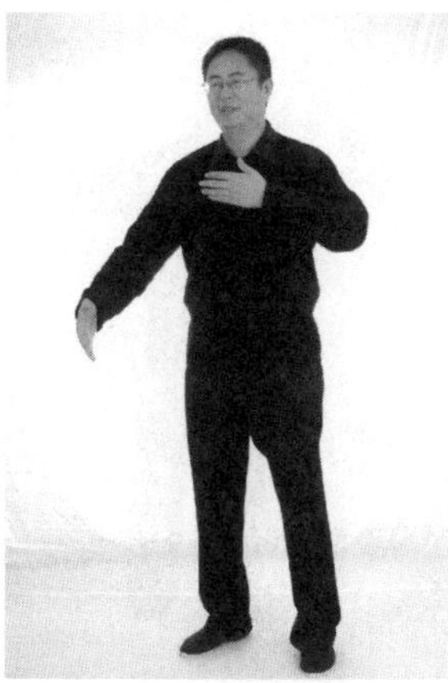

Erkältung

(ohne Lungenbetroffenheit)

Körperkraft. Nahe Hand: auf der Mitte der oberen Brust. Ferne Hand: Lunge, oberhalb der Brustwarzen.

Seelenkraft. *Liebe Seelen, lieber Geist und liebe Körper meiner Brust und meiner Lungen, ich liebe euch. Ihr habt die Macht, euch selbst zu heilen. Liebe Seelen, lieber Geist und liebe Körper meiner Hände, von* san-wu-jiu *und dem Licht, ich liebe euch alle. Ihr habt die Macht, mich zu heilen. Macht eure Sache gut. Danke. Danke. Danke.*

Klangkraft. Chanten Sie *san-wu-jiu* (Drei-Fünf-Neun, ausgesprochen »sahn-wuh-dschu«).

Geisteskraft. Stellen Sie sich vor, wie leuchtend goldenes oder weißes Licht aus Ihrer Brust strahlt und sich zerstreut.

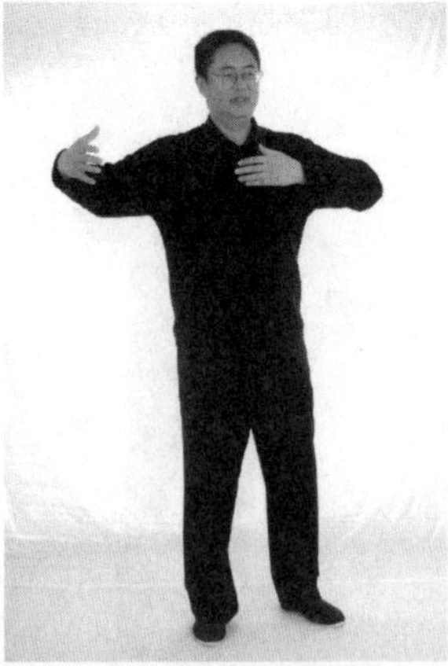

Erkältung
(mit hohem Fieber)

Körperkraft. Nahe Hand: auf der Mitte der oberen Brust. Ferne Hand: oberhalb der Brustwarzen gerade ausgestreckt, die Finger zeigen vom Körper weg.

Seelenkraft. *Liebe Seelen, lieber Geist und liebe Körper meiner Brust und meiner Lungen, ich liebe euch. Ihr habt die Macht, euch selbst zu heilen. Liebe Seelen, lieber Geist und liebe Körper meiner Hände, von* san-wu *und dem Licht, ich liebe euch alle. Ihr habt die Macht, mich zu heilen. Macht eure Sache gut. Danke. Danke. Danke.*

Klangkraft. Chanten Sie *san-wu* (Drei-Fünf).

Geisteskraft. Stellen Sie sich vor, wie leuchtend goldenes oder weißes Licht aus Ihrer Brust strahlt und sich zerstreut.

Anmerkung

Führen Sie diesen Prozess nur zwei Minuten lang durch, da die ferne Hand die Energie vom Körper weglenkt.

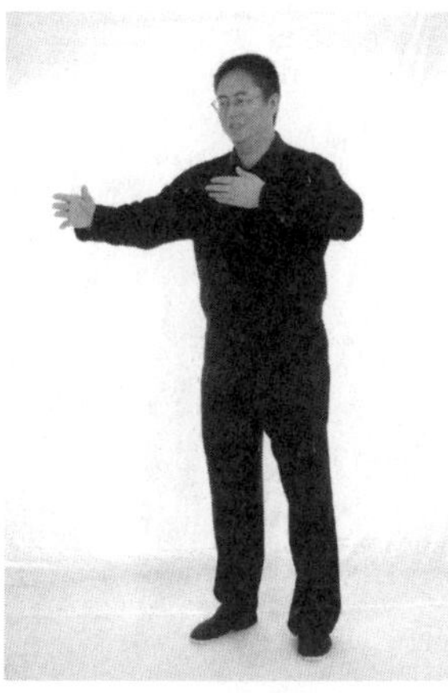

Erkältung

(nach Blutverlust)

Körperkraft. Nahe Hand: Unterbauch (Unteres Dan Tien). Ferne Hand: Lunge oder Mitte der Brust, oberhalb der Brustwarzen.

Seelenkraft. *Liebe Seelen, lieber Geist und liebe Körper meiner Brust und meiner Lungen, ich liebe euch. Ihr habt die Macht, euch selbst zu heilen. Liebe Seelen, lieber Geist und liebe Körper meiner Hände, von* jiu-san *und dem Licht, ich liebe euch alle. Ihr habt die Macht, mich zu heilen. Macht eure Sache gut. Danke. Danke. Danke.*

Klangkraft. Chanten Sie *jiu-san* (Neun-Drei, ausgesprochen »dschu-sahn«).

Geisteskraft. Stellen Sie sich vor, wie leuchtend goldenes oder weißes Licht aus Ihrem Unterbauch zu den Lungen fließt.

Anmerkung

Wenden Sie diesen Prozess an, wenn Sie durch eine Operation oder Verletzung Blut verloren haben und sich danach erkälten.

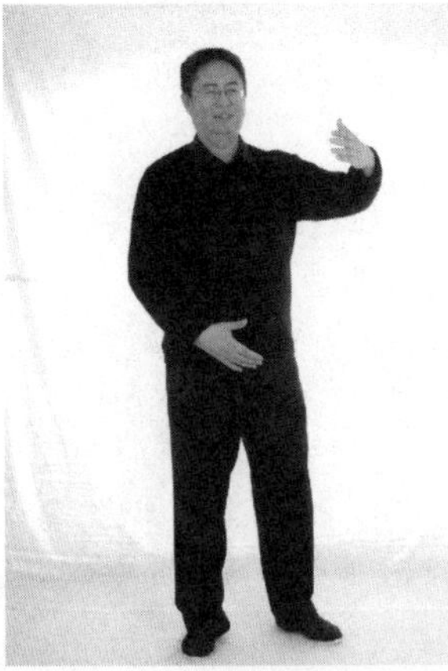

HERZLEIDEN

Herzrhythmusstörungen

(Arrhythmie)

Körperkraft. Nahe Hand: Unterbauch (Unteres Dan Tien). Ferne Hand: etwas unterhalb des Herzens.

Seelenkraft. *Liebe Seele, lieber Geist und lieber Körper meines Herzens, ich liebe euch. Ihr habt die Macht, euch selbst zu heilen. Liebe Seelen, lieber Geist und liebe Körper meiner Hände, von* jiu-san *und dem Licht, ich liebe euch alle. Ihr habt die Macht, mich zu heilen. Macht eure Sache gut. Danke. Danke. Danke.*

Klangkraft. Chanten Sie *jiu-san* (Neun-Drei, ausgesprochen »dschu-sahn«).

Geisteskraft. Visualisieren Sie Ihr Herz als gesund. Stellen Sie sich vor, wie es von goldenem oder weißem Licht durchstrahlt wird.

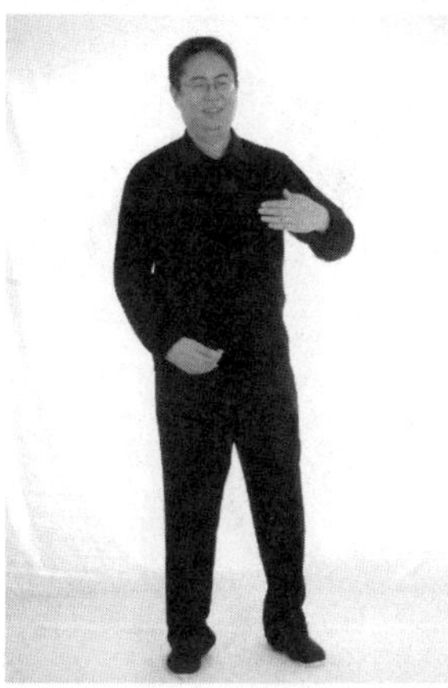

Andere Herzbeschwerden

Körperkraft. Nahe Hand: Die linke Hand ist dem linken Ventrikel zugewandt (linke Seite des Herzens, etwas links und leicht unterhalb der Brustwarze). Ferne Hand: Die rechte Hand ist dem rechten Vorhof zugewandt (rechte Seite des Herzens, rechts von der linken Brustwarze und etwas höher als die nahe Hand).

Seelenkraft. *Liebe Seele, lieber Geist und lieber Körper meines Herzens, ich liebe euch. Ihr habt die Macht, euch selbst zu heilen. Liebe Seelen, lieber Geist und liebe Körper meiner Hände, von* ar *und dem Licht, ich liebe euch alle. Ihr habt die Macht, mich zu heilen. Macht eure Sache gut. Danke. Danke. Danke.*

Klangkraft. Chanten Sie *ar* (Zwei).

Geisteskraft. Visualisieren Sie Ihr Herz als gesund. Stellen Sie sich vor, wie es von goldenem, weißem oder rotem Licht erleuchtet ist.

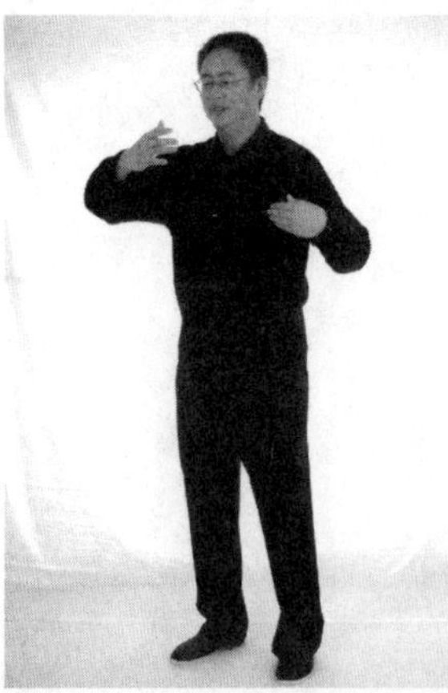

MAGEN- UND MILZLEIDEN

Magenschleimhautentzündung, Gastritis

1. Schritt

Körperkraft. Nahe Hand: Die linke Hand ist dem Magen zugewandt. Ferne Hand: Die rechte Hand weist auf die Leber.

Seelenkraft. *Liebe Seelen, lieber Geist und liebe Körper meines Magens und meiner Leber, ich liebe euch. Ihr habt die Macht, euch selbst zu heilen. Liebe Seelen, lieber Geist und liebe Körper meiner Hände, von* wu-chi *und dem Licht, ich liebe euch alle. Ihr habt die Macht, mich zu heilen. Macht eure Sache gut. Danke. Danke. Danke.*

Klangkraft. Chanten Sie *wu-chi* (Fünf-Sieben, ausgesprochen »wuh-tschi«).

Geisteskraft. Stellen Sie sich vor, wie leuchtend goldenes oder weißes Licht von Ihrem Magen zur Leber fließt.

Anmerkung

Folgen Sie zwei Minuten lang dem Verfahren des 1. Schritts und machen Sie dann mit dem 2. Schritt weiter. Dieses Verfahren fördert den Durchfluss der Pfortader.

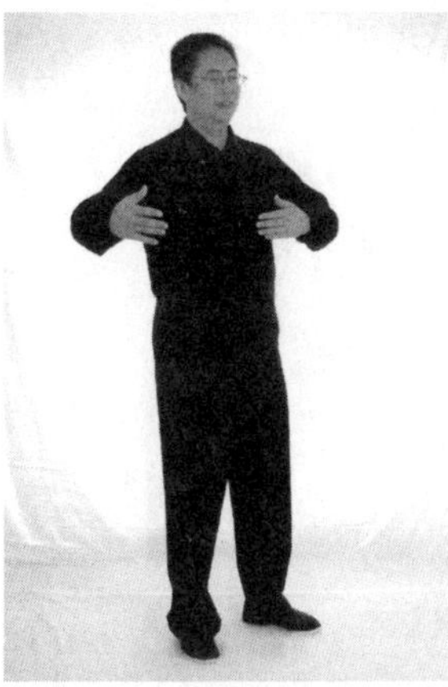

2. Schritt

Körperkraft. Nahe Hand: Die rechte Hand weist zur Leber und wird geschüttelt. Ferne Hand: Die linke Hand weist auf den rechten Herzvorhof (auf der rechten Seite der linken Brustwarze).

Seelenkraft. *Liebe Seelen, lieber Geist und liebe Körper meines Magens, meiner Leber und meines Herzens, ich liebe euch. Ihr habt die Macht, euch selbst zu heilen. Liebe Seelen, lieber Geist und liebe Körper meiner Hände, von* chi-ar *und dem Licht, ich liebe euch alle. Ihr habt die Macht, mich zu heilen. Macht eure Sache gut. Danke. Danke. Danke.*

Klangkraft. Chanten Sie *chi-ar* (Sieben-Zwei, ausgesprochen »tschi-ar«).

Geisteskraft. Stellen Sie sich vor, wie leuchtend goldenes oder weißes Licht von der Leber zum rechten Vorhof fließt.

Anmerkung

Folgen Sie diesem Verfahren zwei Minuten lang. Wiederholen Sie dann den 1. und den 2. Schritt jeweils zwei Minuten lang und beenden Sie die Übung anschließend mit dem 3. Schritt.

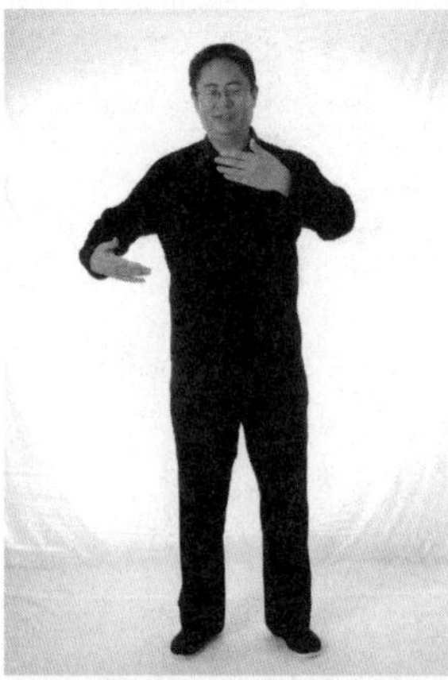

3. Schritt

Körperkraft. Nahe Hand: Die linke Hand weist zur linken Seite des Herzens, auf den Bereich links von der linken Brustwarze. Ferne Hand: Die rechte Hand weist auf die rechte Seite des Herzens, etwas höher als die linke.

Seelenkraft. *Liebe Seelen, lieber Geist und liebe Körper meines Magens, meines Herzens und meines Kreislaufs, ich liebe euch. Ihr habt die Macht, euch selbst zu heilen. Liebe Seelen, lieber Geist und liebe Körper meiner Hände, von* ar *und dem Licht, ich liebe euch alle. Ihr habt die Macht, mich zu heilen. Macht eure Sache gut. Danke. Danke. Danke.*

Klangkraft. Chanten Sie *ar* (Zwei).

Geisteskraft. Visualisieren Sie Ihr Herz gesund und von hellrotem Licht erleuchtet.

Anmerkung

Folgen Sie dem Verfahren des 3. Schritts fünf Minuten lang. Dieser Schritt fördert die Durchblutung des ganzen Körpers.

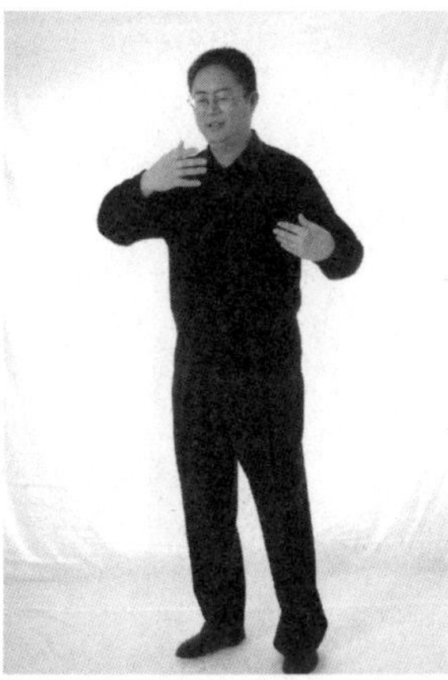

Zwölffingerdarmgeschwür

Körperkraft. Nahe Hand: Magen. Ferne Hand: Unterbauch (Unteres Dan Tien).

Seelenkraft. *Liebe Seele, lieber Geist und lieber Körper meines Magens, ich liebe euch. Ihr habt die Macht, euch selbst zu heilen. Liebe Seelen, lieber Geist und liebe Körper meiner Hände, von* wu-jiu *und dem Licht, ich liebe euch alle. Ihr habt die Macht, mich zu heilen. Macht eure Sache gut. Danke. Danke. Danke.*

Klangkraft. Chanten Sie *wu-jiu* (Fünf-Neun, ausgesprochen »wuh-dschu«).

Geisteskraft. Stellen Sie sich vor, wie leuchtend goldenes oder weißes Licht von Ihrem Magenbereich ausstrahlt und sich zerstreut.

Anmerkung
Wenden Sie diese Technik höchstens drei Minuten lang an. Längeres Üben könnte zu einer Magensenkung führen.

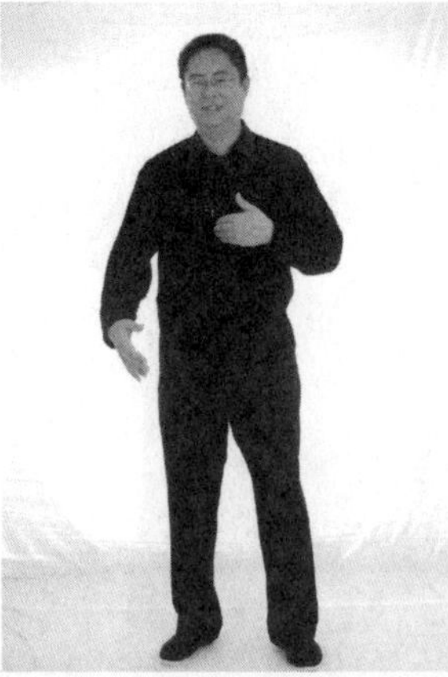

Magensenkung

Körperkraft. Nahe Hand: Unterhalb des Magens. Winkeln Sie die Hand leicht nach oben ab. Ferne Hand: Oberbauch.

Seelenkraft. *Liebe Seele, lieber Geist und lieber Körper meines Magens, ich liebe euch. Ihr habt die Macht, euch selbst zu heilen. Liebe Seelen, lieber Geist und liebe Körper meiner Hände, von* jiu-wu *und dem Licht, ich liebe euch alle. Ihr habt die Macht, mich zu heilen. Macht eure Sache gut. Danke. Danke. Danke.*

Klangkraft. Chanten Sie *jiu-wu* (Neun-Fünf, ausgesprochen »dschu-wuh«).

Geisteskraft. Visualisieren Sie den Magen als erhoben. Stellen Sie sich vor, wie goldenes oder weißes Licht in Ihrem Magen leuchtet.

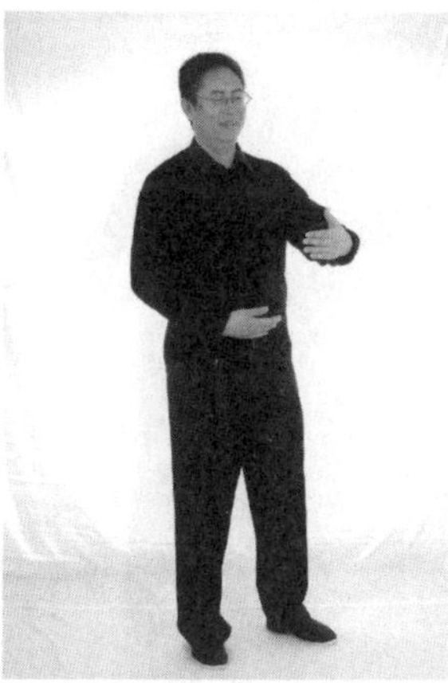

Vergrößerte Milz

(Splenomegalie)

1. Schritt

Körperkraft. Nahe Hand: Die linke Hand weist auf die Milz. Ferne Hand: Die rechte Hand weist auf die Leber.

Seelenkraft. *Liebe Seele, lieber Geist und lieber Körper meiner Milz, ich liebe euch. Ihr habt die Macht, euch selbst zu heilen. Liebe Seelen, lieber Geist und liebe Körper meiner Hände, von* chi *und dem Licht, ich liebe euch alle. Ihr habt die Macht, mich zu heilen. Macht eure Sache gut. Danke. Danke. Danke.*

Klangkraft. Chanten Sie *chi* (Sieben, ausgesprochen »tschi «).

Geisteskraft. Stellen Sie sich vor, wie leuchtend goldenes oder weißes Licht von der Milz zur Leber fließt.

Anmerkung

Führen Sie den 1. Schritt nur zwei bis drei Minuten lang durch und gehen Sie dann zum 2. Schritt über.

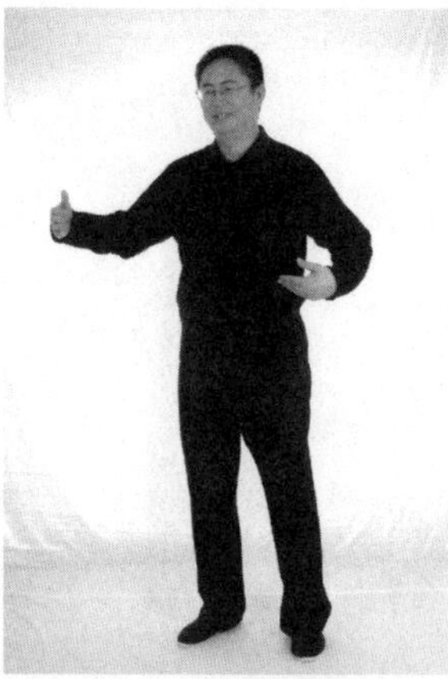

Vergrößerte Milz

(Splenomegalie)

2. Schritt

Körperkraft. Nahe Hand: Leber. Ferne Hand: Mitte der Brust, oberhalb der Ebene der Brustwarzen.

Seelenkraft. *Liebe Seele, lieber Geist und lieber Körper meiner Milz, ich liebe euch. Ihr habt die Macht, euch selbst zu heilen. Liebe Seelen, lieber Geist und liebe Körper meiner Hände, von* chi-ar *und dem Licht, ich liebe euch alle. Ihr habt die Macht, mich zu heilen. Macht eure Sache gut. Danke. Danke. Danke.*

Klangkraft. Chanten Sie *chi-ar* (Sieben-Zwei, ausgesprochen »tschi-ar«).

Geisteskraft. Stellen Sie sich vor, wie leuchtend goldenes oder weißes Licht von der Leber zum rechten Vorhof fließt (der rechte Vorhof liegt im rechten oberen Quadranten des Herzens).

Anmerkung

Führen Sie den 2. Schritt nur zwei bis drei Minuten lang durch und fahren Sie dann mit dem 3. Schritt fort.

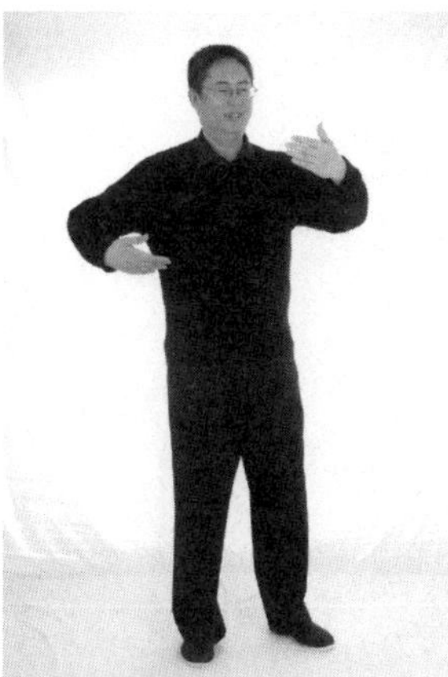

Vergrößerte Milz
(Splenomegalie)

3. Schritt

Körperkraft. Nahe Hand: Die linke Hand weist zur linken Seite des Herzens auf Höhe der Brustwarzen (linke Seite der linken Brustwarze). Ferne Hand: Die rechte Hand weist zur rechten Seite des Herzens, ein wenig höher als die linke Hand.

Seelenkraft. *Liebe Seelen, lieber Geist und liebe Körper meiner Milz, meines Herzens und meines Kreislaufs, ich liebe euch. Ihr habt die Macht, euch selbst zu heilen. Liebe Seelen, lieber Geist und liebe Körper meiner Hände, von* ar *und dem Licht, ich liebe euch alle. Ihr habt die Macht, mich zu heilen. Macht eure Sache gut. Danke. Danke. Danke.*

Klangkraft. Chanten Sie *ar* (Zwei).

Geisteskraft. Visualisieren Sie Ihr Herz als gesund und von hellrotem Licht erleuchtet.

Anmerkung

Führen Sie den 3. Schritt fünf Minuten lang durch. Dieser Schritt fördert die Durchblutung des ganzen Körpers.

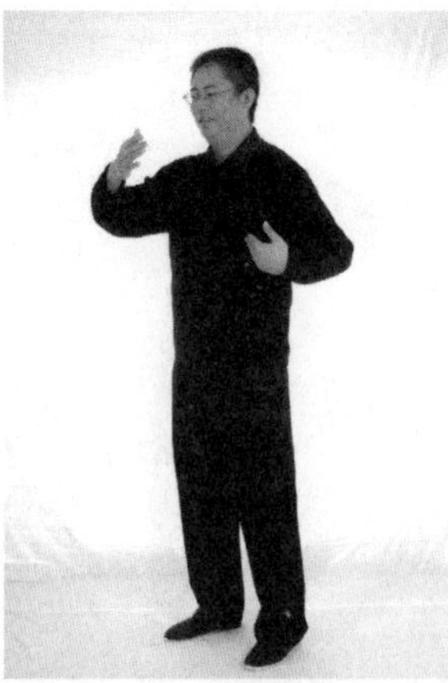

Diabetes

(erhöhter Blutzucker)

Körperkraft. Nahe Hand: Bauchspeicheldrüse oder zwei bis drei Zentimeter oberhalb der Bauchspeicheldrüse (links vom Magenbereich). Ferne Hand: Unterbauch (Unteres Dan Tien). Winkeln Sie die Hand leicht zur Blase hin ab.

Seelenkraft. *Liebe Seele, lieber Geist und lieber Körper meiner Bauchspeicheldrüse, ich liebe euch. Ihr habt die Macht, euch selbst zu heilen. Liebe Seelen, lieber Geist und liebe Körper meiner Hände, von* wu-jiu *und dem Licht, ich liebe euch alle. Ihr habt die Macht, mich zu heilen. Macht eure Sache gut. Danke. Danke. Danke.*

Klangkraft. Chanten Sie *wu-jiu* (Fünf-Neun, ausgesprochen »wuhdschu«).

Geisteskraft. Stellen Sie sich vor, wie leuchtend goldenes oder weißes Licht von Ihrer Bauchspeicheldrüse zu Ihrem Unterbauch fließt.

Anmerkung

Führen Sie diese Übung nur drei Minuten lang durch. Bei Diabetes gibt es im Bereich der Bauchspeicheldrüse ein Übermaß an Energie und die Bauchspeicheldrüse produziert nicht genug Insulin. Zu den Symptomen und Auswirkungen gehört in der Regel starker Durst und häufiges Urinieren. Diabetes braucht etwas Zeit, um sich selbst zu heilen.

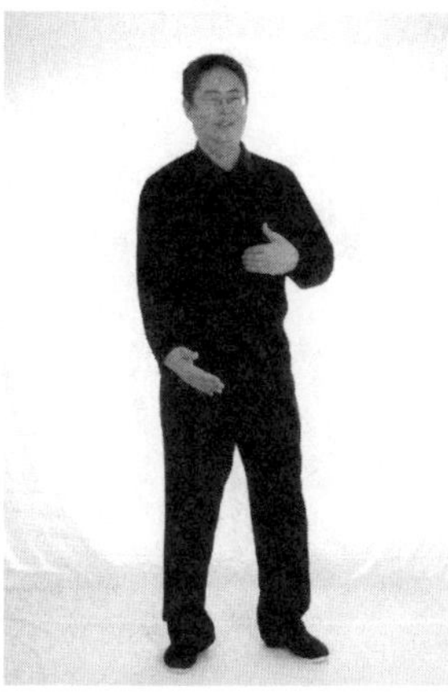

Unterzuckerung

(Hypoglykämie)

Körperkraft. Nahe Hand: Unterbauch (Unteres Dan Tien). Ferne Hand: Bauchspeicheldrüse.

Seelenkraft. *Liebe Seele, lieber Geist und lieber Körper meiner Bauchspeicheldrüse, ich liebe euch. Ihr habt die Macht, euch selbst zu heilen. Liebe Seelen, lieber Geist und liebe Körper meiner Hände, von* jiu *und dem Licht, ich liebe euch alle. Ihr habt die Macht, mich zu heilen. Macht eure Sache gut. Danke. Danke. Danke.*

Klangkraft. Chanten Sie *jiu* (Neun, ausgesprochen »dschu«).

Geisteskraft. Stellen Sie sich vor, wie leuchtend goldenes oder weißes Licht aus dem Unterbauch zur Bauchspeicheldrüse fließt.

Anmerkung

Unterzuckerung weist auf ungenügend Energie in der Bauchspeicheldrüse hin.

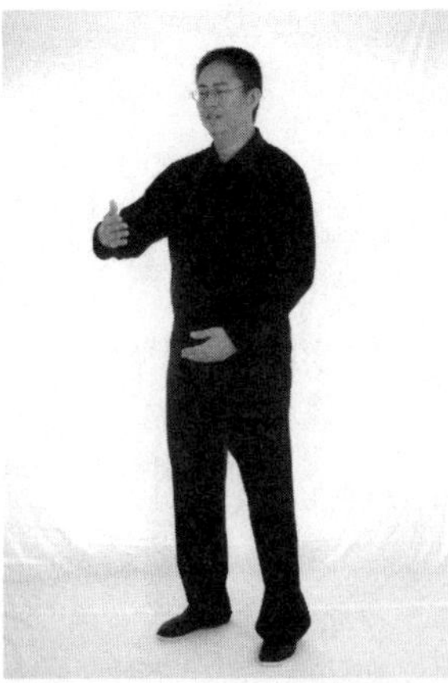

Verdauungsbeschwerden

Körperkraft. Nahe Hand: Magen. Ferne Hand: Unterbauch (Unteres Dan Tien).

Seelenkraft. *Liebe Seelen, lieber Geist und liebe Körper meines Magens, Dünndarms und meines ganzen Verdauungssystems, ich liebe euch. Ihr habt die Macht, euch selbst zu heilen. Liebe Seelen, lieber Geist und liebe Körper meiner Hände, von* wu-jiu *und dem Licht, ich liebe euch alle. Ihr habt die Macht, mich zu heilen. Macht eure Sache gut. Danke. Danke. Danke.*

Klangkraft. Chanten Sie *wu-jiu* (Fünf-Neun, ausgesprochen »wuh-dschu«).

Geisteskraft. Stellen Sie sich vor, wie leuchtend goldenes oder weißes Licht vom Magen zum Unterbauch fließt.

Anmerkung
Eine Alternative ist, eine Hand dem Magen zuzuwenden und *San San Jiu Liu Ba Yao Wu* (3396815, ausgesprochen »sahn sahn dschu liu bah yao wuh«) zu chanten.

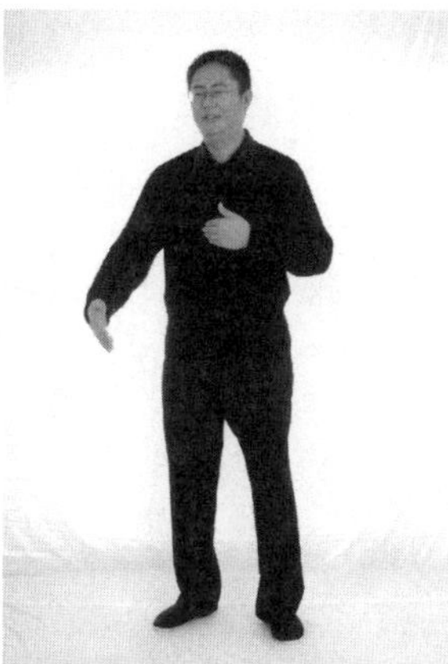

Nahrungsmittelallergien

Körperkraft. Nahe Hand: Magen. Ferne Hand: Unterbauch (Unteres Dan Tien).

Seelenkraft. *Liebe Seelen, lieber Geist und liebe Körper meines Magens und meines Immunsystems, ich liebe euch. Ihr habt die Macht, euch selbst zu heilen. Liebe Seelen, lieber Geist und liebe Körper meiner Hände, von* wu-jiu *und dem Licht, ich liebe euch alle. Ihr habt die Macht, mich zu heilen. Macht eure Sache gut. Danke. Danke. Danke.*

Klangkraft. Chanten Sie *wu-jiu* (Fünf-Neun, ausgesprochen »wuhdschu«).

Geisteskraft. Stellen Sie sich vor, wie leuchtend goldenes oder weißes Licht von Ihrem Magen zum Unterbauch fließt.

Anmerkung

Nahrungsmittelallergien entstehen durch ein Übermaß an Energie im Magenbereich.

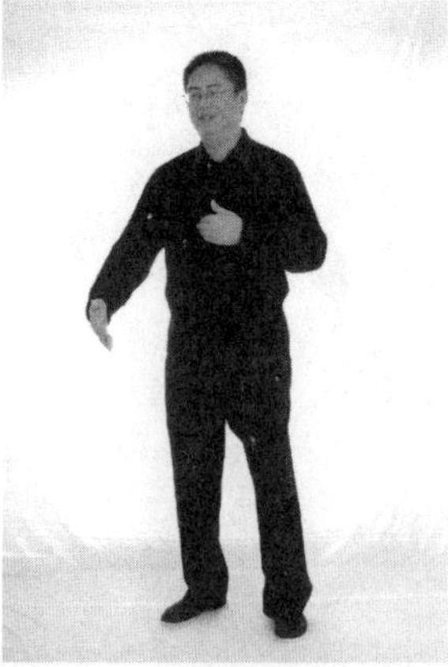

LEBER- UND GALLENLEIDEN

Leberentzündung

Körperkraft. Nahe Hand: Die Handfläche weist auf die Leber oder die Finger zeigen auf die Leber. Ferne Hand: Unterbauch (Unteres Dan Tien).

Seelenkraft. *Liebe Seele, lieber Geist und lieber Körper meiner Leber, ich liebe euch. Ihr habt die Macht, euch selbst zu heilen. Liebe Seelen, lieber Geist und liebe Körper meiner Hände, von* chi-jiu *und dem Licht, ich liebe euch alle. Ihr habt die Macht, mich zu heilen. Macht eure Sache gut. Danke. Danke. Danke.*

Klangkraft. Chanten Sie *chi-jiu* (Sieben-Neun, ausgesprochen »tschi-dschu«).

Geisteskraft. Stellen Sie sich vor, wie leuchtend goldenes oder weißes Licht von der Leber zum Unterbauch fließt.

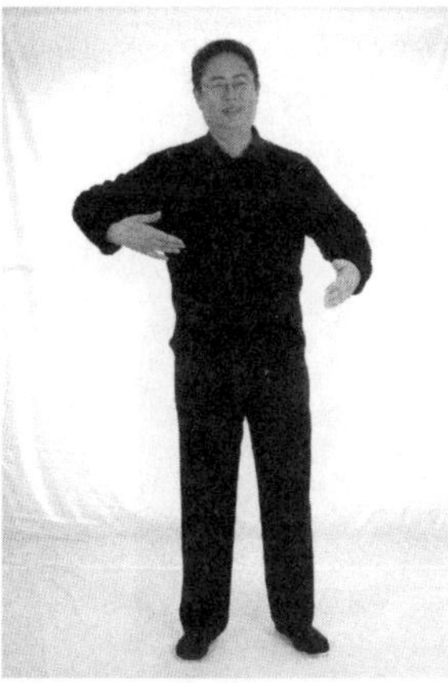

Vergrößerte Leber

1. Schritt

Körperkraft. Nahe Hand: Die linke Hand ist dem Magen zugewandt. Ferne Hand: Die rechte Hand ist der Leber zugewandt.

Seelenkraft. *Liebe Seelen, lieber Geist und liebe Körper meines Magens und meiner Leber, ich liebe euch. Ihr habt die Macht, euch selbst zu heilen. Liebe Seelen, lieber Geist und liebe Körper meiner Hände, von* wu-chi *und dem Licht, ich liebe euch alle. Ihr habt die Macht, mich zu heilen. Macht eure Sache gut. Danke. Danke. Danke.*

Klangkraft. Chanten Sie *wu-chi* (Fünf-Sieben, ausgesprochen »wuh-tschi«).

Geisteskraft. Stellen Sie sich vor, wie leuchtend goldenes oder weißes Licht vom Magen zur Leber fließt.

Anmerkung

Führen Sie den 1. Schritt zwei Minuten lang durch und fahren Sie dann mit dem 2. Schritt fort. Dieser Prozess fördert den Durchfluss der Pfortader.

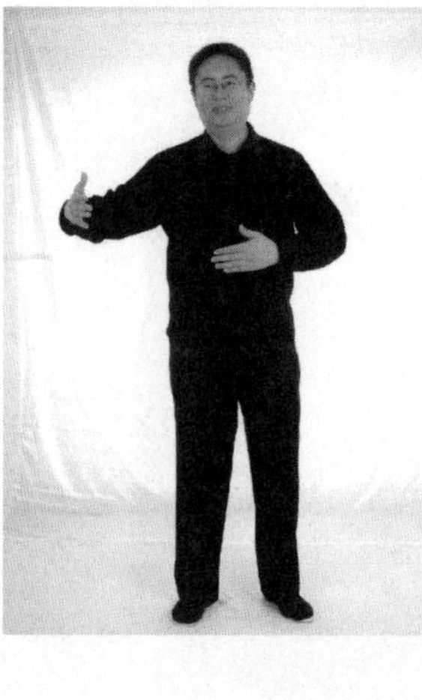

Vergrößerte Leber

2. Schritt

Körperkraft. Nahe Hand: Leber. Ferne Hand: Mitte der Brust (Botschaften-Zentrum).

Seelenkraft. *Liebe Seelen, lieber Geist und liebe Körper meiner Leber und meines Herzens, ich liebe euch. Ihr habt die Macht, euch selbst zu heilen. Liebe Seelen, lieber Geist und liebe Körper meiner Hände, von* chi-ar *und dem Licht, ich liebe euch alle. Ihr habt die Macht, mich zu heilen. Macht eure Sache gut. Danke. Danke. Danke.*

Klangkraft. Chanten Sie *chi-ar* (Sieben-Zwei, ausgesprochen »tschi-ar«).

Geisteskraft. Stellen Sie sich vor, wie leuchtend goldenes oder weißes Licht von der Leber zum rechten Vorhof Ihres Herzens fließt (auf der rechten Seite der linken Brustwarze).

Anmerkung

Hören Sie nach zwei Minuten auf und wiederholen Sie den 1. und 2. Schritt jeweils zwei Minuten lang. Beenden Sie die Übung dann mit dem 3. Schritt.

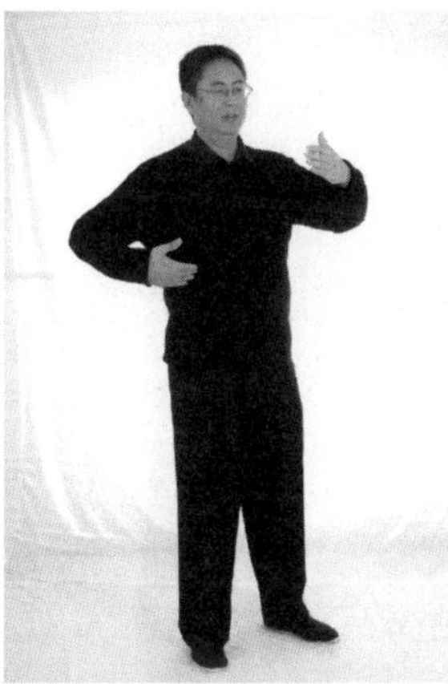

3. Schritt

Körperkraft. Nahe Hand: Die linke Hand weist auf die linke Seite des Herzens auf Höhe der Brustwarzen (auf die linke Seite der linken Brustwarze). Ferne Hand: Die rechte Hand weist auf die rechte Seite des Herzens, ein wenig höher als die linke Hand.

Seelenkraft. *Liebe Seelen, lieber Geist und liebe Körper meiner Leber, meines Herzens und meines Kreislaufs, ich liebe euch. Ihr habt die Macht, euch selbst zu heilen. Liebe Seelen, lieber Geist und liebe Körper meiner Hände, von* ar *und dem Licht, ich liebe euch alle. Ihr habt die Macht, mich zu heilen. Macht eure Sache gut. Danke. Danke. Danke.*

Klangkraft. Chanten Sie *ar* (Zwei).

Geisteskraft. Visualisieren Sie Ihr Herz als gesund und von hellrotem Licht erleuchtet.

Anmerkung

Führen Sie den 3. Schritt fünf Minuten lang durch. Dieser Schritt fördert die Durchblutung des ganzen Körpers.

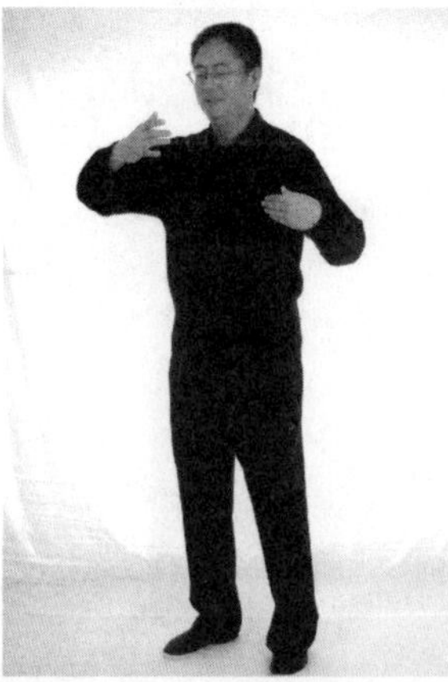

Gelbsucht

(durch Hepatitis)

Körperkraft. Nahe Hand: Leber. Ferne Hand: Blasenbereich; die Hand weist leicht nach unten.

Seelenkraft. *Liebe Seele, lieber Geist und lieber Körper meiner Leber, ich liebe euch. Ihr habt die Macht, euch selbst zu heilen. Liebe Seelen, lieber Geist und liebe Körper meiner Hände, von* chi-jiu *und dem Licht, ich liebe euch alle. Ihr habt die Macht, mich zu heilen. Macht eure Sache gut. Danke. Danke. Danke.*

Klangkraft. Chanten Sie *chi-jiu* (Sieben-Neun, ausgesprochen »tschi-dschu«).

Geisteskraft. Stellen Sie sich vor, wie leuchtend goldenes oder weißes Licht von Ihrer Leber zum Unterbauch fließt.

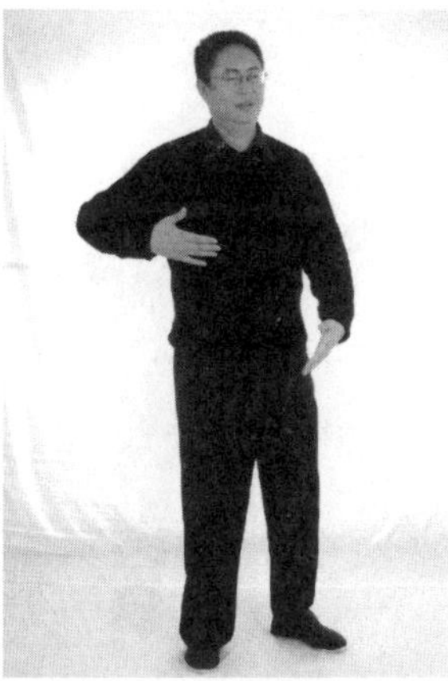

Leberzirrhose

1. Schritt

Körperkraft. Nahe Hand: Unterbauch (Unteres Dan Tien). Ferne Hand: Leber.

Seelenkraft. *Liebe Seele, lieber Geist und lieber Körper meiner Leber, ich liebe euch. Ihr habt die Macht, euch selbst zu heilen. Liebe Seelen, lieber Geist und liebe Körper meiner Hände, von* jiu-chi *und dem Licht, ich liebe euch alle. Ihr habt die Macht, mich zu heilen. Macht eure Sache gut. Danke. Danke. Danke.*

Klangkraft. Chanten Sie *jiu-chi* (Neun-Sieben, ausgesprochen »dschu-tschi«).

Geisteskraft. Stellen Sie sich vor, wie leuchtend goldenes oder weißes Licht von Ihrem Unterbauch zu Ihrer Leber fließt.

Anmerkung

Führen Sie den 1. Schritt nur zwei bis drei Minuten lang durch und fahren Sie dann mit dem 2. Schritt fort.

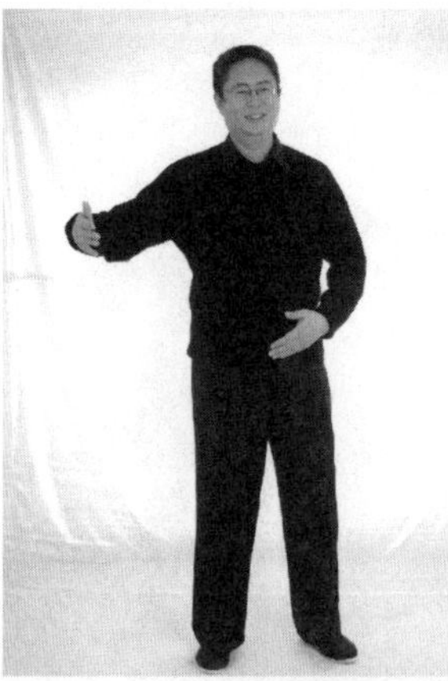

2. Schritt

Körperkraft. Nahe Hand: Leber. Ferne Hand: Mitte der Brust, oberhalb der Ebene der Brustwarzen.

Seelenkraft. *Liebe Seele, lieber Geist und lieber Körper meiner Leber, ich liebe euch. Ihr habt die Macht, euch selbst zu heilen. Liebe Seelen, lieber Geist und liebe Körper meiner Hände, von* chi-ar *und dem Licht, ich liebe euch alle. Ihr habt die Macht, mich zu heilen. Macht eure Sache gut. Danke. Danke. Danke.*

Klangkraft. Chanten Sie *chi-ar* (Sieben-Zwei, ausgesprochen »tschi-ar«).

Geisteskraft. Visualisieren Sie, wie Ihre Leber erhoben ist und wie goldenes oder weißes Licht von der Leber zum rechten Vorhof des Herzens fließt.

Anmerkung

Führen Sie den 2. Schritt nur zwei Minuten lang durch und fahren Sie dann mit dem 3. Schritt fort.

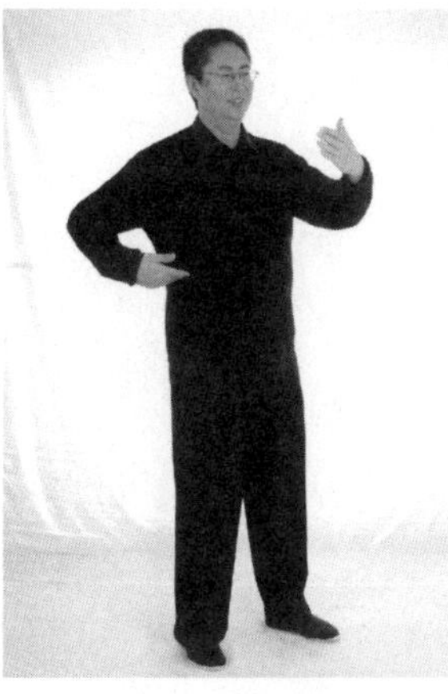

3. Schritt

Körperkraft. Nahe Hand: Die linke Hand weist auf die linke Seite des Herzens auf Höhe der Brustwarzen (linke Seite der linken Brustwarze). Ferne Hand: Die rechte Hand weist auf die rechte Seite des Herzens, ein wenig höher als die linke Hand.

Seelenkraft. *Liebe Seelen, lieber Geist und liebe Körper meiner Leber, meines Herzens und meines Kreislaufs, ich liebe euch. Ihr habt die Macht, euch selbst zu heilen. Liebe Seelen, lieber Geist und liebe Körper meiner Hände, von* ar *und dem Licht, ich liebe euch alle. Ihr habt die Macht, mich zu heilen. Macht eure Sache gut. Danke. Danke. Danke.*

Klangkraft. Chanten Sie *ar* (Zwei).

Geisteskraft. Visualisieren Sie Ihr Herz als gesund und von hellrotem Licht erleuchtet.

Anmerkung

Führen Sie den 3. Schritt drei Minuten lang durch. Eine Verhärtung des Lebergewebes beruht auf einer ungenügenden Zellschwingung in der Leber. Die Zirrhose weist also darauf hin, dass in der Leber nicht genug Energie ist.

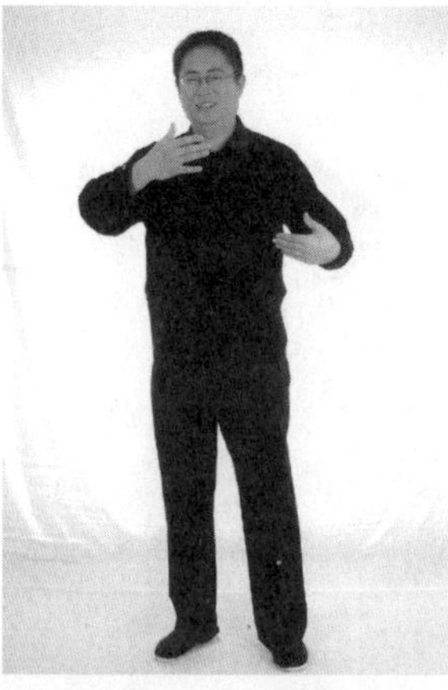

Hepatitis B und C

Körperkraft. Nahe Hand: Leber. Schütteln Sie die nahe Hand. Ferne Hand: Unterbauch (Unteres Dan Tien).

Seelenkraft. *Liebe Seele, lieber Geist und lieber Körper meiner Leber, ich liebe euch. Ihr habt die Macht, euch selbst zu heilen. Liebe Seelen, lieber Geist und liebe Körper meiner Hände, von* chi-jiu *und dem Licht, ich liebe euch alle. Ihr habt die Macht, mich zu heilen. Macht eure Sache gut. Danke. Danke. Danke.*

Klangkraft. Chanten Sie *chi-jiu* (Sieben-Neun, ausgesprochen »tschi-dschu«).

Geisteskraft. Stellen Sie sich vor, wie leuchtend goldenes oder weißes Licht aus Ihrer Leber ausstrahlt und sich zerstreut.

Anmerkung
Hepatitis B bedeutet, dass in der Leber zu wenig Zellen sind und dass in diesen wenigen Zellen zu viel Energie ist.

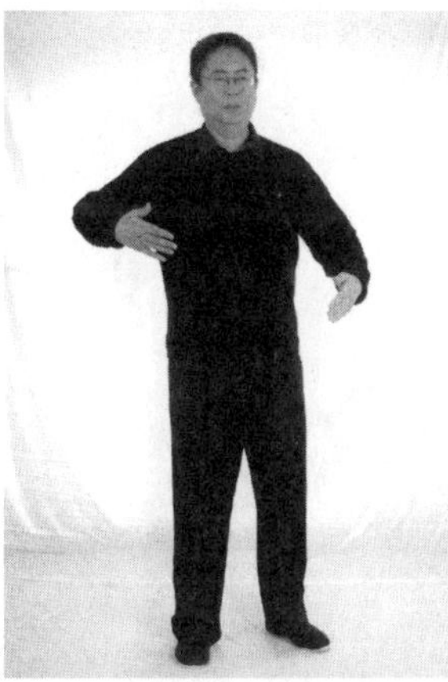

Gallensteine und Gallenblasenentzündung

(Cholecystitis)

1. Schritt

Körperkraft. Nahe Hand: Der Mittelfinger zeigt auf die Gallenblase (rechts vorne im Bereich der unteren Rippen). Ferne Hand: Unterbauch (Unteres Dan Tien).

Seelenkraft. *Liebe Seele, lieber Geist und lieber Körper meiner Gallenblase, ich liebe euch. Ihr habt die Macht, euch selbst zu heilen. Liebe Seelen, lieber Geist und liebe Körper meiner Hände, von* chi-jiu *und dem Licht, ich liebe euch alle. Ihr habt die Macht, mich zu heilen. Macht eure Sache gut. Danke. Danke. Danke.*

Klangkraft. Chanten Sie *chi-jiu* (Sieben-Neun, ausgesprochen »tschi-dschu«).

Geisteskraft. Stellen Sie sich vor, wie leuchtend goldenes oder weißes Licht von Ihrer Gallenblase zum Unterbauch fließt.

Anmerkung

Es kann sehr schmerzhaft sein, wenn die Steine die Gallenblase verlassen. Wenden Sie dann den 2. Schritt an.

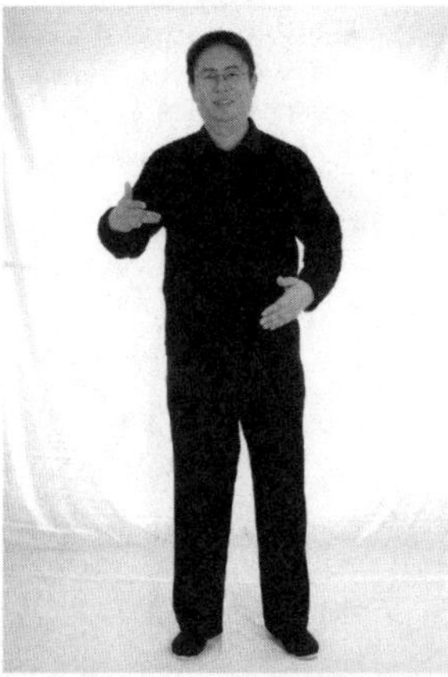

2. Schritt
(Zum Zerkleinern von Gallensteinen. Bei Entzündungen lassen Sie diesen Schritt weg).

Körperkraft. Nahe Hand: Unterbauch (Unteres Dan Tien). Ferne Hand: Gallenblasenbereich.

Seelenkraft. *Liebe Seele, lieber Geist und lieber Körper meiner Gallenblase, ich liebe euch. Ihr habt die Macht, euch selbst zu heilen. Liebe Seelen, lieber Geist und liebe Körper meiner Hände, von* jiu-chi *und dem Licht, ich liebe euch alle. Ihr habt die Macht, mich zu heilen. Macht eure Sache gut. Danke. Danke. Danke.*

Klangkraft. Chanten Sie *jiu-chi* (Neun-Sieben, ausgesprochen »dschu-tschi«).

Geisteskraft. Visualisieren Sie einen Laserstrahl von leuchtend goldenem oder weißem Licht, der die Gallensteine zertrümmert.

Anmerkung
Der 2. Schritt überträgt Energie aus dem Unteren Dan Tien, mit deren Hilfe die Gallensteine zerkleinert werden können.

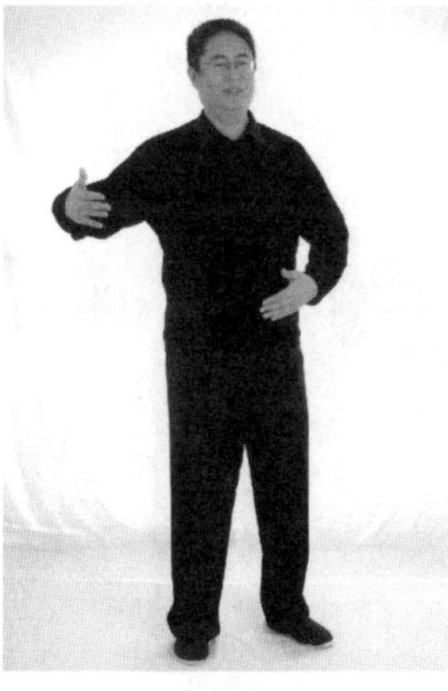

NIEREN- UND BLASENLEIDEN

Nierenentzündung, Nierenatrophie, Nierensteine

(akute und chronische Nephritis)

Körperkraft. Nahe Hand: die betroffene Niere. Ferne Hand: die andere Niere oder der untere Rücken (Schneeberg-Bereich).

Seelenkraft. *Liebe Seelen, lieber Geist und liebe Körper meiner Nieren, ich liebe euch. Ihr habt die Macht, euch selbst zu heilen. Liebe Seelen, lieber Geist und liebe Körper meiner Hände, von* jiu *und dem Licht, ich liebe euch alle. Ihr habt die Macht, mich zu heilen. Macht eure Sache gut. Danke. Danke. Danke.*

Klangkraft. Chanten Sie *jiu* (Neun, ausgesprochen »dschu«).

Geisteskraft. Stellen Sie sich vor, wie leuchtend goldenes oder weißes Licht aus dem Nierenbereich ausstrahlt und sich zerstreut.

Anmerkung

Bei Nierensteinen oder einem Tumor können Sie mit dem Mittelfinger der nahen Hand darauf zeigen. Stellen Sie sich einen leuchtend goldenen oder weißen Laserstrahl vor, der aus Ihrem Finger zu den Nierensteinen oder dem Tumor fließt und sie auflöst.

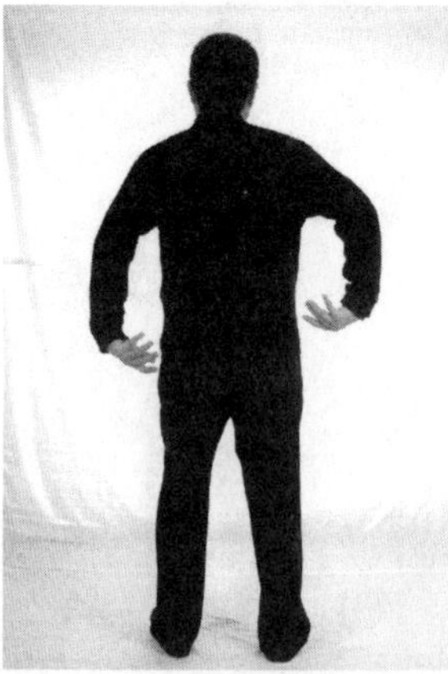

Harnleiter- oder Blasenentzündung

(Urethritis, Cystitis)
Akuter Zustand

Körperkraft. Nahe Hand: Blasenbereich. Ferne Hand: andere Seite der Blase. Halten Sie die Finger etwas nach unten geneigt, um überschüssige Energie besser abzuleiten.

Seelenkraft. *Liebe Seele, lieber Geist und lieber Körper meiner Blase, ich liebe euch. Ihr habt die Macht, euch selbst zu heilen. Liebe Seelen, lieber Geist und liebe Körper meiner Hände, von* jiu *und dem Licht, ich liebe euch alle. Ihr habt die Macht, mich zu heilen. Macht eure Sache gut. Danke. Danke. Danke.*

Klangkraft. Chanten Sie *jiu* (Neun, ausgesprochen »dschu«).

Geisteskraft. Stellen Sie sich vor, wie leuchtend goldenes oder weißes Licht von Ihrem Blasenbereich ausstrahlt und sich zerstreut.

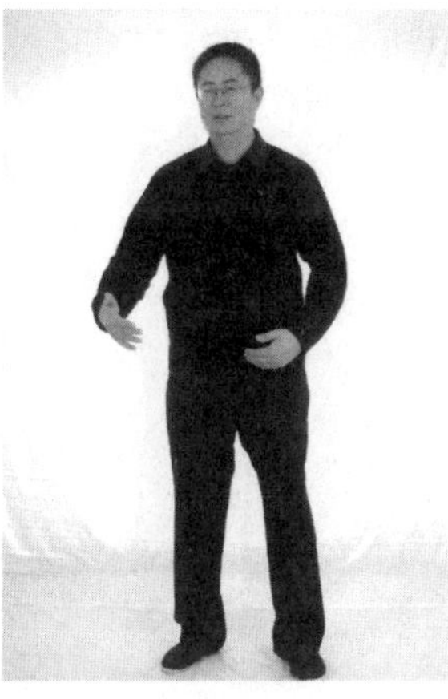

Harnleiter- oder Blasenentzündung

Chronische Zustände, 1. Schritt

Körperkraft. Nahe Hand: unterer Bereich der Blase im Unterbauch. Ferne Hand: seitlich der Blase. Wenden Sie sich jeder Seite drei Minuten lang zu.

Seelenkraft. *Liebe Seele, lieber Geist und lieber Körper meiner Blase, ich liebe euch. Ihr habt die Macht, euch selbst zu heilen. Liebe Seelen, lieber Geist und liebe Körper meiner Hände, von* jiu *und dem Licht, ich liebe euch alle. Ihr habt die Macht, mich zu heilen. Macht eure Sache gut. Danke. Danke. Danke.*

Klangkraft. Chanten Sie *jiu* (Neun, ausgesprochen »dschu«).

Geisteskraft. Stellen Sie sich vor, wie leuchtend goldenes oder weißes Licht von Ihrer Blase ausstrahlt.

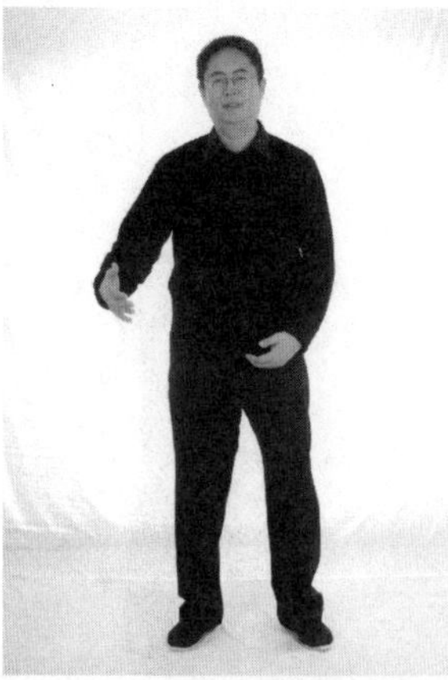

Harnleiter- oder Blasenentzündung

Chronische Zustände, 2. Schritt

KÖRPERKRAFT. Nahe Hand: Blase. Ferne Hand: Unterbauch (Unteres Dan Tien).

SEELENKRAFT. *Liebe Seele, lieber Geist und lieber Körper meiner Blase, ich liebe euch. Ihr habt die Macht, euch selbst zu heilen. Liebe Seelen, lieber Geist und liebe Körper meiner Hände, von* jiu *und dem Licht, ich liebe euch alle. Ihr habt die Macht, mich zu heilen. Macht eure Sache gut. Danke. Danke. Danke.*

KLANGKRAFT. Chanten Sie *jiu* (Neun, ausgesprochen »dschu«).

GEISTESKRAFT. Stellen Sie sich vor, wie leuchtend goldenes oder weißes Licht aus dem Bereich der Blase ausstrahlt und sich zerstreut.

Anmerkung
Verengte Blutgefäße in der Blasenwand oder im Harnleiter führen zu ungenügender Durchblutung und Energie im Gewebe.

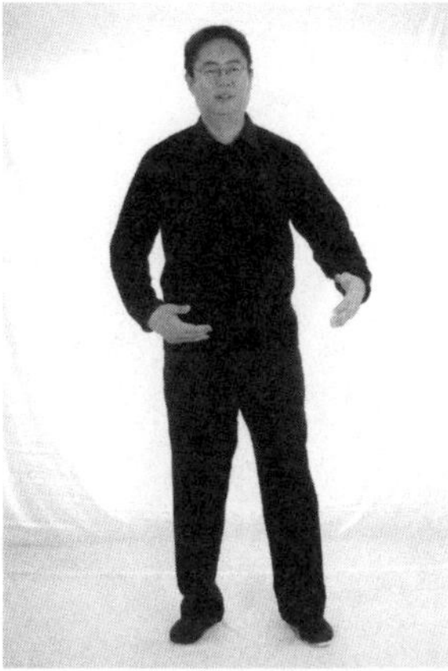

Polypen oder Tumore in der Blase

Körperkraft. Nahe Hand: Der Mittelfinger zeigt auf die Polypen oder Tumore in der Blase. Ferne Hand: Unterbauch (seitlich).

Seelenkraft. *Liebe Seelen, lieber Geist und liebe Körper meiner Blase und meiner Tumore, ich liebe euch. Ihr habt die Macht, euch selbst zu heilen. Liebe Tumore, ihr seid in die Irre gegangen. Werdet wieder zu normalen Zellen. Ihr könnt das. Liebe Seelen, lieber Geist und liebe Körper meiner Hände, von* jiu *und dem Licht, ich liebe euch alle. Ihr habt die Macht, mich zu heilen. Macht eure Sache gut. Danke. Danke. Danke.*

Klangkraft. Chanten Sie *jiu* (Neun, ausgesprochen »dschu«).

Geisteskraft. Stellen Sie sich vor, wie leuchtend goldenes oder weißes Licht aus der Blase ausstrahlt und sich zerstreut.

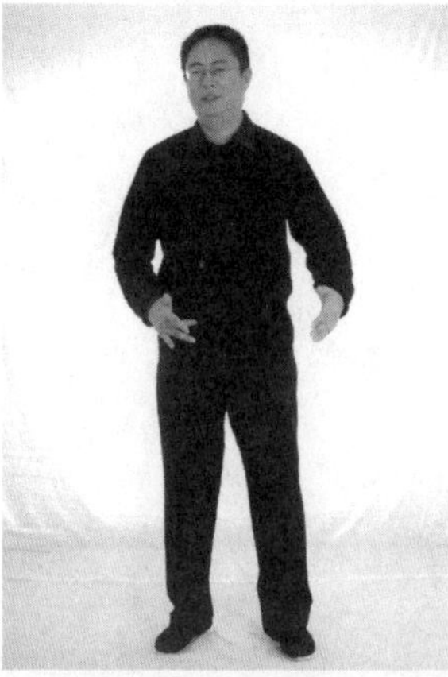

UNTERLEIBSLEIDEN

Vergrößerte oder entzündete Prostata

Körperkraft. Nahe Hand: Der Mittelfinger zeigt auf die Prostata. Schütteln Sie ihn leicht. Ferne Hand: Unterbauch (seitlich).

Seelenkraft. *Liebe Seele, lieber Geist und lieber Körper meiner Prostata, ich liebe euch. Ihr habt die Macht, euch selbst zu heilen. Liebe Seelen, lieber Geist und liebe Körper meiner Hände, von* jiu *und dem Licht, ich liebe euch alle. Ihr habt die Macht, mich zu heilen. Macht eure Sache gut. Danke. Danke. Danke.*

Klangkraft. Chanten Sie *jiu* (Neun, ausgesprochen »dschu«).

Geisteskraft. Stellen Sie sich vor, wie leuchtend goldenes oder weißes Licht aus Ihrer Prostata ausstrahlt und sich zerstreut. Stellen Sie sich vor, wie Ihre Prostata wieder auf ihre normale Größe schrumpft.

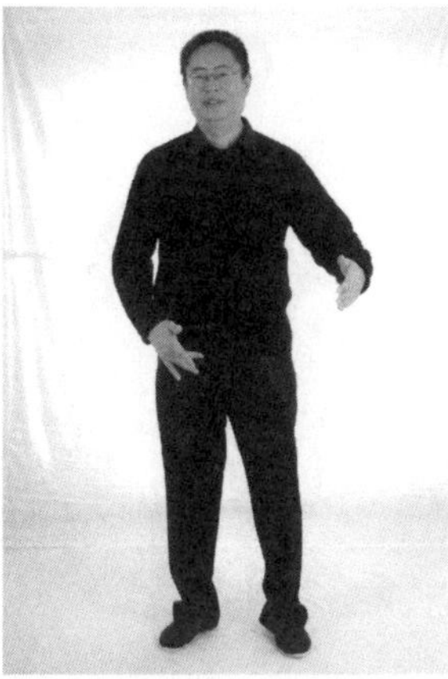

Schmerzen im Bereich des Nabels

Körperkraft. Nahe Hand: Der Mittelfinger zeigt auf den schmerzhaften Bereich. Ferne Hand: ein anderer Bereich des Bauches.

Seelenkraft. *Liebe Seele, lieber Geist und lieber Körper meines Nabels, ich liebe euch. Ihr habt die Macht, euch selbst zu heilen. Liebe Seelen, lieber Geist und liebe Körper meiner Hände, von* jiu *und dem Licht, ich liebe euch alle. Ihr habt die Macht, mich zu heilen. Macht eure Sache gut. Danke. Danke. Danke.*

Klangkraft. Chanten Sie *jiu* (Neun, ausgesprochen »dschu«).

Geisteskraft. Stellen Sie sich vor, wie leuchtend goldenes oder weißes Licht von Ihrem Nabelbereich ausstrahlt und sich zerstreut.

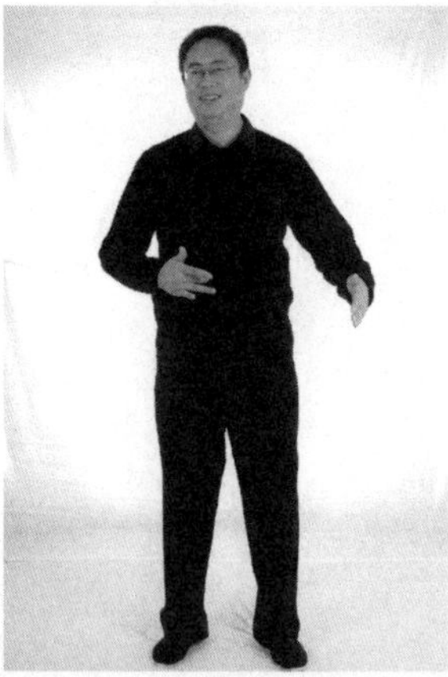

Durchfall

Körperkraft. Nahe Hand: Unterbauch (Unteres Dan Tien). Ferne Hand: Magen oder Oberbauch.

Seelenkraft. *Liebe Seelen, lieber Geist und liebe Körper meines Verdauungssystems, ich liebe euch. Ihr habt die Macht, euch selbst zu heilen. Liebe Seelen, lieber Geist und liebe Körper meiner Hände, von* jiu-wu *und dem Licht, ich liebe euch alle. Ihr habt die Macht, mich zu heilen. Macht eure Sache gut. Danke. Danke. Danke.*

Klangkraft. Chanten Sie *jiu-wu* (Neun-Fünf, ausgesprochen »dschu-wuh«).

Geisteskraft. Stellen Sie sich vor, wie leuchtend goldenes oder weißes Licht vom Unterbauch zum Magen fließt.

Anmerkung

Durchfall entsteht durch ungenügende Zellschwingung in den Verdauungsorganen. Nehmen Sie vermehrt Flüssigkeit zu sich, um den Elektrolyt-Haushalt aufrecht zu erhalten und um bei länger andauerndem Durchfall einer Austrocknung vorzubeugen. Versuchen Sie es bei anhaltendem Durchfall ein paar Tage lang mit einer Knolle geröstetem Knoblauch pro Tag.

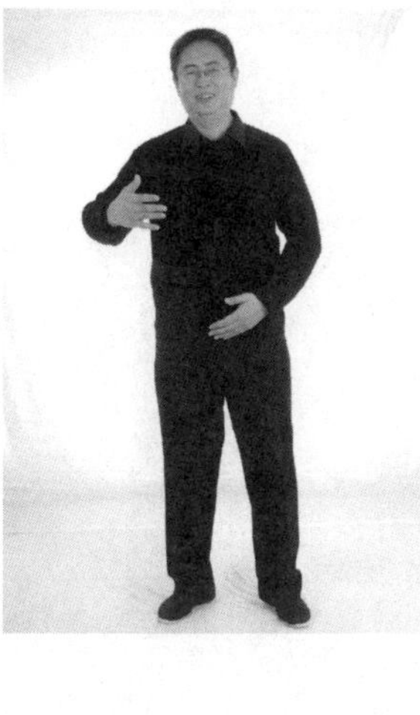

Verstopfung

Körperkraft. Nahe Hand: Oberbauch. Ferne Hand: Unterbauch (seitlich).

Seelenkraft. *Liebe Seelen, lieber Geist und liebe Körper meines Dickdarms und meiner Lungen, ich liebe euch. Ihr habt die Macht, euch selbst zu heilen. Liebe Seelen, lieber Geist und liebe Körper meiner Hände, von* wu-jiu *und dem Licht, ich liebe euch alle. Ihr habt die Macht, mich zu heilen. Macht eure Sache gut. Danke. Danke. Danke.*

Klangkraft. Chanten Sie *wu-jiu* (Fünf-Neun, ausgesprochen »wuhdschu«).

Geisteskraft. Stellen Sie sich vor, wie leuchtend goldenes oder weißes Licht vom Oberbauch zum Unterbauch fließt.

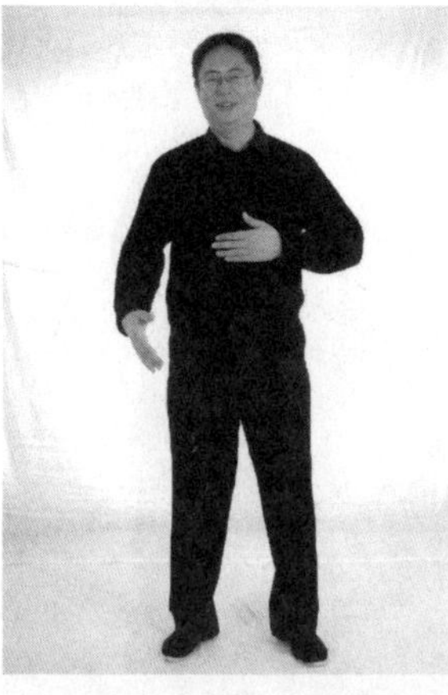

Inkontinenz

Körperkraft. Nahe Hand: Zhong-Jie-Akupunkturpunkt, vier *cun* (ungefähr zehn Zentimeter) unterhalb des Nabels. Ferne Hand: unterer Rücken (Schneeberg-Bereich).

Seelenkraft. *Liebe Seelen, lieber Geist und liebe Körper meiner Blase und meines Harnleiters, ich liebe euch. Ihr habt die Macht, euch selbst zu heilen. Liebe Seelen, lieber Geist und liebe Körper meiner Hände, von* jiu *und dem Licht, ich liebe euch alle. Ihr habt die Macht, mich zu heilen. Macht eure Sache gut. Danke. Danke. Danke.*

Klangkraft. Chanten Sie *jiu* (Neun, ausgesprochen »dschu«).

Geisteskraft. Stellen Sie sich vor, wie leuchtend goldenes oder weißes Licht von Ihrem Schneeberg-Bereich zur Blase und zum Harnleiter fließt.

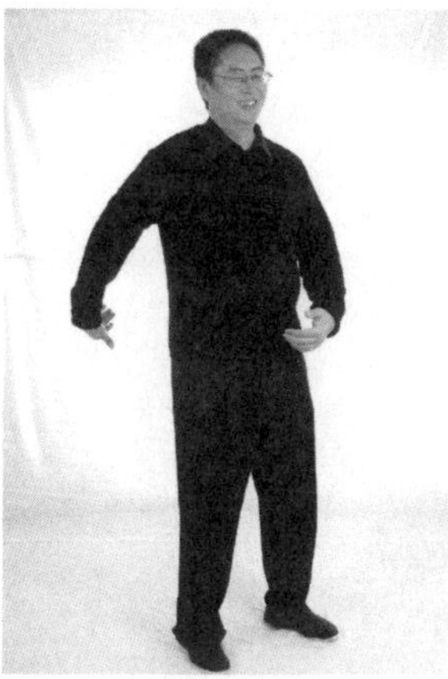

Hämorrhoiden

Körperkraft. Nahe Hand: Afterbereich. Ferne Hand: Unterbauch (Unteres Dan Tien).

Seelenkraft. *Liebe Seelen, lieber Geist und liebe Körper meines Afters und des Bereichs meiner Hämorrhoiden, ich liebe euch. Ihr habt die Macht, euch selbst zu heilen. Ihr habt zu viel Energie. Sendet eure überschüssige Energie zu dem Unteren Dan Tien. Liebe Seelen, lieber Geist und liebe Körper meiner Hände, von* shi-jiu *und dem Licht, ich liebe euch alle. Ihr habt die Macht, mich zu heilen. Macht eure Sache gut. Danke. Danke. Danke.*

Klangkraft. Chanten Sie *shi-jiu* (Zehn-Neun, ausgesprochen »schih-dschu«).

Geisteskraft. Visualisieren Sie einen goldenen oder weißen Lichtstrahl, der von dem Bereich der Hämorrhoiden zum Unteren Dan Tien fließt.

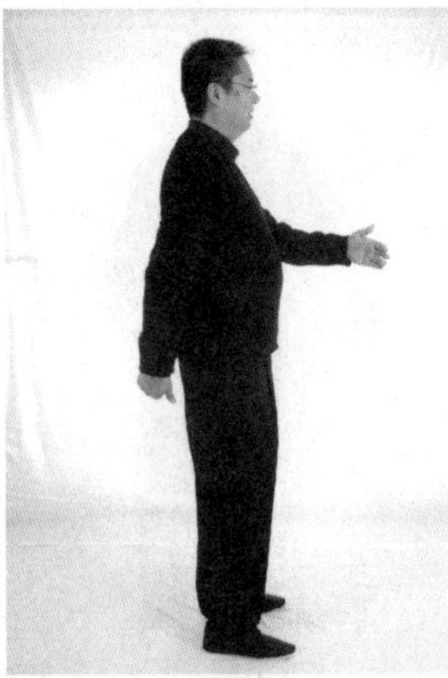

FRAUENLEIDEN

Myome

Körperkraft. Nahe Hand: Der Mittelfinger zeigt auf den Bereich der Myome oder Tumore. Ferne Hand: seitlich des Unterbauchs.

Seelenkraft. *Liebe Seele, lieber Geist und lieber Körper meiner Gebärmutter, ich liebe euch. Ihr habt die Macht, euch selbst zu heilen. Liebe Seelen, lieber Geist und liebe Körper meiner Hände, von* jiu *und dem Licht, ich liebe euch alle. Ihr habt die Macht, mich zu heilen. Macht eure Sache gut. Danke. Danke. Danke.*

Klangkraft. Chanten Sie *jiu* (Neun, ausgesprochen »dschu«).

Geisteskraft. Stellen Sie sich vor, wie leuchtend goldenes oder weißes Licht aus Ihrem Uterus strahlt und sich zerstreut.

Anmerkung
Wenn die Tumore und Myome anfangen, sich aufzulösen, können sich Blutklumpen bilden. Das ist ein gutes Zeichen. Wenn die Blutungen andauern (die Farbe kann von Braun bis Rot reichen), hören Sie mit dieser Technik auf und nehmen Sie die folgende Übung auf.

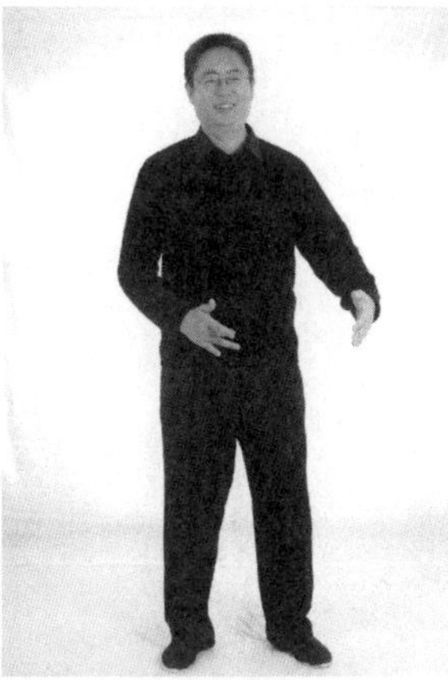

Starke Periode (Menorrhoe) oder Blutung durch Myome

Körperkraft. Nahe Hand: Gebärmutter, Handfläche leicht nach oben geneigt. Ferne Hand: Oberbauch, Handfläche leicht nach unten geneigt.

Seelenkraft. *Liebe Seele, lieber Geist und lieber Körper meiner Gebärmutter, ich liebe euch. Ihr habt die Macht, euch selbst zu heilen. Liebe Seelen, lieber Geist und liebe Körper meiner Hände, von* jiu-wu *und dem Licht, ich liebe euch alle. Ihr habt die Macht, mich zu heilen. Macht eure Sache gut. Danke. Danke. Danke.*

Klangkraft. Chanten Sie *jiu-wu* (Neun-Fünf, ausgesprochen »dschu-wuh«).

Geisteskraft. Stellen Sie sich vor, wie leuchtend goldenes oder weißes Licht von der Gebärmutter zum Oberbauch fließt.

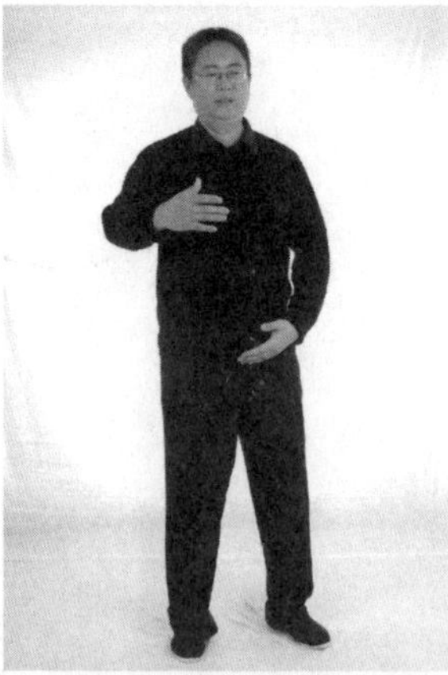

Verhärtungen, Zysten oder Tumore in den Brüsten

Körperkraft. Nahe Hand: Der Mittelfinger zeigt auf den Bereich der Zyste. Ferne Hand: andere Brust.

Seelenkraft. *Liebe Seelen, lieber Geist und liebe Körper meiner Brüste, ich liebe euch. Ihr habt die Macht, euch selbst zu heilen. Liebe Seelen, lieber Geist und liebe Körper meiner Hände, von* san *(oder* ar*) und dem Licht, ich liebe euch alle. Ihr habt die Macht, mich zu heilen. Macht eure Sache gut. Danke. Danke. Danke.*

Klangkraft. Chanten Sie *san* oder *ar* (Drei oder Zwei).

Geisteskraft. Stellen Sie sich vor, wie leuchtend goldenes oder weißes Licht von der Zyste ausstrahlt und sich zerstreut.

Anmerkung
Wenn in beiden Brüsten Zysten sind, wechseln Sie die Handhaltungen ab.

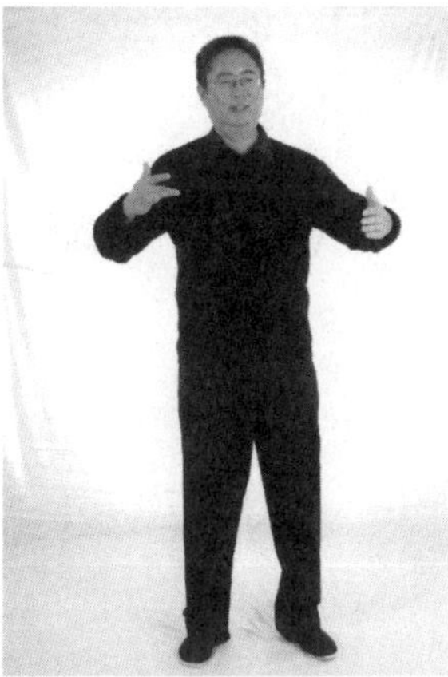

BLUTGEFÄSSLEIDEN

Temperatur-Ungleichgewicht im Körper

Körperkraft. Nahe Hand: warme Seite des Körpers im Bereich der Brust oder Lunge. Ferne Hand: andere Seite des Körpers (die kalte Seite).

Seelenkraft. *Liebe Seelen, lieber Geist und liebe Körper meines Herzens und meines Kreislaufs, ich liebe euch. Ihr habt die Macht, euch selbst zu heilen. Liebe Seelen, lieber Geist und liebe Körper meiner Hände, von* ar *und dem Licht, ich liebe euch alle. Ihr habt die Macht, mich zu heilen. Macht eure Sache gut. Danke. Danke. Danke.*

Klangkraft. Chanten Sie *ar* (Zwei).

Geisteskraft. Stellen Sie sich vor, wie leuchtend goldenes oder weißes Licht aus dem warmen Teil Ihres Körpers in den kalten fließt.

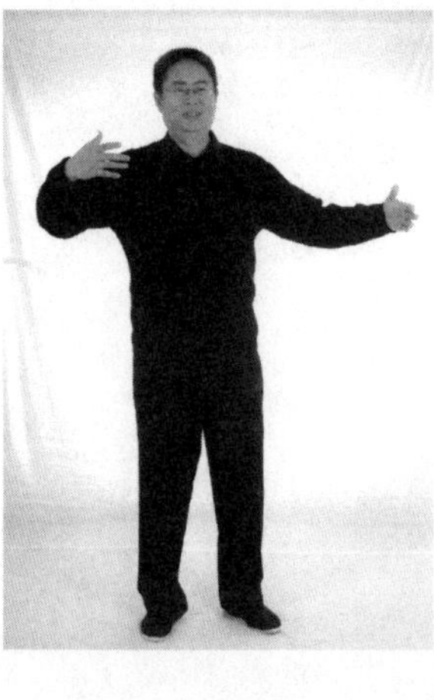

Entzündung der Aorta

(Arteriitis)

Körperkraft. Nahe Hand: Mitte der Brust (Botschaften-Zentrum). Ferne Hand: Die Hand befindet sich auf Brusthöhe und die Finger sind weggestreckt.

Seelenkraft. *Liebe Seele, lieber Geist und lieber Körper meines Herzens, ich liebe euch. Ihr habt die Macht, euch selbst zu heilen. Liebe Seelen, lieber Geist und liebe Körper meiner Hände, von* ar *und dem Licht, ich liebe euch alle. Ihr habt die Macht, mich zu heilen. Macht eure Sache gut. Danke. Danke. Danke.*

Klangkraft. Chanten Sie *ar* (Zwei).

Geisteskraft. Stellen Sie sich vor, wie leuchtend goldenes oder weißes Licht aus Ihrem Herzbereich strahlt und sich zerstreut.

Anmerkung

Dies ist ein Notfall! Rufen Sie zuerst den Notarzt! Dann wenden Sie dieses Verfahren höchstens drei Minuten lang an.

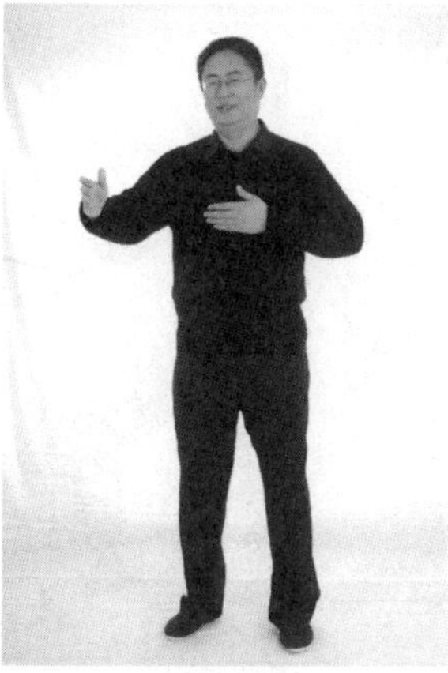

Venenentzündung

(Phlebitis)

Körperkraft. Nahe Hand: Vier Finger zeigen auf der Seite der entzündeten Adern das betroffene Bein hinauf. Ferne Hand: Rechter Vorhof des Herzens, oberhalb der Brustwarzen.

Seelenkraft. *Liebe Seele, lieber Geist und lieber Körper meines Herzens, ich liebe euch. Ihr habt die Macht, euch selbst zu heilen. Liebe Seelen, lieber Geist und liebe Körper meiner Hände, von* shiyi-ar *und dem Licht, ich liebe euch alle. Ihr habt die Macht, mich zu heilen. Macht eure Sache gut. Danke. Danke. Danke.*

Klangkraft. Chanten Sie *shiyi-ar* (Elf-Zwei, ausgesprochen »schih-jih-ar«).

Geisteskraft. Stellen Sie sich vor, wie leuchtend goldenes oder weißes Licht von den betroffenen Gefäßen zum rechten Vorhof des Herzens fließt.

Anmerkung

Wenn sich Ihre Beine beim Stehen oder Gehen schwer anfühlen und geschwollen sind, sollten Sie etwas zur Verbesserung der Durchblutung tun.

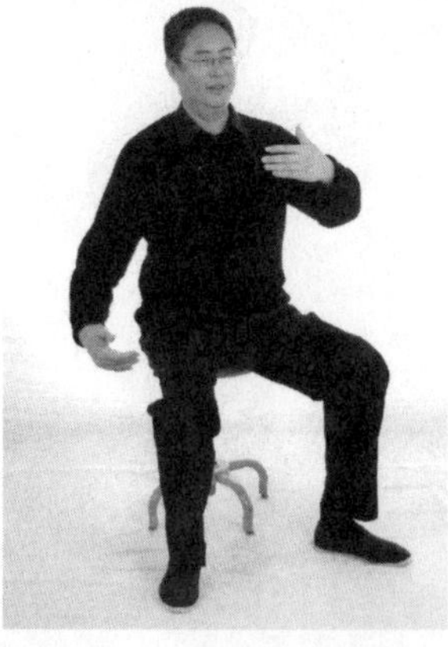

KNOCHEN- UND GELENKLEIDEN

Nackenschmerzen

(durch Luftzug)

Körperkraft. Nahe Hand: Nacken. Ferne Hand: Unterbauch (Unteres Dan Tien).

Seelenkraft. *Liebe Seele, lieber Geist und lieber Körper meines Nackens, ich liebe euch. Ihr habt die Macht, euch selbst zu heilen. Liebe Seelen, lieber Geist und liebe Körper meiner Hände,* von yi-jiu *und dem Licht, ich liebe euch alle. Ihr habt die Macht, mich zu heilen. Macht eure Sache gut. Danke. Danke. Danke.*

Klangkraft. Chanten Sie *yi-jiu* (Eins-Neun, ausgesprochen »jih-dschu«).

Geisteskraft. Stellen Sie sich vor, wie leuchtend goldenes oder weißes Licht vom Nacken zum Unterbauch fließt.

Anmerkung

Wenn der Körper ungeschützt zu viel Wind (natürlicher Energie) ausgesetzt ist, kann das zu einer Ansammlung und Blockierung der Energie führen, was Schmerzen und Steifheit verursacht.

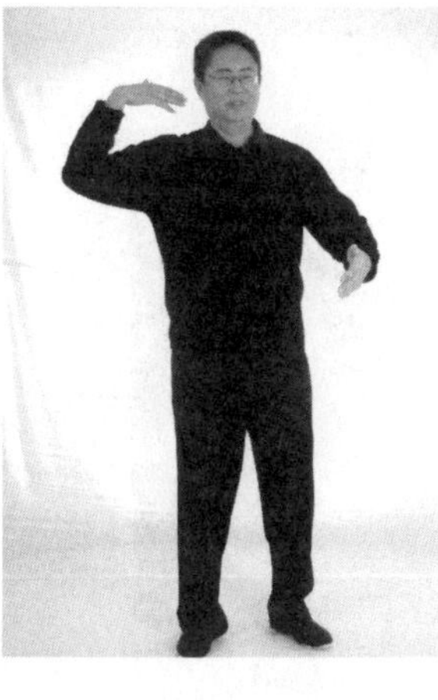

Ostheophyten an der Halswirbelsäule

Körperkraft. Nahe Hand: Der Mittelfinger weist auf den betroffenen Bereich im Nacken. Ferne Hand: Unterbauch (Unteres Dan Tien).

Seelenkraft. *Liebe Seele, lieber Geist und lieber Körper meines Nackens, ich liebe euch. Ihr habt die Macht, euch selbst zu heilen. Liebe Seelen, lieber Geist und liebe Körper meiner Hände, von* yi-jiu *und dem Licht, ich liebe euch alle. Ihr habt die Macht, mich zu heilen. Macht eure Sache gut. Danke. Danke. Danke.*

Klangkraft. Chanten Sie *yi-jiu* (Eins-Neun, ausgesprochen »jihdschu«).

Geisteskraft. Stellen Sie sich vor, wie leuchtend goldenes oder weißes Licht aus dem Bereich des Sporns ausstrahlt und sich zerstreut.

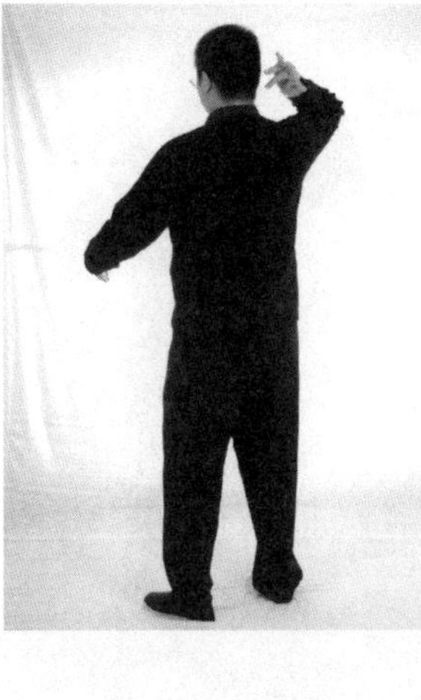

Schultersteife

Körperkraft. Nahe Hand: betroffene Schulter. Ferne Hand: Unterbauch (Unteres Dan Tien).

Seelenkraft. *Liebe Seele, lieber Geist und lieber Körper meiner Schulter, ich liebe euch. Ihr habt die Macht, euch selbst zu heilen. Liebe Seelen, lieber Geist und liebe Körper meiner Hände, von* shiyi-jiu *und dem Licht, ich liebe euch alle. Ihr habt die Macht, mich zu heilen. Macht eure Sache gut. Danke. Danke. Danke.*

Klangkraft. Chanten Sie *shiyi-jiu* (Elf-Neun, ausgesprochen »schihjih-dschu«).

Geisteskraft. Stellen Sie sich vor, wie leuchtend goldenes oder weißes Licht von der betroffenen Schulter zur Brust fließt.

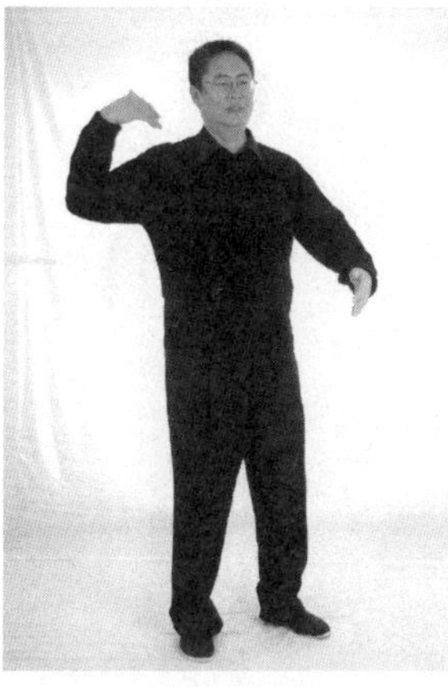

Adhäsionen in der Schulter

(Muskeln und Sehnen sind verklebt)

Körperkraft. Nahe Hand: über der betroffenen Schulter schütteln. Ferne Hand: Unterbauch (Unteres Dan Tien).

Seelenkraft. *Liebe Seele, lieber Geist und lieber Körper meiner Schulter, ich liebe euch. Ihr habt die Macht, euch selbst zu heilen. Liebe Seelen, lieber Geist und liebe Körper meiner Hände, von* shiyi-jiu *und dem Licht, ich liebe euch alle. Ihr habt die Macht mich zu heilen. Macht eure Sache gut. Danke. Danke. Danke.*

Klangkraft. Chanten Sie *shiyi-jiu* (Elf-Neun, ausgesprochen »schih-jih-dschu«).

Geisteskraft. Stellen Sie sich vor, wie leuchtend goldenes oder weißes Licht aus dem betroffenen Bereich ausstrahlt und sich zerstreut.

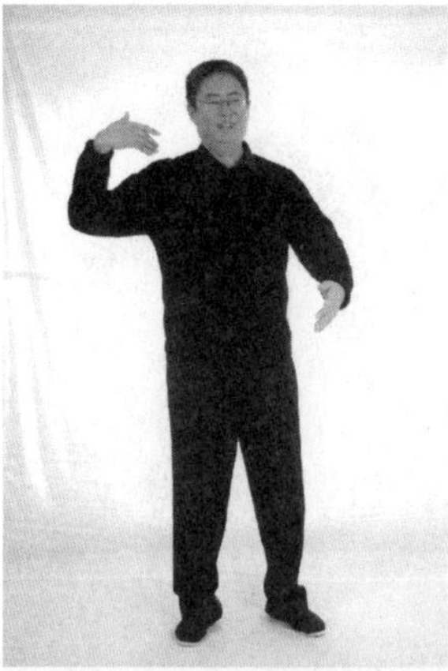

Beschwerden im unteren Rücken und im Kreuz

(Osteoarthritis in der unteren Wirbelsäule)

Körperkraft. Nahe Hand: Der Mittelfinger zeigt auf den betroffenen Bereich. Ferne Hand: Rippen

Seelenkraft. *Liebe Seele, lieber Geist und lieber Körper meines unteren Rückens, ich liebe euch. Ihr habt die Macht, euch selbst zu heilen. Liebe Seelen, lieber Geist und liebe Körper meiner Hände, von* jiu-liu *und dem Licht, ich liebe euch alle. Ihr habt die Macht, mich zu heilen. Macht eure Sache gut. Danke. Danke. Danke.*

Klangkraft. Chanten Sie *jiu-liu* (Neun-Sechs, ausgesprochen »dschu-liu«).

Geisteskraft. Stellen Sie sich vor, wie leuchtend goldenes oder weißes Licht aus dem betroffenen Bereich ausstrahlt und sich zerstreut.

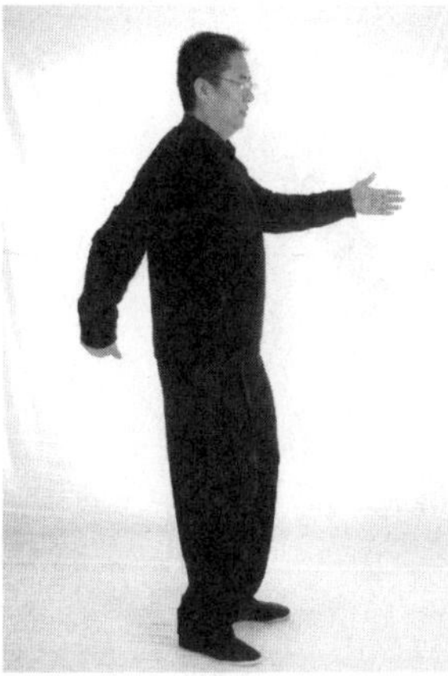

Bandscheibenvorfall

Körperkraft. Nahe Hand: Unterbauch (Unteres Dan Tien). Ferne Hand: Unterer Rücken im Bereich des Vorfalls.

Seelenkraft. *Liebe Seelen, lieber Geist und liebe Körper meiner Bandscheibe und meiner Wirbelsäule, ich liebe euch. Ihr habt die Macht, euch selbst zu heilen. Liebe Seelen, lieber Geist und liebe Körper meiner Hände, von* jiu *und dem Licht, ich liebe euch alle. Ihr habt die Macht, mich zu heilen. Macht eure Sache gut. Danke. Danke. Danke.*

Klangkraft. Chanten Sie *jiu* (Neun, ausgesprochen »dschu«).

Geisteskraft. Stellen Sie sich vor, wie leuchtend goldenes oder weißes Licht vom Unterbauch zu dem betroffenen Bereich fließt.

Anmerkung

Ein Bandscheibenvorfall entsteht durch eine schwache Rückenenergie (schwacher Du-Meridian), es sei denn, es handelt sich um einen Unfall.

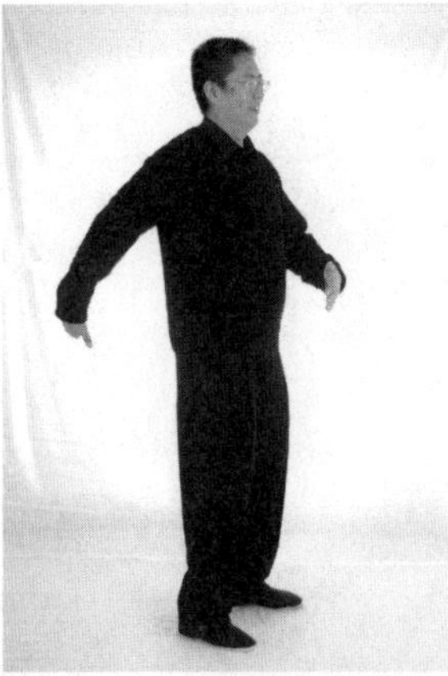

Schmerzen im unteren Rücken und entlang des Beins
(Ischias)

Körperkraft. Nahe Hand: Die Handfläche weist auf den betroffenen Bereich. Alternativ können Sie mit dem Mittelfinger auf den betroffenen Bereich zeigen. Ferne Hand: Unterbauch (Unteres Dan Tien) oder auf Hüfthöhe auf der anderen Körperseite.

Seelenkraft. *Liebe Seelen, lieber Geist und liebe Körper meines Rückens, meiner Beine und meiner Nerven, ich liebe euch. Ihr habt die Macht, euch selbst zu heilen. Liebe Seelen, lieber Geist und liebe Körper meiner Hände, von* shiyi-jiu *und dem Licht, ich liebe euch alle. Ihr habt die Macht, mich zu heilen. Macht eure Sache gut. Danke. Danke. Danke.*

Klangkraft. Chanten Sie *shiyi-jiu* (Elf-Neun, ausgesprochen »schih-jih-dschu«).

Geisteskraft. Stellen Sie sich vor, wie leuchtend goldenes oder weißes Licht von dem betroffenen Bereich zum Unterbauch oder zur anderen Körperseite fließt.

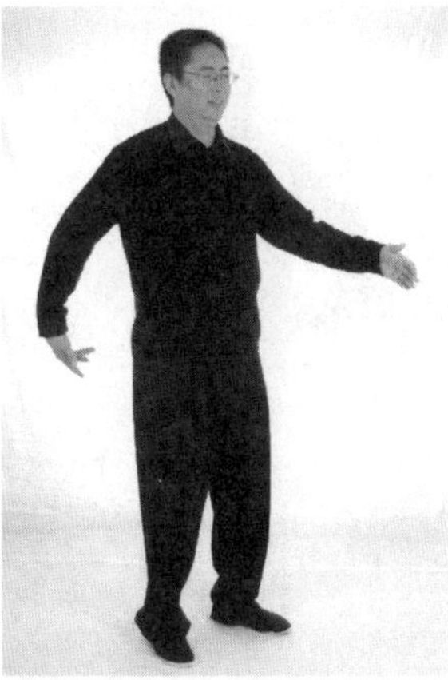

Kreuzschmerzen

Körperkraft. Nahe Hand: die schmerzhafte Seite des Rückens. Ferne Hand: die andere Seite des Rückens.

Seelenkraft. *Liebe Seele, lieber Geist und lieber Körper meines Rückens, ich liebe euch. Ihr habt die Macht, euch selbst zu heilen. Liebe Seelen, lieber Geist und liebe Körper meiner Hände, von* jiu *und dem Licht, ich liebe euch alle. Ihr habt die Macht, mich zu heilen. Macht eure Sache gut. Danke. Danke. Danke.*

Klangkraft. Chanten Sie *jiu* (Neun, ausgesprochen »dschu«).

Geisteskraft. Stellen Sie sich vor, wie leuchtend goldenes oder weißes Licht aus dem schmerzhaften Bereich ausstrahlt und sich zerstreut.

Anmerkung
Wechseln Sie die Hände.

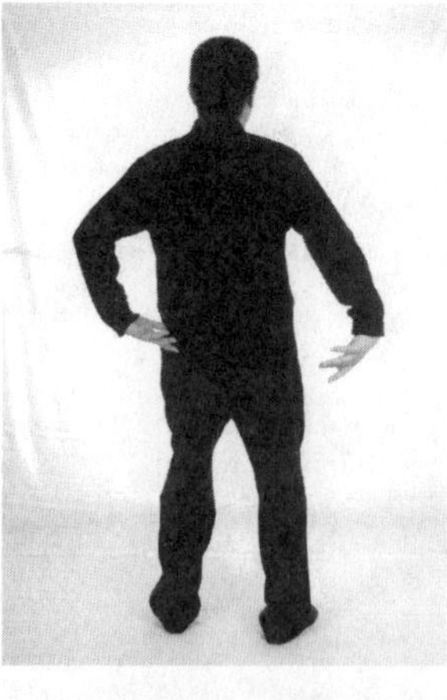

Arthritische Schmerzen im Knie

(Osteoarthritis im Knie)

Körperkraft. Nahe Hand: das betroffene Knie. Ferne Hand: das andere Knie.

Seelenkraft. *Liebe Seelen, lieber Geist und liebe Körper meiner Knie, ich liebe euch. Ihr habt die Macht, euch selbst zu heilen. Liebe Seelen, lieber Geist und liebe Körper meiner Hände, von* shiyi *und dem Licht, ich liebe euch alle. Ihr habt die Macht, mich zu heilen. Macht eure Sache gut. Danke. Danke. Danke.*

Klangkraft. Chanten Sie *shiyi* (Elf, ausgesprochen »schih-jih«).

Geisteskraft. Stellen Sie sich vor, wie leuchtend goldenes oder weißes Licht aus dem schmerzhaften Bereich ausstrahlt und sich zerstreut.

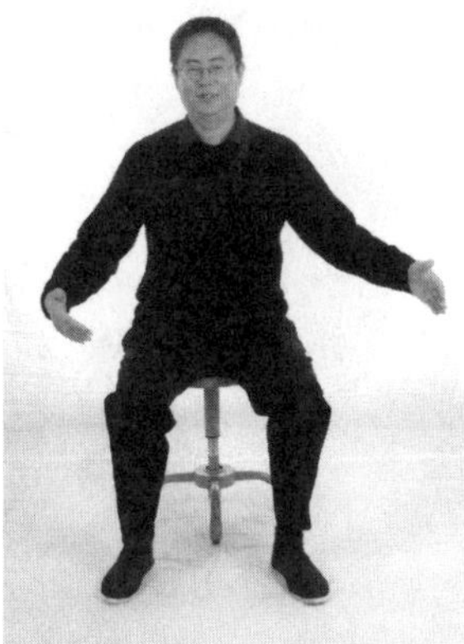

Schmerzen im Fußgelenk

Körperkraft. Wenden Sie die Eine-Hand-Heiltechnik an. Alle vier Finger zeigen auf den betroffenen Bereich.

Seelenkraft. *Liebe Seele, lieber Geist und lieber Körper meines Knöchels, ich liebe euch. Ihr habt die Macht, euch selbst zu heilen. Liebe Seele, lieber Geist und lieber Körper meiner Hand, von* shiyi *und dem Licht, ich liebe euch alle. Ihr habt die Macht, mich zu heilen. Macht eure Sache gut. Danke. Danke. Danke.*

Klangkraft. Chanten Sie *shiyi* (Elf, ausgesprochen »schih-jih«).

Geisteskraft. Stellen Sie sich vor, wie leuchtend goldenes oder weißes Licht aus dem Knöchel ausstrahlt und sich zerstreut.

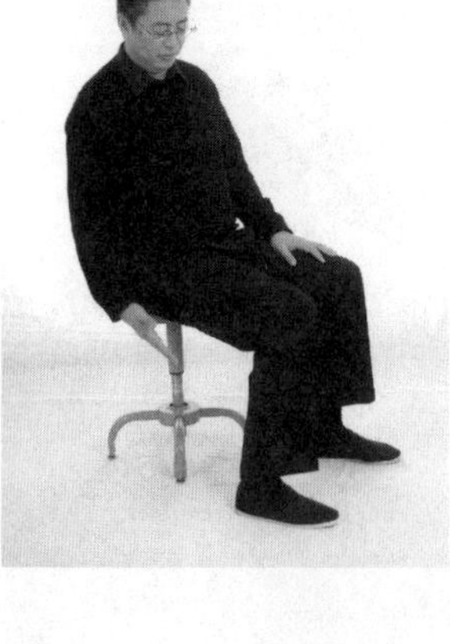

Entzündung des Knochenmarks

(Osteomyelitis)

Körperkraft. Nahe Hand: über dem betroffenen Bein. Ferne Hand: unteres Ende des betroffenen Bereichs.

Seelenkraft. *Liebe Seelen, lieber Geist und liebe Körper meiner Knochen, ich liebe euch. Ihr habt die Macht, euch selbst zu heilen. Liebe Seelen, lieber Geist und liebe Körper meiner Hände, von* shiyi *und dem Licht, ich liebe euch alle. Ihr habt die Macht, mich zu heilen. Macht eure Sache gut. Danke. Danke. Danke.*

Klangkraft. Chanten Sie *shiyi* (Elf, ausgesprochen »schih-jih«).

Geisteskraft. Stellen Sie sich vor, wie leuchtend goldenes oder weißes Licht von dem betroffenen Bereich nach unten fließt.

Anmerkung

Dieser Prozess lenkt die Energie von dem betroffenen Bereich nach unten weg. Sonst kann sich die Entzündung weiter ausbreiten.

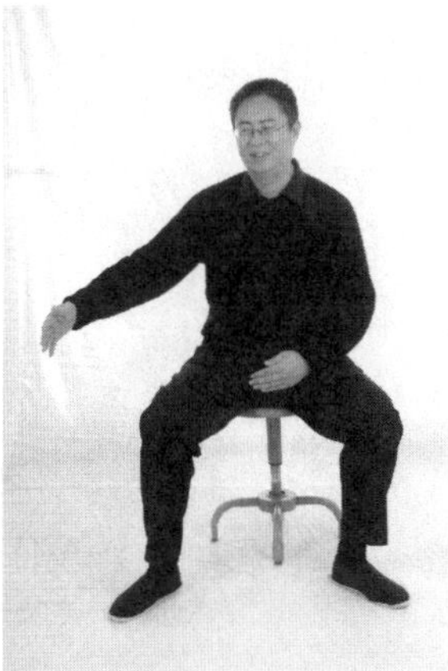

Hohlräume im Knochenmark

(Osteomyelitis)

Körperkraft. Nahe Hand: Unterbauch (Unteres Dan Tien). Ferne Hand: betroffener Bereich.

Seelenkraft. *Liebe Seelen, lieber Geist und liebe Körper meiner Knochen, ich liebe euch. Ihr habt die Macht, euch selbst zu heilen. Liebe Seelen, lieber Geist und liebe Körper meiner Hände, von* jiu *und dem Licht, ich liebe euch alle. Ihr habt die Macht, mich zu heilen. Macht eure Sache gut. Danke. Danke. Danke.*

Klangkraft. Chanten Sie *jiu* (Neun, ausgesprochen »dschu«).Wenn ein Glied betroffen ist, verwenden Sie *Jiu-Shiyi* (Neun-Elf, ausgesprochen »dschu-schih-jih«).

Geisteskraft. Stellen Sie sich vor, wie leuchtend goldenes oder weißes Licht vom Unterbauch zu dem betroffenen Bereich fließt.

Anmerkung

Dieser Prozess lenkt die Energie von dem betroffenen Bereich nach unten weg. Sonst kann sich die Entzündung weiter ausbreiten.

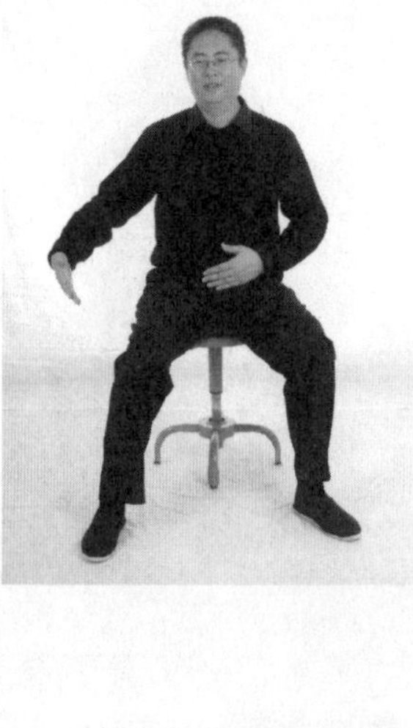

Geringe Knochendichte

(Osteoporose)

Körperkraft. Nahe Hand: Unterbauch (Unteres Dan Tien). Ferne Hand: betroffener Bereich.

Seelenkraft. *Liebe Seelen, lieber Geist und liebe Körper meiner Knochen, ich liebe euch. Ihr habt die Macht, euch selbst zu heilen. Liebe Seelen, lieber Geist und liebe Körper meiner Hände, von* jiu *und dem Licht, ich liebe euch alle. Ihr habt die Macht, mich zu heilen. Macht eure Sache gut. Danke. Danke. Danke.*

Klangkraft. Chanten Sie *jiu* oder *jiu-shiyi* (Neun, ausgesprochen «dschu«, oder Neun-Elf, ausgesprochen »dschu-schih-jih«).

Geisteskraft. Visualisieren Sie Ihre Knochen und Ihr ganzes Skelett als stark, dicht, voller Energie und von goldenem oder weißem Licht erleuchtet.

Anmerkung

Denken Sie daran, aus dem Schneeberg-Bereich die Energie der Nieren auszubauen. Der Schneeberg-Bereich versorgt die Nieren, die in Bezug zu den Knochen stehen, mit Energie.

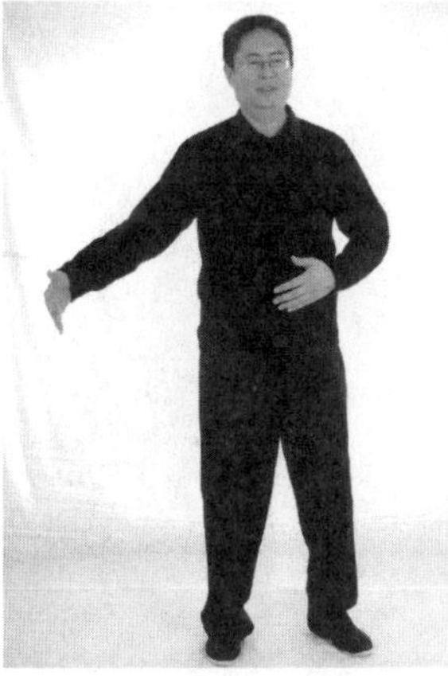

HAUTLEIDEN

Verbrennungen
(akut)

Körperkraft. Nahe Hand: Bereich der Verbrennung. Ferne Hand: Unterbauch (Unteres Dan Tien).

Seelenkraft. *Liebe Seele, lieber Geist und lieber Körper meiner Haut, ich liebe euch. Ihr habt die Macht, euch selbst zu heilen. Liebe Seelen, lieber Geist und liebe Körper meiner Hände, von* jiu *und dem Licht, ich liebe euch alle. Ihr habt die Macht, mich zu heilen. Macht eure Sache gut. Danke. Danke. Danke.*

Klangkraft. Chanten Sie als Erstes die Zahl, die dem Ort der Verbrennung entspricht (siehe Tabelle 7 auf Seite 197) Danach chanten Sie *jiu.* Wenn die Verbrennung also beispielsweise in Ihrem Gesicht ist, chanten Sie *yi-jiu* (Eins-Neun, ausgesprochen »jihdschu«).

Geisteskraft. Stellen Sie sich vor, wie leuchtend goldenes oder weißes Licht von dem verbrannten Bereich zu Ihrem Unterbauch fließt.

Anmerkung
Bei akuten Verbrennungen ist zu viel Energie im Gewebe. Durch dieses Verfahren wird die überschüssige Energie zum Unteren Dan Tien abgeleitet, dem Energiespeicher des Körpers.

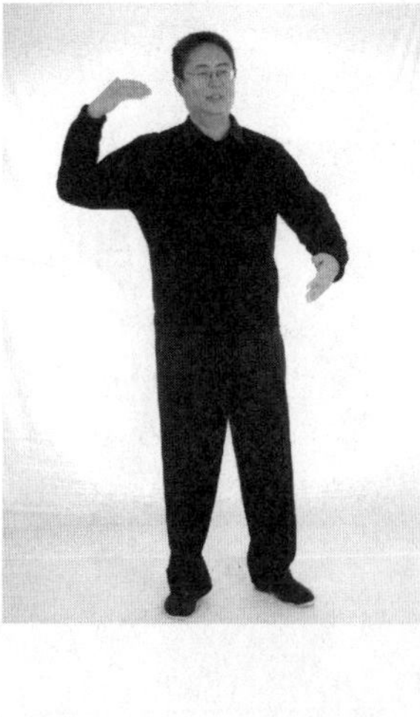

Verbrennungen
(alt)

Körperkraft. Nahe Hand: Unterbauch (Unteres Dan Tien). Ferne Hand: Bereich der Verbrennungen.

Seelenkraft. *Liebe Seele, lieber Geist und lieber Körper meiner Verbrennung, ich liebe euch. Ihr habt die Macht, euch selbst zu heilen. Werdet wieder zu normaler Haut. Ihr könnt das. Liebe Seelen, lieber Geist und liebe Körper meiner Hände, von* jiu *und dem Licht, ich liebe euch alle. Ihr habt die Macht, mich zu heilen. Macht eure Sache gut. Danke. Danke. Danke.*

Klangkraft. Chanten Sie als erstes *jiu* und dann die Zahl, die dem Bereich der Verbrennung entspricht (siehe Tabelle 7 auf Seite 197). Angenommen, Ihre Verbrennung ist im Gesicht, chanten Sie *jiu-yi* (Neun-Eins, ausgesprochen »dschu-jih«).

Geisteskraft. Stellen Sie sich vor, wie leuchtend goldenes oder weißes Licht vom Unterbauch zu dem betroffenen Bereich fließt.

Anmerkung

Alte Verbrennungen erholen sich nur langsam, weil in dem verbrannten Bereich zu wenig Energie ist. Dieses Verfahren lenkt Energie vom Unteren Dan Tien zum Bereich der alten Brandwunde.

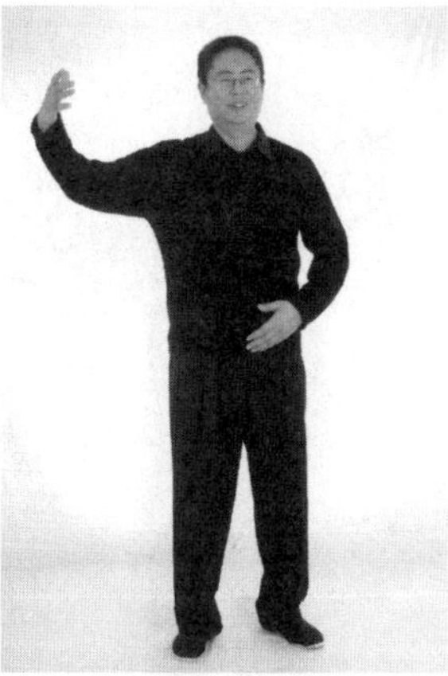

Schuppenflechte

(Psoriasis am Kopf)

Körperkraft. Nahe Hand: der betroffene Bereich des Kopfes. Ferne Hand: die andere Kopfseite.

Seelenkraft. *Liebe Seelen, lieber Geist und liebe Körper meines Kopfes und meiner Haut, ich liebe euch. Ihr habt die Macht, euch selbst zu heilen. Liebe Seelen, lieber Geist und liebe Körper meiner Hände, von* yi *und dem Licht, ich liebe euch alle. Ihr habt die Macht, mich zu heilen. Macht eure Sache gut. Danke. Danke. Danke.*

Klangkraft. Chanten Sie *yi* (Eins, ausgesprochen »jih«).

Geisteskraft. Visualisieren Sie einen goldenen oder weißen Laserstrahl, der die betroffene kranke Haut entfernt.

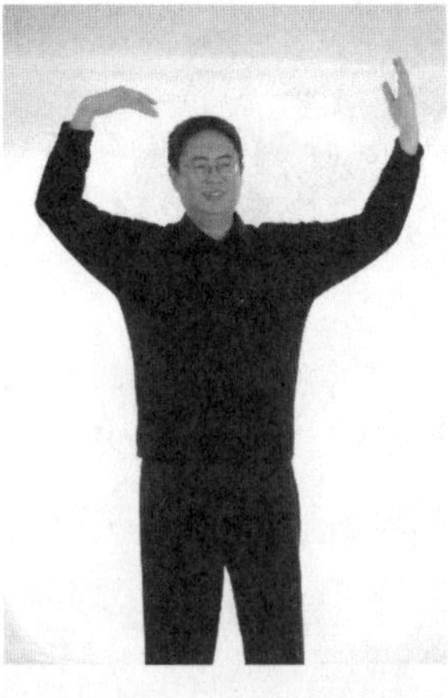

Fußpilz

Körperkraft. Wenden Sie die Eine-Hand-Heiltechnik an. Alle vier Finger zeigen auf den betroffenen Fuß. Winkeln Sie die Finger leicht nach oben ab.

Seelenkraft. *Liebe Seele, lieber Geist und lieber Körper meines Fußes, ich liebe euch. Ihr habt die Macht, euch selbst zu heilen. Liebe Seele, lieber Geist und lieber Körper meiner Hand, von* shiyi *und dem Licht, ich liebe euch alle. Ihr habt die Macht, mich zu heilen. Macht eure Sache gut. Danke. Danke. Danke.*

Klangkraft. Chanten Sie *shiyi* (Elf, ausgesprochen »schih-jih«).

Geisteskraft. Stellen Sie sich vor, wie leuchtend goldenes oder weißes Licht aus dem betroffenen Bereich ausstrahlt, sich zerstreut und die Haut des Fußes gesund und strahlend zurücklässt.

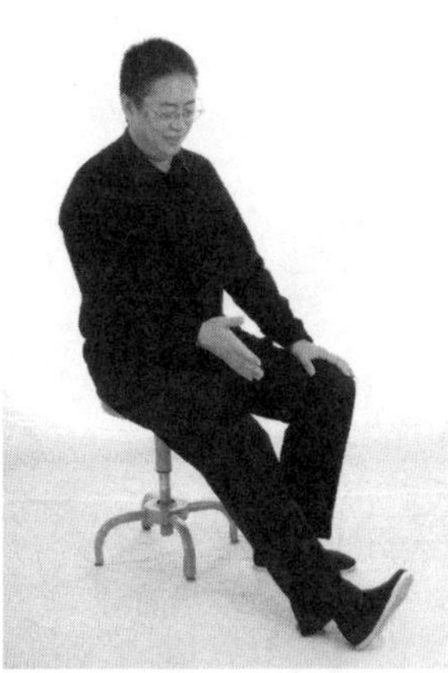

Akne und Gesichtsflecken

Körperkraft. Nahe Hand: Der Mittelfinger weist auf den Pickel oder den Flecken. Ferne Hand: irgendein anderer Bereich des Gesichts.

Seelenkraft. *Liebe Seelen, lieber Geist und liebe Körper meines Gesichts, ich liebe euch. Ihr habt die Macht, euch selbst zu heilen. Liebe Seelen, lieber Geist und liebe Körper meiner Hände, von* yi *und dem Licht, ich liebe euch alle. Ihr habt die Macht, mich zu heilen. Macht eure Sache gut. Danke. Danke. Danke.*

Klangkraft. Chanten Sie *yi* (Eins, ausgesprochen »jih«).

Geisteskraft. Stellen Sie sich vor, wie leuchtend goldenes oder weißes Licht von dem Flecken oder Pickel ausstrahlt und sich zerstreut.

Anmerkung
Wenn beide Gesichtshälften betroffen sind, wechseln Sie einfach die Hände ab.

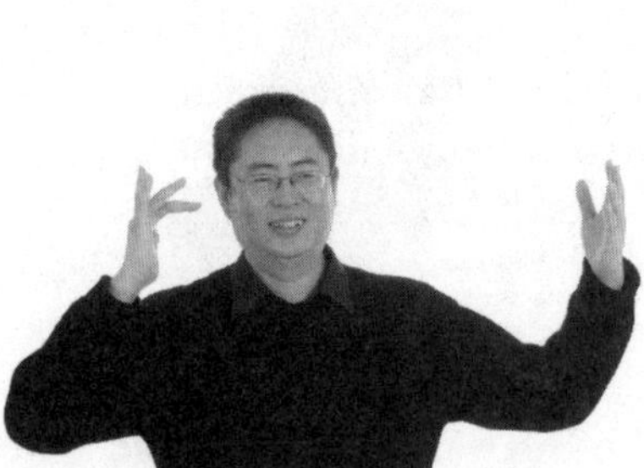

8

Vorbeugende Maßnahmen

Sie haben jetzt die Bandbreite, die Einfachheit und die Tiefe erfahren, mit der die Seele-Geist-Körper-Medizin zur Heilung angewendet werden kann. Mit dem 7. Kapitel habe ich Ihnen ein »Heilungs-Handbuch« für über hundert weit verbreitete Beschwerden vorgestellt. Aber die Seele-Geist-Körper-Medizin kann Ihnen noch mehr bieten. Vor fünftausend Jahren schrieben die Verfasser des *Kanons des Gelben Kaisers*, einem zentralen Text der Traditionellen Chinesischen Medizin: *Der beste Arzt behandelt keine Krankheiten, sondern er zeigt den Menschen, wie sie zu vermeiden sind.* Das ist heute so wahr wie damals. Ich glaube, dass die zukünftige Medizin sich immer mehr mit der Vermeidung von Krankheit befassen wird als mit der Behandlung. Die Seele-Geist-Körper-Medizin kann Ihnen helfen, bei guter Gesundheit zu bleiben. In diesem Kapitel zeige ich Ihnen, wie das geht.

SCHLÜSSELFAKTOREN ZUR VERMEIDUNG VON KRANKHEITEN

Wie Sie bereits erfahren haben, sind die Schlüsselfaktoren bei der Heilung das Entfernen von energetischen, materiellen und spirituellen Blockaden und die Herstellung eines Gleichgewichts bei der Transformation von Materie in Energie und umgekehrt. Auch zur Vermeidung von Krankheit spielen das Gleichgewicht und das Entfernen von Blockaden eine wesentliche Rolle. Dieses Gleichgewicht schließt auch Ihren täglichen Zeitplan, Ihre Gefühle und Ihre

Ernährung mit ein. Als Nächstes müssen Sie die fünf wichtigsten Energiezentren im Körper entwickeln. Zum Schluss werde ich Ihnen noch verschiedene einfache tägliche Übungen zeigen, bei denen diese Schlüsselfaktoren zur Vermeidung von Krankheit zur Anwendung kommen. Zusammengenommen brauchen Sie für diese Übungen weniger als fünfundzwanzig Minuten.

Regelmäßigkeit

Gehen Sie früh schlafen, wachen Sie früh auf und essen Sie regelmäßig und pünktlich. Dies sind sehr einfache Weisheiten, aber sie sind zur Vermeidung von Krankheiten von großer Bedeutung. Gestalten Sie Ihren Biorhythmus gleichmäßig und harmonisch. Für gute Energie, Vitalität und eine gute Immunabwehr ist eine tägliche Routine von höchstem Wert.

Stress-Management

Die Menschen sind unterschiedlich stressempfindlich, aber Stress ist für die Gesundheit absolut schädlich. Unter Stress ist die Immunabwehr schwach, und das Drüsensystem, das Nervensystem, der Kreislauf und die Verdauung geraten aus dem Gleichgewicht. Es gibt eine sehr einfache und effektive Methode zur Stressreduktion:

Aus der Sicht der Seele-Geist-Körper-Medizin ist Stress eine energetische Blockade im Kopf. Wenn Sie die Blockade entfernen, wird der Stress unmittelbar reduziert. Wenden Sie die Vier Kraft-Techniken an:

Körperkraft. Setzen Sie sich auf einen Stuhl, ohne sich anzulehnen. Die nahe Hand weist auf das Kronenchakra oben auf dem Kopf. Sie sollte sich ungefähr 15 bis zwanzig 20 Zentimeter über dem Kopf befinden. Die ferne Hand halten Sie 40 bis 50 Zentimeter von Ihrem Unterbauch entfernt mit der Handfläche zum Körper. Die nahe Hand erzeugt am Kopf ein Feld hoher Dichte, während die ferne Hand am Unterbauch ein Feld geringer Dichte herstellt. Die Energie fließt von dem Bereich mit hoher Dichte (Kopf) zu dem Bereich mit geringer Dichte (Unterbauch) und zerstreut damit die Energieblockade im Kopf. Der Stress wird reduziert und gleichzeitig werden Ihre grundlegenden Energiezentren genährt und gestärkt.

Seelenkraft. Sagen Sie »Hallo«: *Liebe Seelen, lieber Geist und liebe Körper meines Kopfes, meines Unterbauchs, meiner nahen Hand, meiner fernen Hand, von* yi-jiu *(Eins-Neun) und dem hellsten, goldenen Licht, ich liebe euch. Bitte schenkt mir Heilung, um meinen Stress zu reduzieren. Macht eure Sache gut. Danke.*

Die vereinte Seelenkraft Ihres Kopfes, Unterbauchs und Ihrer Hände kann zusammen mit yi-jiu und dem hellsten, goldenen Licht Ihrem Stress unglaubliche Heilung bringen.

Klangkraft. Chanten Sie die heilenden Klänge von Eins und Neun auf Chinesisch. Yi stimuliert die Zellschwingung im Kopf und jiu im Unterbauch. Das wiederholte Chanten von *yi-jiu* wird die blockierte Energie vom Kopf in den Unterbauch bewegen und so den Stress reduzieren.

Geisteskraft. Visualisieren Sie, wie das hellste goldene Licht vom Kopf zum Unterbauch fließt. Die in Ihrem Geist formulierte Absicht wird zusammen mit der Schwingung der Zellen in Ihrem Gehirn und Kopf die blockierte Energie vom Kopf zum Unterbauch fließen lassen. Sehen Sie sich innerlich als vollkommen gesund, vollkommen ruhig und entspannt, voll innerer Freude und Frieden.

Praktizieren Sie dies drei bis fünf Minuten lang. Wiederholen Sie die Übung nach Bedarf mehrmals täglich. Sie können sie sowohl zur Vermeidung von Stress als auch zur Stressreduktion einsetzen.

Ernährung

Über das Thema Ernährung liegen viele gute Ratgeber vor. Hier nur ein paar einfache Richtlinien:

Essen Sie weniger.

Versuchen Sie, weniger zu essen, vor allem, wenn Sie zu Übergewicht neigen. Reduzieren Sie Ihre Nahrungsaufnahme allmählich, bis Sie nur noch siebzig bis achtzig Prozent dessen zu sich nehmen, was Sie heute essen. Versuchen Sie, niemals so viel zu essen, dass Sie sich ganz voll fühlen. Das belastet nur Ihr Verdauungssystem.

Essen Sie mehr Gemüse, Obst und gutes Protein.
Dieser Rat ist sehr wichtig, denn die Nahrungsaufnahme ist für die Gesundheit und Krankheitsvermeidung von großer Bedeutung. Wenn Sie genug Gemüse und Obst essen, werden Sie auch genug Vitamine und Mineralien zu sich nehmen. Wenn es Ihnen erwiesenermaßen an Vitaminen und Mineralien mangelt, können Sie auch zu Nahrungsergänzungsmitteln greifen. Wenn Sie dieser Richtlinie folgen, sichern Sie sich Ihr tägliches Protein und Calcium.
Essen Sie jeden Tag:

- ein Ei
- ein wenig Fleisch (Huhn, Fisch, Schwein, Rind) und
- trinken Sie ein Glas Milch oder zwei Gläser Sojamilch für genügend Calcium.

Trinken Sie jeden Tag mindestens acht Gläser Wasser.
Machen Sie nach dem Essen einen langsamen Spaziergang von fünf bis zehn Minuten, das hilft der Verdauung und Absorption sehr.

Entwicklung der Energiezentren des Körpers

Unsere fünf wichtigsten Energiezentren sind das Untere Dan Tien, der Schneeberg-Bereich, das Botschaften-Zentrum oder das Mittlere Dan Tien, der Zu Qiao und das Dritte Auge oder das Obere Dan Tien (siehe Abb. 26). Für eine gute Gesundheit und ein langes Leben ist die Kraft dieser fünf Energiezentren von entscheidender Bedeutung.

Das Untere Dan Tien

Lage
Das Untere Dan Tien sitzt 1,5 *cun* (ungefähr drei Zentimeter) unterhalb des Nabels und 2,5 *cun (ungefähr fünf bis sechs Zentimeter)* innerhalb des Körpers. Es ist ungefähr so groß wie Ihre Faust.

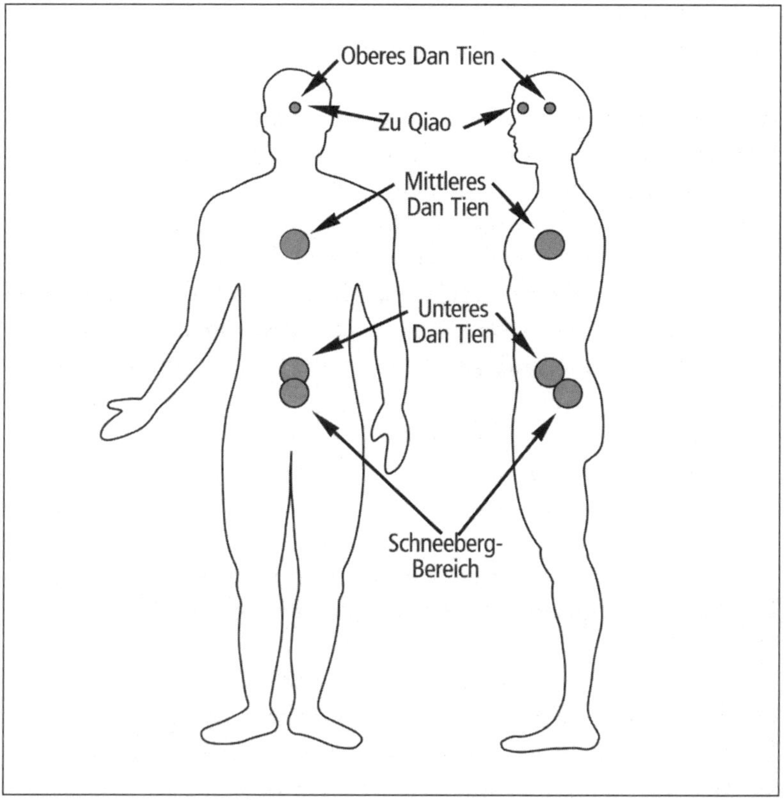

Abb. 26.
Die fünf wichtigsten Energiezentren

Bedeutung
Das Untere Dan Tien ist:

- ein grundlegendes Energiezentrum
- entscheidend für Ausdauer, Vitalität und Immunabwehr
- ein Schlüssel für ein langes Leben
- das postnatale Energiezentrum
- der Sitz der Seele

Entwicklung des unteren Dan Tien
Wenden Sie die Vier Kraft-Techniken an:

Körperkraft. Ergreifen Sie mit Ihrer rechten Hand Ihren linken Daumen. Wenden Sie etwa achtzig Prozent Ihrer Kraft an. Schließen Sie beide Hände. Halten Sie diese Yin/Yang-Haltung (siehe Abb. 1, S. 61) an Ihren Unterbauch, vor Ihr Unteres Dan Tien.

Seelenkraft. Sagen Sie »Hallo«: *Liebe Seele, lieber Geist und lieber Körper meines Unteren Dan Tien, ich liebe euch. Bitte verstärkt eure Energie. Macht eure Sache gut. Danke.*

Klangkraft. Chanten Sie jiu (ausgesprochen »dschu«), die Zahl Neun auf Chinesisch.

Geisteskraft. Visualisieren Sie, wie aus dem Universum das hellste, goldene Licht in Ihr Unteres Dan Tien strömt und dort eine kraftvolle, leuchtende, konzentrierte Lichtkugel bildet.

Abb. 27 zeigt diese Übung in einer sitzenden Haltung. Abb. 29 zeigt die Übung in einer fortgeschrittenen Haltung im ganzen Lotussitz. In dieser fortgeschrittenen Haltung können Sie die Kraft schneller aufbauen.

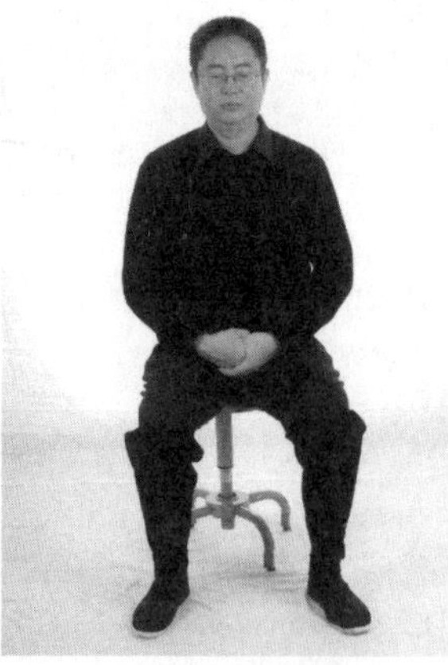

Abb. 27.
Zur Entwicklung des Unteren Dan Tien (sitzend)

Eine Alternative wird in Abb. 28 gezeigt. Die Füße stehen schulterbreit auseinander und die Knie sind leicht gebeugt. Halten Sie beide Hände 10 bis 20 Zentimeter vor Ihrem Unteren Dan Tien. Die Techniken für die Seelenkraft, Klangkraft und Geisteskraft bleiben die gleichen, wie auch immer Sie Ihren Körper halten.

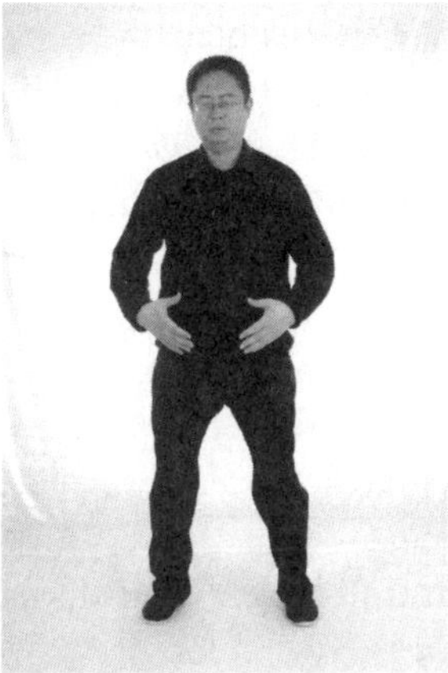

Abb. 28.
Zur Entwicklung des Unteren Dan Tien (stehend)

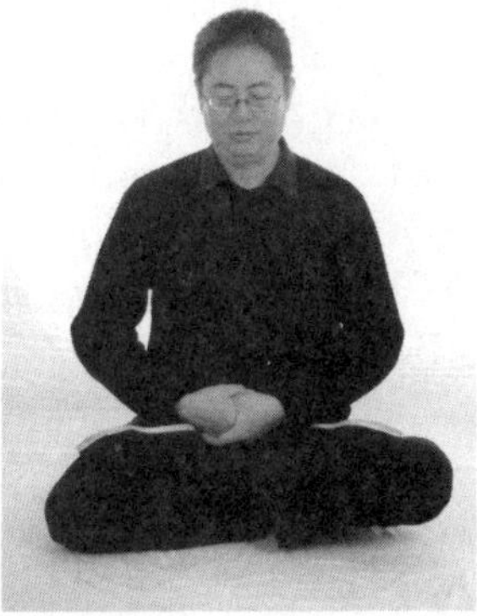

Abb. 29.
Zur Entwicklung des Unteren Dan Tien (ganzer Lotussitz)

Zur Vorbeugung können Sie diese Übung jeden Tag drei bis fünf Minuten lang durchführen. Wenn Sie einen kräftigen, gesunden Körper entwickeln und Ihr Leben verlängern wollen oder wenn Sie Ihre Vitalität und Immunabwehr stärken möchten, üben Sie täglich eine halbe Stunde oder länger. Das Untere Dan Tien ist für Ihre grundlegende Kraft von entscheidender Bedeutung.

Schneeberg-Bereich
Lage
Stellen Sie sich eine gerade Linie vor, die Ihren Nabel mit Ihrem Rücken verbindet. Teilen Sie diese Linie in drei gleiche Teile. Gehen Sie vom Rücken aus ein Drittel dieser Linie nach innen und von dort 2,5 *cun* (etwa 5 - 6 cm) nach unten. Dies ist der Mittelpunkt des Schneeberg-Bereichs, der ungefähr die Größe Ihrer Faust hat.

Bedeutung
Der Schneeberg-Bereich ist:
- das pränatale Energiezentrum, das mit der Energie Ihrer Eltern und Vorfahren verbunden ist und die Essenz von deren Energie enthält
- ein Schlüssel für Lebensqualität und langes Leben
- die Energiequelle für die Nieren
- Energienahrung für das Gehirn und das Dritte Auge
- der Anfangspunkt für vier wichtige Meridiane (Ren, Du, Dai und Chong; siehe Kapitel 6).

Schneeberg-Bereich ist ein buddhistischer Begriff. Die Taoisten nennen ihn die Goldene Urne. Die Traditionelle Chinesische Medizin nennt ihn den Ming-Men-Bereich, das bedeutet: Tor zum Leben. Im Yoga spricht man von Kundalini. Die Entwicklung der Kraft des Schneeberg-Bereichs ist von vitaler Bedeutung.

Die Entwicklung des Schneeberg-Bereichs
Wenden Sie die Vier Kraft-Techniken an:

Körperkraft. Halten Sie Ihre Hände mit den Handflächen zu den Nieren hinter Ihren Rücken. Halten Sie die nahe Hand zehn bis fünfzehn Zentimeter von der einen Niere entfernt und die ferne Hand vierzig bis fünfzig Zentimeter von der anderen Niere entfernt (siehe Abb. 31). Wechseln Sie die Hände ab, wenn sie ermüden. Sie können die Hände auch in der Yin/Yang-Haltung vor Ihren Schneeberg-Bereich halten, wie Sie in Abb. 30 und 32 sehen können.

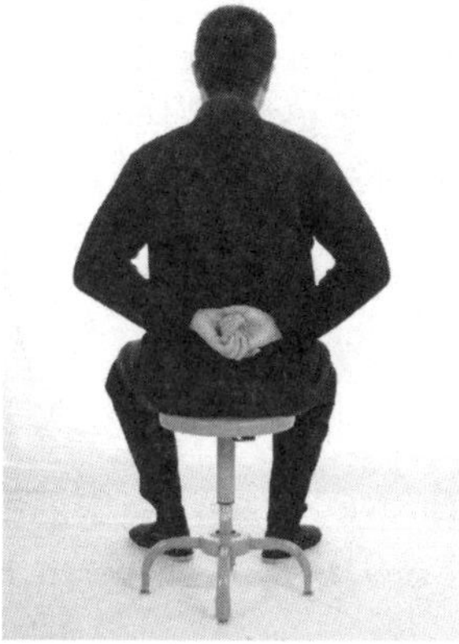

Abb. 30.
Die Entwicklung des Schneeberg-Bereichs (sitzend)

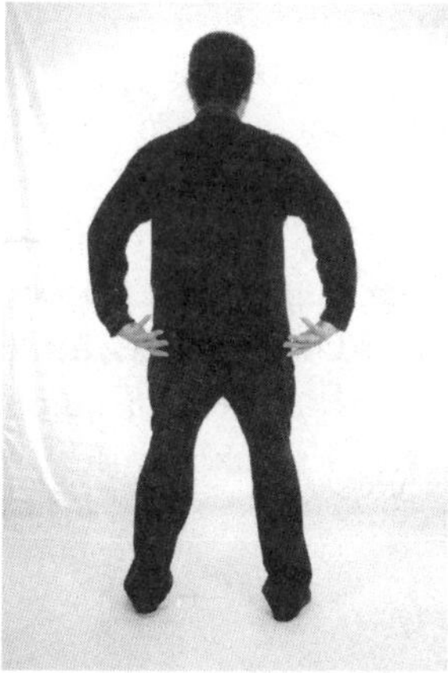

Abb. 31.
Die Entwicklung des Schneeberg-Bereichs (stehend)

Seelenkraft. Sagen Sie »Hallo«: *Liebe Seelen, lieber Geist und liebe Körper meines Schneeberg-Bereichs, der Sonne, meiner nahen und meiner fernen Hand, ich liebe euch alle. Ihr habt die Macht, die Kraft meines Schneeberg-Bereichs zu entwickeln. Macht eure Sache gut. Danke. Danke. Danke.*

Klangkraft. Chanten Sie *Sonnenlicht, Sonnenlicht, Sonnenlicht.*

Geisteskraft. Visualisieren Sie in Ihrem Schneeberg-Bereich einen Schneeberg, der von oben von der Sonne beschienen wird. Die Wärme der Sonne schmilzt den Schnee. Während der Schnee schmilzt und zu Wasser wird, steigt Dampf auf und nährt Ihren ganzen Körper.

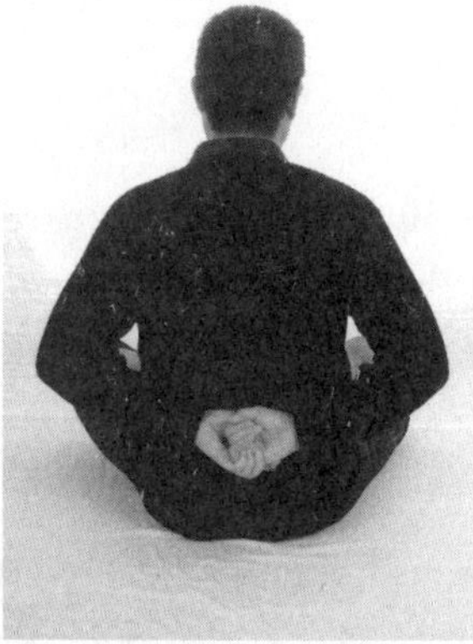

Abb. 32.
Die Entwicklung des Schneeberg-Bereichs (ganzer Lotussitz)

Zur Vorbeugung können Sie diese Übung täglich drei bis fünf Minuten lang machen. Wenn Sie einen kräftigen, gesunden Körper entwickeln und Ihr Leben verlängern wollen oder eine gute Grundlage zur Öffnung Ihres Dritten Auges schaffen möchten, üben Sie täglich eine halbe Stunde oder länger. Sie werden viel Gewinn daraus ziehen.

Botschaften-Zentrum (Mittleres Dan Tien)

Lage

Vom Mittelpunkt Ihrer Brust zwischen den Brustwarzen aus gesehen liegt die Mitte des Botschaften-Zentrums 2,5 *cun (etwa 5-6 cm)* innerhalb des Körpers. Es hat ungefähr die Größe Ihrer Faust. Man nennt es auch das Herzchakra.

Bedeutung
Das Botschaften-Zentrum ist eines der wichtigsten Energiezentren, denn es ist der Ausgangspunkt für:

- *Seelenkommunikation.* Wenn Ihr Botschaften-Zentrum offen ist, können Sie sich direkt mit dem Universum und dem Göttlichen austauschen.
- *Seelensprache.* Wenn Ihr Botschaften-Zentrum entwickelt ist, können Sie die Seelensprache sprechen und übersetzen, damit heilen und segnen und durch sie Rat und Hinweise des Göttlichen und des Universums empfangen.
- *Heilung.* Das Botschaften-Zentrum enthält Ihre stärksten Heilkräfte.
- *Gefühle.* Ein ausgeglichenes und entwickeltes Botschaften-Zentrum berichtigt alle Zustände emotionalen Ungleichgewichts.
- *Liebe, Vergebung und Mitgefühl.* Durch das Botschaften-Zentrum können Sie sich selbst und anderen Liebe, Vergebung und Mitgefühl zukommen lassen. Liebe lässt alle Blockaden schmelzen. Vergebung schenkt Frieden und innere Freude. Mitgefühl verleiht Stärke. Liebe und Vergebung sind die Schlüssel zur Heilung und zum Fortschritt auf der spirituellen Reise.
- *Lebenstransformation.* Alle Aspekte Ihres Lebens stehen mit dem Botschaften-Zentrum in Verbindung. Das Entfernen von energetischen und spirituellen Blockaden aus dem Botschaften-Zentrum kann Ihr Leben unmittelbar transformieren.
- *Karma.* Das Botschaften-Zentrum speichert Ihr Karma, die Fehler, die Sie in all Ihren Leben gemacht haben. Wenn Sie Ihr Karma klären, werden Ihnen sofort Heilung, Segen und Lebenstransformation zuteil werden.
- *Seelenerleuchtung.* Die Erleuchtung der Seele ist eines der höchsten Ziele der spirituellen Reise. Um Ihre Seele zu erleuchten, müssen Sie Körper, Geist und Seele läutern, Ihre spirituellen Blockaden entfernen und sich völlig dem universalen Dienst verpflichten, inklusive universaler Liebe, Vergebung, Frieden, Heilung, Segen, Harmonie und Erleuchtung.

Die Entwicklung des Botschaften-Zentrums
Wenden Sie die Vier Kraft-Techniken an:

Körperkraft. Führen Sie Ihre Hände vor der Brust zusammen. Lassen Sie die rechte Hand in dieser »Gebetshaltung« und bedecken Sie mit der linken Hand Ihr Botschaften-Zentrum (oder Herzchakra) in der Mitte der Brust, ohne den Körper zu berühren (siehe Abb. 33, 34 und 35). Diese Handhaltung hilft, das Botschaften-Zentrum zu öffnen.

Seelenkraft. Sagen Sie »Hallo«: *Liebe Seele, lieber Geist und lieber Körper meines Botschaften-Zentrums, ich liebe euch. Ihr bildet meine Heilung, meine Lebenstransformation und mein Erleuchtungszentrum. Bitte öffnet euch. Ihr könnt das. Macht eure Sache gut. Danke. Liebe Seelen, lieber Geist und liebe Körper meiner Hände, von* San San Jiu Liu Ba Yao Wu (3396815) *und von Shas Goldener Heilkugel, ich liebe euch. Bitte segnet mein Botschaften-Zentrum sehr, damit es sich ganz öffnet. Ich fühle mich sehr geehrt. Danke. Danke. Danke. Liebes* San San Jiu Liu Ba Yao Wu, *liebe Goldene Heilkugel, bitte kommt vom Himmel und dreht euch schnell entgegen dem Uhrzeigersinn in meinem Botschaften-Zentrum.*

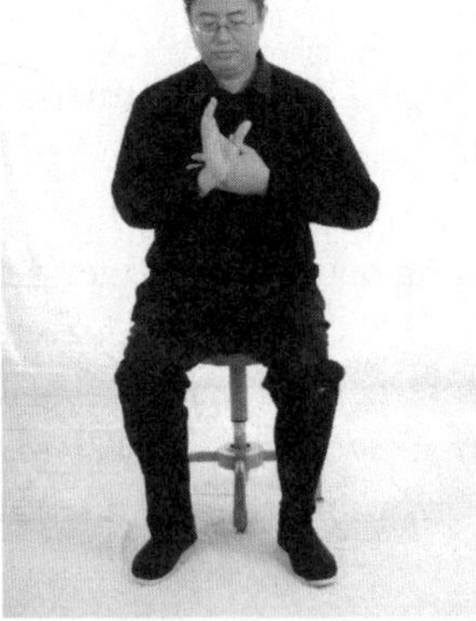

Abb. 33. *Entwicklung des Botschaften-Zentrums (sitzend)*

Klangkraft. Chanten Sie, so schnell Sie können 3396815 auf Chinesisch San San Jiu Liu Ba Yao Wu (ausgesprochen »sahn sahn dschu liu bah jao wuh«).

Geisteskraft. Visualisieren Sie, wie sich Shas Goldene Heilkugel in Ihrem Botschaften-Zentrum entgegen dem Uhrzeigersinn schnell dreht, um es zu reinigen und zu läutern.

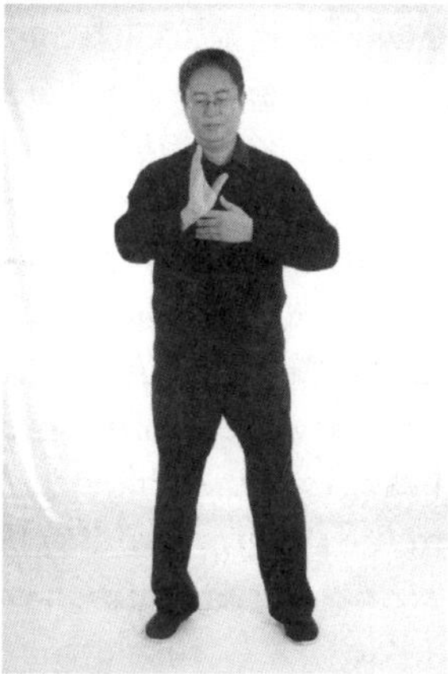

Abb. 34.
Entwicklung des Botschaften-Zentrums (stehend)

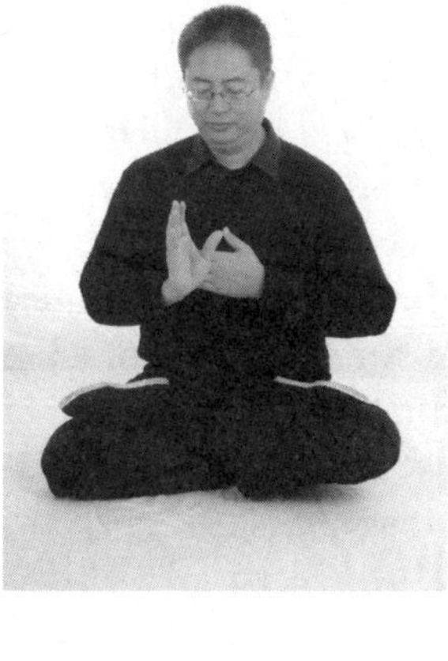

Abb. 35.
Entwicklung des Botschaften-Zentrums (ganzer Lotussitz)

Zur Vorbeugung führen Sie diese Übung täglich drei bis fünf Minuten lang durch. Längeres Üben bringt mehr Wirkung. Sie können auch folgende Meditation durchführen:

Meditation zur Öffnung des Botschaften-Zentrums

Die Macht des Botschaften-Zentrums ist unbegrenzt. Selbst nachdem es offen ist, kann es immer noch weiter geöffnet werden. Weil es das entscheidende Zentrum zur Heilung der Seele, des Geistes und des Körpers ist und sowohl für das physische Leben als auch für die spirituelle Reise große Bedeutung hat, möchte ich Sie in eine kraftvolle Meditation zur Reinigung und Öffnung Ihres Botschaften-Zentrums führen.

Setzen Sie sich in halbem oder ganzem Lotussitz oder mit natürlich gekreuzten Beinen auf den Boden. Sie können sich auch auf einen Stuhl setzen, aber achten Sie darauf, dass Sie den Rücken gerade halten. Lehnen Sie sich nicht an. Legen Sie die Zungenspitze fast an den Gaumen, aber berühren Sie ihn nicht. Ziehen Sie den Anus leicht zusammen. Schließen Sie die Augen und entspannen Sie sich. Halten Sie beide Hände vor Ihrem Botschaften-Zentrum so, dass sich die Handwurzeln, die Daumen und die kleinen Finger leicht berühren. Die anderen Finger sind weit geöffnet, wie eine Lotusblüte.

Chanten Sie, so schnell Sie können *San San Jiu Liu Ba Yao Wu, San San Jiu Liu Ba Yao Wu, San San Jiu Liu Ba Yao Wu, San San Jiu Liu Ba Yao Wu.*

Lassen Sie gleichzeitig Shas Goldene Heilkugel sich so schnell wie möglich in Ihrem Botschaften-Zentrum entgegen dem Uhrzeigersinn drehen. So weit entspricht dies genau der Grundübung zur Entwicklung des Botschaften-Zentrums, die ich oben beschrieben habe.

Jetzt bitten Sie Shas Goldene Heilkugel, sich zu erweitern. Shas Goldene Heilkugel wird so groß wie Ihr Zimmer, Ihr Haus, Ihre Nachbarschaft, Ihre Stadt, Ihr Land, Ihr Kontinent, Ihre Hemisphäre, Mutter Erde, das Sonnensystem, die Galaxie, das Universum – und darüber hinaus.

Das Geheimnis dieser Meditation liegt darin, dass Sie und Ihr Botschaften-Zentrum sich mit erweitern, während Sie visualisieren, wie sich Shas Goldene Heilkugel erweitert. Wenn Shas Goldene

Heilkugel die Größe von Mutter Erde erreicht hat, dann hat auch Ihr Botschaften-Zentrum die Größe von Mutter Erde. Wenn Shas Goldene Heilkugel die Größe des Universums annimmt, dann ist Ihr Botschaften-Zentrum das Universum. Das Universum ist Eins, das Göttliche ist Eins, und *Sie* sind Eins mit dem Universum. Alles Licht aus dem Universum strömt in Ihr Botschaften-Zentrum, um es zu öffnen, zu reinigen, zu nähren, zu transformieren und zu erleuchten.

Als Nächstes kehren Sie den Prozess um. Ziehen Sie die Kugel – und Ihr Botschaften-Zentrum – allmählich zusammen. Bringen Sie sie zurück zu Ihrem körperlichen Selbst. Die Kugel zieht sich also von der Größe des Universums auf die Größe der Galaxie, des Sonnensystems, Mutter Erde, Ihr Land, Ihre Stadt, Ihr Zimmer bis in Ihren Körper zurück. Während sich Ihr Botschaften-Zentrum so zusammenzieht, konzentriert es alles Licht des Universums.

Üben Sie diese Visualisierung mindestens sieben Minuten lang, je länger, desto besser. Je öfter Sie so meditieren, desto besser, denn Sie können damit Ihr Botschaften-Zentrum sehr schnell öffnen.

Zu Qiao

Lage

Der Zu Qiao (ausgesprochen »tsu tschiao«) sitzt in dem knöchernen Hohlraum hinter dem Yin-Tang-Akupunkturpunkt, der sich genau zwischen Ihren Augenbrauen befindet. Er hat ungefähr die Größe einer Kirsche.

Bedeutung

Der Zu Qiao ist das wichtigste Zentrum der Geisteskraft, des Potenzials Ihres Gehirns. Wie wir wissen, hat jeder von uns ungefähr 15 Milliarden Gehirnzellen, aber wir nutzen in unserem Leben nur ungefähr 10 bis 15 Prozent davon. Der Rest ruht. Ich nenne sie Potenzial-Zellen. Die Entwicklung dieser Potenzial-Zellen wird eine der wichtigsten Aufgaben des 21. Jahrhunderts sein. Zu Qiao ist das Energiezentrum, das direkt die Entwicklung der potenziellen Kraft des Gehirns unterstützt.

Die Entwicklung des Zu Qiao
Wenden Sie die Vier Kraft-Techniken an:

Körperkraft. Die nahe Hand weist mit der Handfläche auf den Yin-Tang-Akupunkturpunkt zwischen Ihren Augenbrauen. Die ferne Hand halten Sie genauso, nur etwas weiter vom Körper entfernt (siehe Abb. 36, 37 und 38). Wenn Ihre Hände ermüden, wechseln Sie sie ab. Die Energie, die zwischen Ihren Händen entsteht, strahlt zu den Zellen im Zu Qiao und stimuliert deren Schwingung. Die so im Zu Qiao entstehende Energie strahlt wiederum zurück zu den Händen. So fließt die Energie zwischen den Händen und dem Zu Qiao ständig hin und her und verstärkt sich dabei.

Seelenkraft. Sagen Sie »Hallo«: *Liebe Seele, lieber Geist und lieber Körper meines Zu Qiao; liebe Seelen, lieber Geist und liebe Körper meiner Hände; liebe Seele, lieber Geist und lieber Körper von* yi, *der Zahl Eins; liebe Seele, lieber Geist und lieber Körper des universalen Lichts, ich liebe euch. Bitte baut die Kraft meines Zu Qiao auf. Ich fühle mich sehr geehrt und gesegnet. Danke. Danke. Danke.*

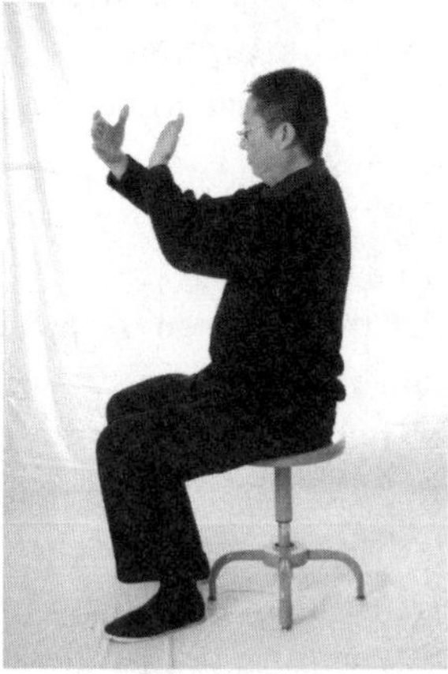

Abb. 36.
Entwicklung des Zu Qiao (sitzend)

Klangkraft. Chanten Sie die Zahl Eins, auf Chinesisch *yi (ausgesprochen jih)*. *Yi* versetzt den ganzen Kopf und das Gehirn in Schwingung, auch den Zu Qiao.

Geisteskraft. Visualisieren Sie, wie der Bereich des Zu Qiao von dem hellsten Licht bestrahlt wird. Aus dem ganzen Universum strömt Licht in den Bereich des Zu Qiao. Das Licht konzentriert sich zu einer Kugel. Konzentrieren Sie diese Lichtkugel noch stärker. Je dichter sie wird, desto heller strahlt sie.

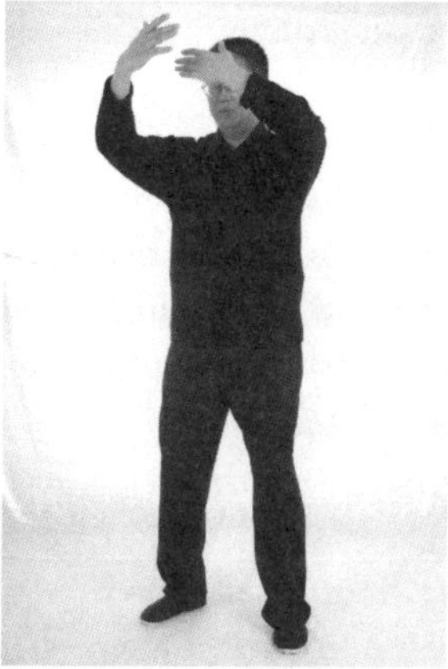

Abb. 37
Entwicklung des Zu Qiao (stehend)

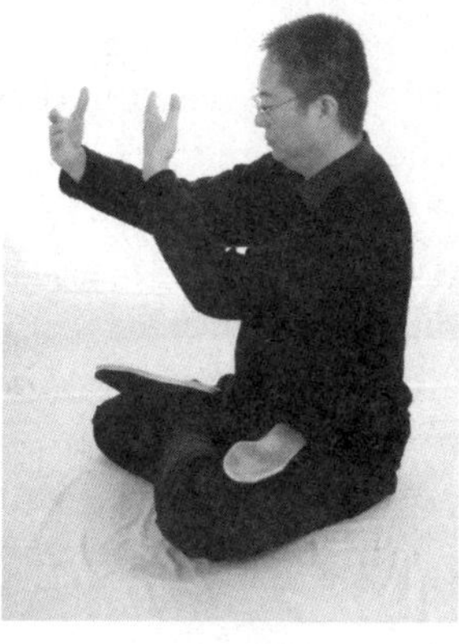

Abb. 38.
Entwicklung des Zu Qiao (ganzer Lotussitz)

Führen Sie diese Übung täglich mindestens sieben Minuten lang durch, besser länger.

Drittes Auge (Oberes Dan Tian)

Lage

Das Dritte Auge, auch Oberes Dan Tien genannt, ist ein etwa kirschgroßes Energiezentrum in der Mitte Ihres Kopfes. Ziehen Sie von dem Punkt zwischen Ihren Augenbrauen eine gerade Linie zum höchsten Punkt Ihres Kopfes. Ziehen Sie eine weitere gerade Linie von einem Ohr über den Kopf zum anderen. Wo sich diese beiden Linien kreuzen, gehen Sie drei *cun* (etwa 7 cm) nach unten. Dies ist der Ort Ihres Dritten Auges und Ihrer Zirbeldrüse.

Bedeutung

Das Dritte Auge ist eines der wichtigsten spirituellen Zentren des Körpers. Wenn Sie das Dritte Auge entwickeln und öffnen, können Sie Bilder aus der spirituellen Welt sehen und Weisheiten empfangen. Das Dritte Auge unterstützt auch die Geisteskraft und fördert die Entwicklung der potenziellen Kraft des Gehirns.

Die Entwicklung des Dritten Auges

Bevor Sie Ihr Drittes Auge entwickeln, müssen Sie Ihre anderen grundlegenden Energiezentren solide entwickelt haben, besonders den Schneeberg-Bereich. Der Schneeberg-Bereich ist die Grundlage des Dritten Auges, denn er versorgt es mit Energie. Wenn Sie ohne die richtigen Grundlagen versuchen, Ihr Drittes Auge zu entwickeln, werden Sie sich erschöpft, schwach und ausgebrannt fühlen. Es könnte auch Ihr Immunsystem schwächen oder andere Gesundheitsprobleme mit sich bringen. Praktizieren Sie also zuerst die Übung zur Entwicklung des Schneeberg-Bereichs einen Monat lang jeden Tag mindestens fünfzehn Minuten, besser dreißig. Wenn Sie unter Kopfschmerzen, Hochdruck, grünem Star, Gehirntumor oder Alzheimer leiden oder einen Schlaganfall hinter sich haben, sollten Sie *keine* Übungen zur Stärkung des Dritten Auges durchführen, denn diese Krankheiten hängen mit Energieblockaden im Gehirn zusammen.

Wenden Sie die Vier Kraft-Techniken an, um das Dritte Auge zu entwickeln und zu öffnen:

Körperkraft. Halten Sie beide Hände etwas seitlich über der Oberseite Ihres Kopfes, die eine Hand näher und die andere ferner (siehe Abb. 39, 40 und 41). Die Fingerspitzen beider Hände strahlen genug Energie aus, um das Dritte Auge zu stimulieren.

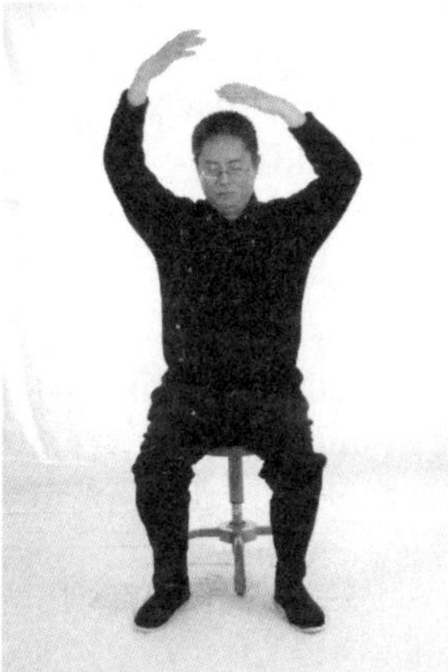

Abb. 39.
Entwicklung des Dritten Auges (sitzend)

Seelenkraft. Sagen Sie »Hallo«: *Liebe Seele, lieber Geist und lieber Körper meines Dritten Auges, ich liebe euch. Bitte entwickelt eure Fähigkeit, Bilder aus der spirituellen Welt wahrzunehmen. Liebe Seelen, lieber Geist und liebe Körper meiner Hände, von* 01777-908, 01777-92244 (siehe Kapitel 3, S. 65), *von Shas Goldener Heilkugel und von allen Städten, Ländern, Mutter Erde, allen Planeten, Galaxien und unendlichen Universen, ich liebe euch alle. Bitte arbeitet alle zusammen und erweitert mein Drittes Auge. Verwandelt mein Drittes Auge in das gesamte Universum, um aus dem gesamten Universum Segen zu empfangen. Ich fühle mich geehrt und gesegnet. Danke. Danke. Danke.*

Klangkraft. Wir verwenden die im 3. Kapitel beschriebenen Mantren 01777-908 und 01777-92244, um die potenzielle Kraft des Gehirns zu entwickeln, inklusive des Dritten Auges. Chanten Sie während der ganzen Übung *ling yao chi chi chi, jiu ling ba; ling yao chi chi chi, jiu ar ar si si.*

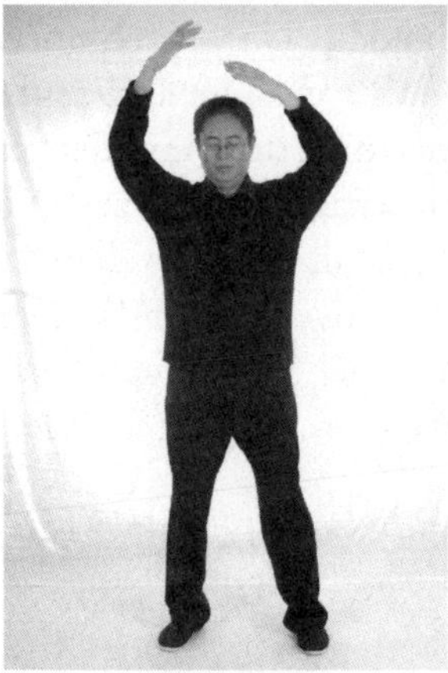

Abb. 40.
Entwicklung des Dritten Auges (stehend)

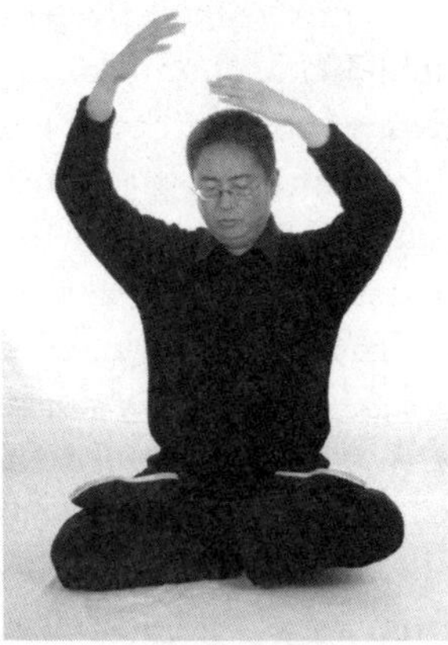

Abb. 41.
Entwicklung des Dritten Auges (ganzer Lotussitz)

Geisteskraft. Visualisieren Sie zwei von Shas Goldenen Heilkugeln. Die eine strömt aus Ihren rechten und die andere aus Ihren linken Fingern. Stellen Sie sich vor, wie sie in Ihren Kopf eindringen und mit Ihrem Dritten Auge verschmelzen. Diese eine Kugel dreht sich entgegen dem Uhrzeigersinn und wird immer größer, heller und intensiver. Wie in der Meditation zur Öffnung des Botschaften-Zentrums erweitern Sie die Kugel zur Größe Ihres Zimmers, Ihres Hauses, Ihrer Nachbarschaft, Ihrer Stadt, Ihres Landes, Mutter Erde, des Sonnensystems, der Galaxie, des Universums. Ihr Drittes Auge erweitert sich gleichzeitig. Wenn die Kugel die Größe des Universums hat, nimmt auch Ihr Drittes Auge die Größe des Universums ein. Die Kugel *ist* das ganze Universum. Universales Licht erfüllt Ihr ganzes Drittes Auge. Ihr Drittes Auge empfängt ständig Nahrung aus dem Universum. Gleichzeitig strömt die Weisheit des Universums in Ihr Drittes Auge. Dann ziehen Sie die Kugel wieder in sich zusammen – vom Universum in die Galaxie in das Sonnensystem in Mutter Erde, Ihr Land, Ihre Stadt, Ihr Haus, Ihren Körper. Während sich die Kugel zusammenzieht, strömt das Licht aus dem Universum, den Galaxien, den Planeten, Mutter Erde, Ihrem Land, Ihrer Stadt und Ihres Hauses in Ihr Drittes Auge. Die Lichtkugel konzentriert sich in Ihrem Dritten Auge. Während Sie die Kugel zusammenziehen wird sie immer heller und heller. Wiederholen Sie den Vorgang mehrfach – erweitern und konzentrieren Sie Shas Goldene Heilkugel und Ihr Drittes Auge immer wieder, mindestens sieben Minuten lang, besser länger. Diese Übung wird Ihnen schnell helfen, Ihr Drittes Auge zu entwickeln. Erden Sie sich unmittelbar nach dieser Übung fünf Minuten lang. Halten Sie dafür Ihre Hände in der Yin/Yang-Handhaltung vor Ihren Unterbauch (siehe Abb. 1, S. 61). Konzentrieren Sie sich auf Ihren Unterbauch und visualisieren Sie dort eine goldene sich drehende Lichtkugel. Nach ungefähr fünf Minuten wird Ihre Energie geerdet sein.

Es ist möglich, dass Sie nach dieser Übung Kopfschmerzen bekommen oder sich etwas schwer im Kopf fühlen. Selbst wenn die Kopfschmerzen stark sind, können Sie sie als Zeichen dafür betrachten, dass sich Ihr Drittes Auge entwickelt. Sie spüren dabei die Energie, die von der starken zellulären Schwingung in Ihrem Dritten Auge ausgeht. Versuchen Sie, die Schmerzen auszuhalten, die von der Schwingung Ihres Dritten Auges ausgehen. Wenn sie unerträglich werden, wenden Sie die Vier Kraft-Techniken und die Nahe-Hand-Ferne-Hand-Heilmethode an, um die Kopfschmerzen aufzulösen (siehe Kapitel 7, S.193.)

Manche Menschen haben auf ihrer spirituellen Reise ein starkes Verlangen, ihr Drittes Auge zu öffnen. Bedenken Sie jedoch immer eines der höchsten spirituellen Prinzipien: Folgen Sie dem, was natürlich ist. Versuchen Sie nicht, irgendetwas zu erzwingen. Machen Sie die Übungen so, wie es angemessen ist. Wenn sich Ihr Drittes Auge öffnet, bedanken Sie sich. Wenn es nicht reagiert, bedanken Sie sich auch. Manchmal braucht es eine Weile, um sich zu öffnen. Überstürzen Sie nichts. Das Dritte Auge öffnet sich immer plötzlich und besonders oft, wenn Sie extrem müde sind.

TÄGLICHE ÜBUNGEN

Sie müssen jeden Tag essen, trinken und schlafen. Das sind die Grundbedürfnisse. Darüber hinaus wird Ihnen die tägliche Praxis der Seele-Geist-Körper-Medizin von großem Nutzen sein.

Im Folgenden zeige ich Ihnen vier tägliche Übungen, mit denen Sie Ihren Energiefluss fördern, Ihre Gesundheit erhalten, Ihre Immunabwehr stärken, Heilung unterstützen und Seele, Geist und Körper im Gleichgewicht halten können.

Aufwachen (eine Minute)

Bevor Sie morgens aufstehen, sagen Sie: *Guten Morgen, Göttlichkeit* (oder was immer zu Ihrem Glauben passt). *Ich danke für all die Segnungen in meinem Leben. Liebe Seele, lieber Geist und lieber Körper von 3396815* (ausgesprochen »sahn sahn dschu liu bah yao wuh«), *liebe Seele, lieber Geist und lieber Körper von Shas Goldener Heilkugel, ich liebe euch. Bitte segnet mich, um meinen Energiefluss und meinen Kreislauf in meinem ganzen Körper zu stärken. Helft mir, alle Blockaden in meinem Körper zu entfernen, meine Immunabwehr zu stärken und segnet jeden Aspekt meines heutigen Lebens. Ich fühle mich sehr geehrt und gesegnet. Danke. Danke. Danke.*

Dann chanten Sie eine Minute lang wiederholt *San San Jiu Liu Ba Yao Wu.* Gleichzeitig visualisieren Sie, wie Shas Goldene Heilkugel aus dem Universum in Ihren Körper kommt und sich von Kopf bis Fuß durch Sie hindurch dreht. Nach einer Minute sagen Sie: *Hao. Hao. Hao. Danke. Danke. Danke.*

Weng Ar Hong (Zehn Minuten)

Wenden Sie die Vier Kraft-Techniken an:

Körperkraft. Stellen Sie sich mit schulterbreit aufgestellten Beinen hin. Halten Sie Ihre rechte Hand ungefähr zehn Zentimeter oberhalb Ihres Nabels und die linke Hand ungefähr zehn Zentimeter unterhalb des Nabels. Beide Handflächen weisen nach oben (siehe Abb. 8, Seite 72). Wenn Sie unter Hypertonie, grünem Star, einem Hirntumor oder Krebs leiden, halten Sie die rechte Hand mit der Handfläche nach unten.

Seelenkraft. Begrüßung: *Liebe Seelen, lieber Geist und liebe Körper von allen Systemen in meinem Körper, von jedem Organ, jeder Zelle und jedem DNS- und RNS-Strang, bitte stärkt eure Energie, Vitalität und Immunabwehr. Ihr habt die Macht dazu. Macht eure Sache gut. Danke. Liebe Seele, lieber Geist und lieber Körper von Weng Ar Hong, bitte segne mich, um die Zellschwingung in meinem Körper zu stimulieren. Ich fühle mich sehr geehrt und gesegnet. Danke. Danke. Danke.*

Klangkraft. Atmen Sie tief ein. Chanten Sie mit einem Ausatmen: *Weng Ar Hong*. Wiederholen Sie das Ganze. Chanten Sie immer wieder *Weng Ar Hong in einem Atemzug.*

Geisteskraft. Visualisieren Sie in Ihrem Kopf hellrotes Licht, während Sie Weng chanten, weißes Licht in Ihrer Brust, während Sie Ar chanten und strahlend blaues Licht in Ihrem Bauch, während Sie Hong chanten.

Führen Sie diese Übung zehn Minuten lang durch. Am besten ist es, diese Übung frühmorgens durchzuführen, aber jede andere Zeit ist auch möglich. Wenden Sie sich der Sonne zu und üben Sie möglichst im Freien. Das Sonnenlicht und die frische Luft können Ihnen viel Segen bringen.

Universale Verbindung und Meditation (Zehn Minuten)

Setzen Sie sich bequem hin. Halten Sie den Rücken gerade und lehnen Sie sich nicht an. Die Finger der rechten Hand liegen in der Handfläche der linken Hand und die Daumenspitzen berühren sich fast (siehe Abb. 3, Seite 65). Diese Handhaltung heißt: Universale Verbindung.

Wenden Sie die Universale Meditation an. Visualisieren Sie in Ihrem Unterbauch, was Sie wollen. Sie können sich das Meer vorstellen, mit Segelbooten, die auf den Wellen tanzen und Fischen in der Tiefe, oder Sie stellen sich Berge mit Hütten, Bäumen, Blumen und Tieren vor, oder andere Planeten oder Universen. Was immer Ihnen in diesem Augenblick in den Sinn kommt, stellen Sie sich in Ihrem Unterbauch vor. Lassen Sie sich von dem, was Sie sich vorstellen, lieben und segnen und schenken Sie ihm gleichzeitig Ihre Liebe und Zuwendung. So dienen Sie sich gegenseitig. Das ist universaler Dienst. Wenn mehr Menschen auf dieser Erde und mehr Seelen im Universum diese Übung befolgen würden, würden Weltfrieden und universale Harmonie schneller eintreten.

Üben Sie mindestens zehn Minuten lang auf diese Weise. Wenn Sie Glück haben und in eine tiefe Meditation gelangen, rate ich Ihnen, ohne Rücksicht auf die Zeit weiter zu üben. Vielleicht sind dann ein paar Stunden verstrichen, wenn Sie die Übung beenden. Diesen meditativen Zustand zu erreichen, kann für Sie ein großer Segen sein.

Einschlafen (Eine Minute)

Legen Sie sich in Ihrem Bett auf den Rücken. Legen Sie die linke Handfläche unterhalb des Nabels und Ihre rechte Handfläche oberhalb des Nabels auf Ihren Bauch (siehe Abb. 42). Diese Handhaltung heißt: Aufbau des Fundaments. Dazu verwenden wir ein heiliges Mantra von Kuan Yin, der Göttin des Mitgefühls.

Seelenkraft. Begrüßung: *Liebe Seele, lieber Geist und lieber Körper von Weng Ma Ni Ba Ma Hong, bitte segnet mich mit vollkommener Gesundheit und Frieden und erleuchtet meine Seele. Danke. Danke. Danke.*

Chanten Sie eine Minute lang *Weng Ma Ni Ba Ma Hong.* Gleichzeitig visualisieren Sie, wie Ling Hui Sheng Shi (das ist der göttliche Name von Kuan Yin, der Göttin des Mitgefühls) Sie anlächelt und segnet. Sie selbst sind von goldenem Licht, bester Gesundheit, Frieden und Freude erfüllt. Beenden Sie diese Übung auf die übliche Weise, indem Sie sagen: *Hao. Hao. Hao. Danke. Danke. Danke. Gong song. Gong song. Gong song.*

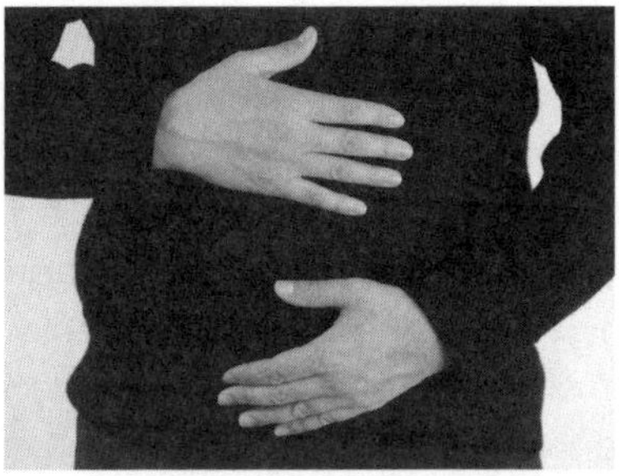

Abb. 42.
Aufbau des Fundaments

Diese täglichen vier Übungen dauern insgesamt weniger als 25 Minuten. Sie sind von höchstem Wert, um Ihre Energie, Vitalität und Ausdauer zu stärken, Ihre Gesundheit zu erhalten und Ihre Lebensqualität zu verbessern.

Heilung ist wichtig, aber noch wichtiger ist es, Krankheiten vorzubeugen. Warten Sie nicht, bis Sie krank sind, um die Dinge in Ordnung zu bringen. Erhalten Sie sich durch diese täglichen Übungen für Seele, Geist und Körper Ihre gute Gesundheit.

9

Die Essenz

In diesem Buch habe ich Ihnen meine tiefsten Weisheiten und mein Wissen um die Seele-Geist-Körper-Medizin mitgeteilt. Manche dieser Informationen wurden seit alten Zeiten geheim gehalten. Ich glaube, dieses Wissen sollte nicht mehr im Verborgenen bleiben. Es muss offenbart werden, um Ihnen und der ganzen Menschheit zu dienen. Als universaler Diener habe ich Ihnen nichts vorenthalten. Der einzige Weg, um zu neuer Weisheit zu gelangen, besteht darin, die alte mitzuteilen. Die Befolgung dieses spirituellen Gesetzes hat sich für mich gelohnt. Es gleicht der Räumung eines Lagers, um Platz für neue Waren zu schaffen. Ich könnte nicht so viel lernen und nicht so viel von meinen spirituellen Lehrern und dem Göttlichen geschenkt bekommen, wenn ich nicht von Herzen kommend lehren und mich mitteilen würde.

Ich möchte damit schließen, dass ich die wichtigsten Praktiken der Seele-Geist-Körper-Medizin noch einmal rekapituliere. Ich habe zahlreiche Theorien, Meditationen, Übungen und Techniken vorgestellt. Sie haben sich nicht nur mit Heilung und Gesundheit, sondern auch mit Philosophie, Wissenschaft, Seelenweisheit und der spirituellen Reise befasst. Ich vertraue darauf, dass Sie inzwischen begreifen, dass alle diese Themen eng miteinander zusammenhängen und vor allem, dass die Seele die Essenz der Gesundheit und Heilung, ja des Lebens überhaupt ist.

Bevor Sie dieses Buch aus der Hand legen, nehmen Sie die Essenz der Seele-Geist-Körper-Medizin tief in Ihr Herz und Ihre Seele auf. Sie wird Ihnen helfen, aus diesem bahnbrechenden Heilungssystem den größtmöglichen Gewinn zu ziehen. Es wird Ihrer Heilung dienen, Ihr Leben segnen, Seele, Geist und Körper transformieren, Ihre Seele erleuchten, Ihr spirituelles Verständnis vertiefen, Liebe, Frieden und Harmonie in Ihnen und zwischen allen Seelen fördern und schließlich das Universum weiter zu *Wan Ling Rong He* bringen: zur Vereinigung aller Seelen.

Im Folgenden nun die Essenz der Seele-Geist-Körper-Medizin:

INNERER FRIEDEN

Halten Sie immer Ihren inneren Frieden aufrecht. Das wird Ihren Systemen, Organen und Zellen Frieden geben. Die Zellschwingung wird sanft und ausgeglichen sein. Die Energie wird fließen. Vor fünftausend Jahren sagte der Gelbe Kaiser: *Zheng chi cun nei, xie bu xiang gan.* »Wenn Ihre Immunabwehr, Energie und Vitalität stark ist, wird Ihnen die Krankheit fernbleiben.«

Innerer Frieden ist der Schlüssel zu einer guten Immunabwehr, einer starken Energie und einer überströmenden Vitalität. Behalten Sie diese Weisheit immer im Sinn und bringen Sie in jeden Aspekt Ihres Lebens inneren Frieden. Das erfordert Training und Übung. Wann immer Sie bemerken, dass Sie gereizt oder aufgebracht sind, beruhigen Sie sich sofort vollständig und chanten Sie: *Liebe, Frieden und Harmonie.* Wiederholen Sie diese Worte so lange, bis Sie wieder inneren Frieden spüren. Diese Übung ist einfach, aber sehr wichtig.

REINIGUNG

Wir müssen Seele, Geist und Körper läutern. Viele Menschen versuchen, den Körper durch Diäten, Kräuter, Körperübungen und verschiedene Behandlungen zu reinigen. Das ist wichtig. Viele Menschen meditieren auch, um den Geist zu läutern. Das ist ebenfalls wichtig. Aber wie viele Menschen wissen, wie sie ihre Seele läutern können? Und wie viele sind sich überhaupt im Klaren darüber, dass es dringend notwendig ist, die Seele zu läutern?

Wie Sie wissen, ist es von entscheidender Bedeutung, schlechtes Karma aufzulösen, das aus Fehlern in diesem und in vorigen Leben entstanden ist. Das Geheimnis zur Auflösung von Karma ist Vergebung. Im 5. Kapitel habe ich Übungen zur Vergebung vorgestellt. Schenken Sie Vergebung und bieten Sie bedingungslosen, universalen Dienst an. Das ist der goldene Schlüssel zur Läuterung, Heilung und für die Lebens- und Seelenreise. Bieten Sie universale Liebe, Vergebung, Frieden, Heilung, Segen, Harmonie und Erleuchtung an, ohne etwas dafür zu erwarten.

Geben und Weitergeben sind eine Ehre. Wenn Sie der Menschheit Ihren Dienst anbieten, erhalten Sie vielleicht keinen unmittelbaren materiellen Lohn dafür, aber Sie werden großen spirituellen Lohn dafür erhalten, den Sie vielleicht nie bewusst wahrnehmen. Vielleicht bleibt Ihnen dadurch ein schwerer Autounfall erspart, eine Krankheit, eine schwierige Beziehung oder ein geschäftlicher Konkurs. In der Akasha-Chronik sind alle Ihre Aktivitäten und Gedanken aufgezeichnet. Der Himmel ist höchst gerecht. Wenn Sie Ihren Dienst anbieten, stellen Sie sicher, dass Ihnen der beste Segen des Göttlichen zukommt. Es gibt den alten Spruch: »Gebt, so werdet ihr empfangen.« Das ist eines der wichtigsten spirituellen Gesetze. Läutern Sie Ihre Seele, indem Sie bedingungslosen universalen Dienst anbieten.

LIEBE UND VERGEBUNG

Lieben Sie sich selbst. Lieben Sie andere. Vergeben Sie sich selbst. Vergeben Sie anderen. Das sind die goldenen Schlüssel der Heilung. Wenden Sie von Herzen Liebe und Vergebung an. Wenn Sie zum Beispiel unter Rückenschmerzen leiden, entspannen Sie sich vollständig und begrüßen Sie Ihren Rücken: *Liebe Seele, lieber Geist und lieber Körper meines Rückens, ich liebe euch. Liebes Göttliches und liebes Universum, falls es einen spirituellen Grund für meine Rückenschmerzen gibt, vergebt mir bitte. Liebe, Frieden, Heilung, Harmonie. Liebe, Frieden, Heilung, Harmonie. Liebe, Frieden, Heilung, Harmonie. Liebe, Frieden, Heilung, Harmonie.* Öffnen Sie Ihr Herz und Ihre Seele, während Sie zu Ihrem Rücken *Liebe, Frieden, Heilung, Harmonie* sagen, um Liebe zu geben und Liebe vom Göttlichen und dem Universum zu empfangen. Im Laufe der Jahre habe ich viele bewegende Geschichten von Menschen gehört, die durch Liebe und Vergebung

Heilung und Segen erfahren haben. Schenken Sie sich fünf bis zehn Minuten lang wahre Liebe und öffnen Sie Ihr Herz und Ihre Seele, um Liebe vom Göttlichen und aus der spirituellen Welt zu empfangen. Sie werden kaum glauben, wie schnell große Lebenstransformationen geschehen können. Liebe lässt alle Blockaden schmelzen. Vergebung schenkt Frieden.

HEILIGE HEILUNGSZAHL 3396815

Diese Übung ist sehr einfach. Sagen Sie: *Liebe Seele, lieber Geist und lieber Körper von 3396815 (San San Jiu Liu Ba Yao Wu), ich liebe euch, ehre euch und schätze euch. Bitte helft mir, ...zu heilen. Bitte segnet mein Leben mit .... Ich bin sehr dankbar, danke.* Dann wiederholen Sie mindestens fünf Minuten lang *San San Jiu Liu Ba Yao Wu,* je länger, desto besser. Die Zahl 3396815 ist eine göttliche Kostbarkeit der Heilung und des Segens. Wer Zugang zu ihrer Kraft hat, kann jederzeit ihre Heilungs- und Segenskraft erfahren.

SHAS GOLDENE HEILKUGEL

Es gibt eine weitere göttliche Kostbarkeit der Heilung und des Segens. Sie können jederzeit Shas Goldene Heilkugel um Hilfe bitten: *Liebe Seele, lieber Geist und lieber Körper von Shas Goldener Heilkugel, ich liebe euch, ehre euch und schätze euch. Bitte schenkt mir Heilung und Segen. Ich bin sehr dankbar. Danke.* Chanten Sie dann mindestens fünf Minuten lang *Shas Goldene Heilkugel* oder *3396815*, je länger, desto besser, und genießen Sie die Kraft und den Segen.

UNIVERSALE MEDITATION

Nutzen Sie diese bahnbrechende Meditation, um Ihre Energie zu stärken und sich selbst, Ihre Lieben, Mutter Erde und das Universum zu heilen. Nutzen Sie diese Übung, um jeden Aspekt Ihres Lebens zu transformieren. Sie brauchen nur eine Minute, um sie effektiv zu praktizieren. Konzentrieren Sie sich eine Minute lang ganz auf Liebe,

Frieden und Harmonie, um die Universale Meditation in Ihrem Bauch anzuwenden. Der Lohn ist Ihnen gewiss.

»SAG HALLO«-HEILUNG UND »SAG HALLO«-SEGEN

Dies ist die einfachste und kraftvollste Heilungs- und Segenstechnik der Seele-Geist-Körper-Medizin. Es ist die kraftvollste Technik für alle spirituellen Segnungen. Viele Menschen wissen zwar, wie sie Heilige, Buddhas, Heilungsengel und das Göttliche ansprechen können, doch die Ergebnisse sind sehr unterschiedlich. Manche Menschen erleben sofort Wunder. Andere erfahren gar nichts. Das Ergebnis hängt von folgenden Aspekten ab:

- Wie viel schlechtes Karma haben Sie? (Idealerweise sind Sie frei von Karma.)
- Wie sehr wollen Sie der Menschheit dienen? (Idealerweise bedingungslos.)
- Wie sehr glauben Sie an die spirituelle Welt und sind ihr treu? (Idealerweise vollkommen.)
- Was und wie viel haben Sie zum Wohle des Universums beigetragen? (Idealerweise eine Menge.)

Sie können Ihre inneren Seelen begrüßen – Ihre Systeme, Organe, Zellen und Gene. Sie können auch die Heiligen, Buddhas und Heilungsengel der spirituellen Welt begrüßen. Sie können sich auch direkt an das Göttliche wenden. Bedenken Sie: Das entscheidende spirituelle Gesetz lautet: Wie ihr gebt, so werdet ihr empfangen. Zu geben bedeutet bedingungslosen universalen Dienst.

Ich möchte Ihnen noch eine weitere Kostbarkeit der Gesundheitsprävention vorstellen. In dieser Übung vereinen sich physisches Handeln mit Visualisierungen.

Setzen Sie sich gerade hin. Ziehen Sie den Anus leicht zusammen. Drehen Sie Ihre Zunge überall im Mund herum, ohne eine Oberfläche Ihres Mundes zu berühren. Dadurch sollte ein reger Speichelfluss entstehen. Wenn Sie den Speichel hinunterschlucken, stellen

Sie sich vor, wie er durch die Speiseröhre und Ihren Magen bis zum Unteren Dan Tien fließt. Visualisieren Sie dort eine goldene Lichtkugel. Wenn der Speichel die Lichtkugel erreicht, verdampft er. Dieser Dampf steigt durch Ihren Leib zu Ihrer Zunge auf. Fahren Sie auf diese Weise fünf Minuten lang fort.

Üben Sie dies täglich ein paar Mal. Jedes Mal werden Sie sofort genährt werden, Energie gewinnen, Ihre Immunabwehr stärken, Krankheiten vermeiden und Heilung erfahren. Wenn Sie sich einfach hinsetzen und diese Übung in einem tiefen meditativen Zustand eine halbe Stunde lang durchführen können, wird der Segen unermesslich sein.

Diese Übung ist ein Beispiel für die Aussage: *Di Chi Shang Sheng, Tian Chi Xia Jiang* oder: »Die Erdenergie steigt auf. Die Himmelsenergie steigt herab.« *Di* (Erde) ist Yin. *Tian* (Himmel) ist Yang. Yin und Yang verbinden sich und nähren einander. Der durch das Drehen der Zunge erzeugte Speichel ist Himmelswasser *(Tian Chi)*. Wenn Sie dieses Wasser schlucken, steigt die Himmelsenergie herab, *Tian Chi Xia Jiang.* Wenn das Wasser Ihr Unteres Dan Tien erreicht, verwandelt es sich in Dampf *(Di Chi)*. Wenn der Dampf aufsteigt, steigt die Erdenergie auf, *Di Chi Shang Sheng.*

Es ist mir eine Ehre, mit einer letzten Heilung und Segnung abzuschließen. Folgen Sie mir:

San San Jiu Liu Ba Yao Wu (3396815)
San San Jiu Liu Ba Yao Wu (3396815)
San San Jiu Liu Ba Yao Wu (3396815)

Liebe Seelen, lieber Geist und liebe Körper meiner Systeme, Organe, Zellen und Gene, ich liebe euch, ehre euch und schätze euch. Ihr habt die Macht, euch selbst zu heilen. Macht eure Sache gut. Danke.
Liebe Seele, lieber Geist und lieber Körper des Göttlichen, ich liebe euch, ehre euch und verneige mich vor euch. Bitte schenkt mir göttliche Heilung und göttlichen Segen. Ich bin sehr dankbar. Danke.

San San Jiu Liu Ba Yao Wu (3396815)
San San Jiu Liu Ba Yao Wu (3396815)
San San Jiu Liu Ba Yao Wu (3396815)

Wiederholen Sie diese göttliche Anweisung so schnell und so oft wie möglich. Innerlich denken Sie dabei nur: *Ich bin geheilt, ich bin gesegnet, Krankheit ist vermieden, ich bin geschützt.*
Ich sende jedem von Ihnen meine tiefe Liebe und meinen Dienst. Ich diene der ganzen Menschheit. Ich diene jeder Seele im Universum.

Ich liebe mein Herz und meine Seele.
Ich liebe die gesamte Menschheit.
Lasst uns alle Herzen und Seelen miteinander verbinden.
Liebe, Frieden und Harmonie.
Liebe, Frieden und Harmonie.

Danke. Danke. Danke.

Heilender Segen von meiner Seele

In diesem Buch habe ich viele heilige Geheimnisse der Seelenheilung offenbart. Am Ende dieses Buches ist es mir eine Ehre, meine Seele in den Dienst der gesamten Menschheit, des Universums und aller Seelen in den Neun Himmeln zu stellen.

Um meinen Seelenheilungsdienst zu empfangen, können Sie leise aus tiefstem Herzensgrund sagen: *Liebe Seele von Zhi Gang Sha, ich liebe dich. Bitte schenke mir eine Seelenheilung für … Ich bin dankbar. Danke.* Dann entspannen Sie sich. Setzen Sie sich still drei Minuten lang aufrecht hin oder legen Sie sich nieder. Schließen Sie die Augen, um den Heilungssegen meiner Seele zu empfangen.

Sie können diesen Heilungsdienst meiner Seele so oft in Anspruch nehmen, wie Sie wollen. Es gibt da keine Begrenzung. Nehmen Sie sich jedes Mal mindestens drei Minuten lang Zeit, um zu empfangen – je länger, desto besser. Dann denken Sie daran, sich als Ausdruck spiritueller Höflichkeit zu bedanken.

Ich biete Ihnen diesen Heilungsdienst jederzeit und überall an, auf Mutter Erde und im ganzen Universum. Ich öffne meine Seele für dieses Angebot, weil ich ein bedingungsloser universaler Diener bin. Ich biete universalen Dienst an, darunter universale Liebe, Vergebung, Frieden, Heilung, Segen, Harmonie und Erleuchtung. Möge meine Seele Ihnen gut dienen.

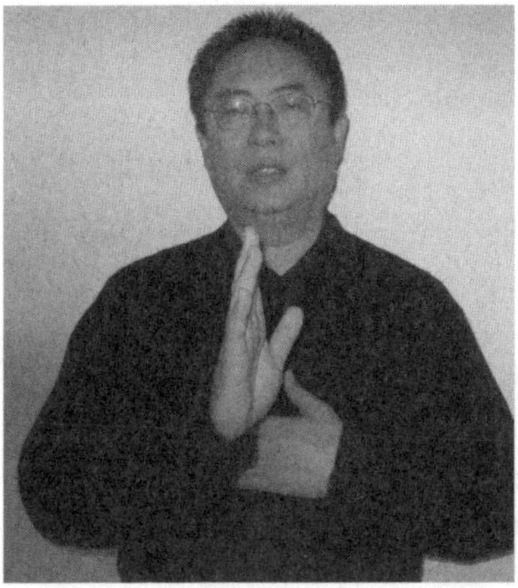

Abb. 43
Heilender Segen meiner Seele

Es gibt noch eine andere Möglichkeit, meine Seelenheilung zu empfangen. Betrachten Sie die obige Abbildung und sagen Sie leise aus tiefstem Herzensgrunde: *Liebe Seele von Zhi Gang Sha, ich liebe dich. Bitte schenke mir eine Seelenheilung für …. Ich bin dankbar. Danke.* Dann entspannen Sie sich vollkommen. Setzen Sie sich still und aufrecht hin oder legen Sie sich ruhig nieder und schauen Sie drei Minuten lang mein Bild an, um den Heilungssegen meiner Seele zu empfangen.

Als universaler Heiler und Diener bin ich mit der göttlichen Ehre gesegnet, göttliche Heilung und segensreiche Kostbarkeiten an die Menschheit weiterzugeben. Zu diesen Kostbarkeiten gehören Seelen-Software, Seelen-Kräuter, Seelen-Heilungswasser, Seelen-Akupunktur, Seelen-Nahrung, Seelen-Regenbogenlichtkugeln, Seelen-Regenbogenquellen, Seelen-Operationen und Seelen-Transplantationen. All diese göttlichen Kostbarkeiten können jederzeit und überall abgerufen werden, um göttliche Heilung und Segnung zu empfangen. Es ist mir eine große Ehre, ein universaler Diener zu sein.
Danke. Danke. Danke.

Danksagung

Ich möchte meine tiefe Wertschätzung für alle meine Tai-Chi-, Qi-Gong-, Kung-Fu-, I-Ching- und Feng-Shui-Lehrer zum Ausdruck bringen. Ihre Lehren haben mir tiefe Einblicke in diese chinesischen Künste gewährt. Ohne ihre Lehren hätte ich dieses Buch nicht schreiben können.

Ich möchte auch meine tiefe Wertschätzung für meine buddhistischen, taoistischen und konfuzianischen Lehrer zum Ausdruck bringen. Die Weisheiten dieser drei Kostbarkeiten der chinesischen Kultur haben mich genährt und mir geholfen, meine spirituelle Weisheit und Praxis zu entwickeln. Ohne ihre Lehren hätte ich dieses Buch nicht schreiben können.

Ich möchte meine hohe Wertschätzung für meine Lehrer der westlichen und der Traditionellen Chinesischen Medizin zum Ausdruck bringen. Ohne ihre Lehren hätte ich dieses Buch nicht schreiben können.

Ich empfinde auch tiefe Verehrung für meinen spirituellen Vater Dr. Zhi Chen Guo. Er lehrte mich die geheimen Weisheiten, das Wissen und die Praxis des energetischen und spirituellen Heilens sowie die Entwicklung der Intelligenz und der Macht des Geistes und der Seele. Ohne seine Lehren wäre es mir unmöglich gewesen, dieses Buch zu schreiben. Ich danke Meister Guo aus tiefstem Herzen.

Ich danke Dr. John Gray für seine wunderbaren Ratschläge bezüglich meiner Schriften und meiner Lehren und für seine großartige Unterstützung meiner Reise in die USA. Ich danke auch Dr. Michael Beckwith für seine Unterstützung meiner Reise und Dr. Wayne Dyer, Dr. Larry Dossey, Dr. Masaru Emoto, Marianne Williamson und Debbie Ford für ihre Bemühungen und ihre große Unterstützung meiner Arbeit.

Ich danke Diana Gold Holland für das wundervolle Exposé, das sie für dieses Buch schrieb; May Guey Chew für ihr sorgfältiges Lektorat der zwei Kapitel, die dem Exposé beigefügt waren, und Kara M.

Jewell für ihr Lektorat und ihre Hilfe bei den Fotografien. Ich danke Mike Ljihof von MotoPhoto für seine klaren und aussagekräftigen Fotografien.

Von den vielen Göttlichen Kommunikatoren, die ich ausgebildet habe, möchte ich zehn besonders für ihren göttlichen Fluss danken, der mir bei dem Buch geholfen hat: Marilyn Smith, Anita Eubank, Millie Luong, Joyce Brown, Patricia Smith, Aubrey Degnan, Patty Baker, Artemas Yaffe, Sandra Sharpe und Allan Chuck.

Ich danke Millie Luong, der Direktorin des Instituts für Seele-Geist-Körper-Medizin, für ihren großartigen Beitrag zu meiner Mission. Ich danke meinen anderen Geschäftsführern Allan Chuck, Ximena Gavino und Stan Turczyniak für ihre Beiträge. Ich danke all meinen Mitarbeitern, den jetzigen und den früheren, für ihre wundervollen Beiträge. Mein tiefer Dank gilt auch Dr. Peter Hudoba, dem Vorsitzenden der Sha-Forschungsstiftung und anderen Mitarbeitern der Stiftung für ihre großartigen Beiträge. Ich danke meinen sieben Assistenten Allan Chuck, Marilyn Smith, Peter Hudoba, Patricia Smith, Aubrey Degnan, Anita Eubank und Shu Chin Hsu für ihre hilfreichen Beiträge. Ich danke auch den Hunderten von Göttlichen Heilern und den achtzig Göttlichen Schreibern, die ich ausgebildet habe, für ihre wundervollen Beiträge zu meiner Mission.

Ich möchte Allan Chuck auch für sein Lektorat danken. Er hat all die Weisheiten, das Wissen und die Übungen exzellent zusammengefasst. Ohne seine Bemühungen wäre das Buch nicht so gut lesbar. Ich kann Allan gar nicht genug für seine Unterstützung danken.

Ich danke meinem Verleger Marc Allen von der New World Library für seine Aufmerksamkeit und Unterstützung meiner Arbeit. Ich danke Georgia Hughes, Mimi Kusch, Kirsten Cashman, Tona Pearce Myers, Kim Corbin und Munro Magruder von New World Library für ihre gute Zusammenarbeit und Hilfe.

Zu guter Letzt danke ich meinen Eltern, meiner Frau und meinen Kindern für ihre großartige Unterstützung meiner Arbeit und ihre große Liebe.

Stichwortverzeichnis

B

C

D

E

F

G

H

I

J

K

L

M

N

O

P

R

S

T

U

V

W

Y

Z